四君中医丛书

林盛进 编著

伤寒六病讲稿

（第二册）

全国百佳图书出版单位

中国中医药出版社

·北 京·

图书在版编目（CIP）数据

伤寒六病讲稿 . 第二册 / 林盛进编著 . —北京：
中国中医药出版社，2022.7
（四君中医丛书）
ISBN 978-7-5132-7584-2

Ⅰ . ①伤… Ⅱ . ①林… Ⅲ . ①《伤寒论》—研究 ②《金匮要略方
论》—研究 Ⅳ . ① R222

中国版本图书馆 CIP 数据核字（2022）第 071255 号

中国中医药出版社出版
北京经济技术开发区科创十三街 31 号院二区 8 号楼
邮政编码 100176
传真 010-64405721
三河市同力彩印有限公司印刷
各地新华书店经销

开本 710×1000 1/16 印张 23.75 字数 357 千字
2022 年 7 月第 1 版 2022 年 7 月第 1 次印刷
书号 ISBN 978 - 7 - 5132 - 7584 - 2

定价 88.00 元
网址 www.cptcm.com

服 务 热 线 010-64405510
购 书 热 线 010-89535836
维 权 打 假 010-64405753

微信服务号 zgzyycbs
微商城网址 https://kdt.im/LIdUGr
官 方 微 博 http://e.weibo.com/cptcm
天猫旗舰店网址 https://zgzyycbs.tmall.com

如有印装质量问题请与本社出版部联系（010-64405510）

《四君中医丛书》编委会

主　编　孙　尚　雷雪梅
编　委　孙洪彪　孟　欢　李　伟　郭　全
　　　　蔡　乐　赵庆大　胡天静

丛书前言

习近平主席在 2019 年对中医药工作作出重要指示指出：要遵循中医药发展规律，传承精华，守正创新。

临床一线中医的经验传承，正是中医独特发展规律的重要一项，并日渐成为中医界共识。四君中医秉承"传中医薪火，济天下苍生"的宗旨，致力于挖掘推荐基层中医的临床实战经验。2010 年，我们与中国中医药出版社联合推出《民间中医拾珍》丛书，推介了郭永来、林盛进、汪庆安三位中医师的临床经验。此后又与多家出版社合作，陆续出版了多部民间中医个人经验集。一批民间中医的名字，因这些书籍的出版而被广大中医同道熟知。他们的经验也得以被广泛传播，为更多喜爱中医的人提供了很实用的读本。

从第一本《杏林集叶》出版至今，已过十几年，颇有沧海桑田之感。但我们的初心不变，依旧希望在中医继承发展上贡献出自己的一份力量。在中国中医药出版社的大力支持下，我们再度推出"四君中医丛书"系列。

本系列丛书，沿袭以前的宗旨。以基层中医人为主体，通过个人专著形式，展现他们的临床经验，学习感悟，并以此为契机，聚集更多学验俱丰的中医同仁来展示各自临证心得，丰富中医经验的传承。

可以预见，通过这种形式，让诸多优秀的个人著作得以传播，必然会促

1

进基层中医以及爱好者间的交流，不断提升普通民众对中医的认知。经验的交流与传承，也必将会逐步实现造福苍生的目的。

孙洪彪写于柳城

2022 年 7 月

孙 序

　　伤寒学术，历久弥新。《伤寒杂病论》（包括现在通行本《伤寒论》《金匮要略》）被尊为中医经典，张仲景被称作医中亚圣，究其根本就是，虽经千百年的发展，经过历代医家实践验证，伤寒学术是可以非常有效地指导临床实践的。实效，是一个医学体系存在的最基础的条件，也是其生命力之所在，更是学用经方成为当今主流的原因。然于传承，尚有诸多不如意处，有待完善。尤其如何让初学者，乃至普通人都能正确理解、继承前人思想，更是重中之重。现今的诸多标新立异之说，实多妄言。可以这样说，没有真正的继承，就无所谓真正的创新。

　　林盛进先生精研此道日久，颇有心得，2010 年首部大作《经方直解》出版，得到同道的广泛认可，其后又有再版。羽翼医林，可谓功莫大焉。然而先生并不止步于此。近期《伤寒六病讲稿》又已成书，除补充了前书的很多内容外，更有近年心得加入，尤其难能可贵的是，在用现代医学定论来解说古人观点上，做了很多有益的尝试。这种融合，可以让在现代思维模式下成长起来的人，更准确、更清晰地去理解古人的思维方式和语句含义。比如关于"营、卫"的理解。"营"就是血，"卫"就是津液，所谓"荣行脉中"就是指血行于血管之中，"卫行脉外"，就是水液运行于血管壁的结缔组织（即三焦水道）之中。血与津也因其同处而得互相渗透、交换。这种解说，非常符合古人本意，《研经言》中说：故荣行脉中，附丽于血；卫行脉外，附丽于津。唯血随荣气而行，故荣气伤则血瘀；津随卫气而行，故卫气衰则津停。治血以运化荣气为主，治津以温通卫气为主。知乎此，而荣血卫气之说可以息矣。显而易见，先生在不失去古人本意的情况下，把现代医学的观点（血循环、体液循环）逐步融合到传统体系中来，可以让传统中医走出故步自封的境地，开拓出新的发展之路。

当然，《伤寒六病讲稿》的重点还是在研读《伤寒论》上进行了一些突破。在研究《伤寒论》的历代医家中，有很多人认为，经典文章，每字每句都不能妄动，甚至严格到条文顺序、经方具体用量的考证上，都遵循与原文的一致性。就连王叔和的编撰，也被喻嘉言说成是：碎剪美锦，缀以败絮，盲瞽后世，无繇复睹黼黻之华。诚然，这种著述方法，可以避免由于各自理解不同，而误导后学，并尽最大限度地保存原著原貌。但也会因此，让后学者囿于成见，而不能灵活应用到临床实践中去。先生经多年研读，以六十二讲的形式，用现代人的视角，明确定义了一些基本概念，并从整体上，对《伤寒论》六经病证特点，方药相关条文，进行梳理归类，且详加解说。虽不敢说此书可以尽善，但足以作为学习《伤寒论》的辅助，于伤寒学术体系，可谓锦上添花之作。

有幸能提前拜读先生大作，欣喜之余，赘言于此，以为序。愿此书问世，更加促进伤寒学发展，造福苍生。

四君中医创建人孙洪彪书于柳城

2022 年 4 月

自　序

医术是什么？医术是用来治病的，就是利用药物等把病人变成正常人的方法。这里面，病人是对象，正常人是目标，药物等是工具，医术是方法。所以，要想治好病，就要了解人的生理、病理和药物等，并且要有正解的方法和理论。

可是，在古代，对于先贤们来说，人体就是一个黑箱子，人体内部是看不见、摸不着了。所以，先贤们就只能通过病人平时正常的表现、生病后的症状和服药后的改变，来推测人体内部服药后出现的生理、病理转变，同时，为了解释病人吃药后病情好转的理由，并且找到治病的规律，古代先贤们运用了各种方法，包括发挥想象、取类比象、归纳总结等，建立了各种中医的模型，也因此形成了各个中医流派，这里面，最典型的就是五行理论模型、六经辨证模型、营卫气血辨证模型、三焦辨证模型等，而这些中医模型，在古代，在人体是属于黑箱子的情况下，发挥了巨大的作用，为我国人民的身体健康做出了巨大的贡献，也因此存在了几千年。

可是，就算在古代，在人体是个黑箱子的情况下，历代医家们也迫切地想把人体变成白箱子，如在中医传说里面，扁鹊服用药物后，能清晰地看到人体的内部器官等等；同时，先贤们也做着各种努力，想把人体变成一个白箱子，如《黄帝内经》《难经》《医林改错》《血证论》等书中关于人体的研究内容，因为只有这样，医学才能进步，才能更好地为人民群众服务。

到了近现代，因为人体解剖学、影像学技术的快速发展，人体已从黑箱子变成了灰箱子甚至是白箱子，医生清晰地看到人体内部的各个器官已不再是神话，而是轻轻松松的事情，就是说，现代的每个医生，在人体解剖学、影像学技术的帮助下，每个人都是扁鹊了，人体内部的情况，对于我们现代中医来说，也已经从盲人摸象的状态，变成了清清楚楚。

既然对于中医来说，人体已经变成了灰箱子甚至是白箱子了，那我们是不是也要跟着时代的进步与时俱进呢？我们以前把人体当成黑箱子而建立起来的各种中医模型，是不是也要跟着时代的进步与时俱进呢？我们还有没有必要抱残守缺、继续用黑箱理论建立起来的模型，还像西医一样，通过不断地药物、药理实验来找到特效药呢？

对于这个问题，现在有这样一些人，他们对中医的要求是要回到古代黑箱子理论那里去，并且继续用古代的那套方法来学习中医。他们不晓得，社会是在进步的，这种故步自封的思想会影响到中医的发展，他们对于中医的理解和要求，还远远不如古代先贤对中医的要求。

在古代，当人体是黑箱的时候，古代先贤尚且迫切地要求中医与时俱进，努力把中医打造成白箱理论。现在，人体已经是白箱了，这些人反而要求要用黑箱理论的那套东西，就像一个人，明明眼睛看得见，却要把眼睛闭上，然后利用盲棍来走路，这不是很好笑吗？

所以，中医是一定要与时俱进的，但是，与时俱进是不是就不要继承了呢？先贤们积累了几千年的经验是不是就不要了呢？

不是的。我们中医既要继承，又要与时俱进，近现代中医大师们，特别是祝味菊先生、章次公先生、姜佐景先生、张锡纯先生等，他们这一代的医学大家，在西医的冲击下，在当权者不支持的情况下，提出了改革中医，认为中医要发展，就要与时俱进，要"发皇古义，融会新知"。这里面，"发皇古义"就是继承，"融会新知"就是与时俱进。

而当时中医事业，在这些前辈们的努力下，也焕发出了新的生机，建立了新的一个中医流派，就是中西汇通学派。这个学派利用新的科学知识，包括人体解剖学、影像学、药理学研究等等的知识来解释中医理论以及中药的药理和运用，取得了巨大的成功，它并不是现在所谓的中西医结合，而是中医的与时俱进，是中医的正确发展方向。

可惜的是，随着战争的爆发、人才的凋零，中医的发展，又回到了原来一盘散沙的情况，回到了民国初期那种备受攻击的状态。

各路的"中医黑"，各种有着背后利益支持的人，针对中医原来根据黑箱理论建立起来模型的不足，不停地进行各种各样的攻击。

另有一些别有用心的人，则是利用原来中医理论的玄乎性和不易被广大人民群众所掌握的缺点，对中医进行神化，同时，建立各种似是而非的理论，还美其名曰是创新，并且利用中医几千年来建立起来的名声，大肆进行诈骗，牟取个人利益，这种行为，既动摇了群众对中医的信任，也给了各路"中医黑"的口实。

那么，作为现代的中医人，我们该怎么办呢？

我个人认为，我们要与时俱进，就要把民国那些名医们"发皇古义，融会新知"的路子走下去，主要要做好以下三方面的工作：

一、要做好继承的工作

要努力学习古代及近现代先贤们的经验，特别是《伤寒杂病论》中总结出来的六病辨证规律和运用，这套理论是中医理论最好的总结，历数千年而不衰；同时，要对先贤们的经验进行学习、归纳、总结和整理，要取其精华，去其糟粕，要像鲁迅先生说的那样：不要把孩子和洗澡水一起泼掉。

二、要做好融会新知的工作

要努力学习现代的生理学、病理学、解剖学、药理学等等，与时俱进，要把人体当成一个白箱来看待，运用现代生理、病理、药理知识，对中医理论和中药运用进行合理地解释和运用。

三、要做好中医的教育、宣传和普及工作

要全面地总结先贤的经验，并结合现代医学知识，对中医知识进行全新的讲解，要统一中医的理论，要把中医知识变得通俗易懂，能让广大人民群众

接受而理解，从而使群众少一些上当受骗，也使中医多得到一份支持。

理想是丰满的，现实是骨感的，中医要与时俱进，要改革，要发展，要走"发皇古义，融会新知"的路子，它触动的将是很多人的利益，所以，这条路注定是难走的。

屈原说："路漫漫其修远兮，吾将上下而求索。"路虽然不好走，但还是要走的。

林盛进

2022 年 3 月

前　言

前辈医家们讲解《伤寒论》和《金匮要略》方法，一般都是对书中的条文逐条进行分析讲解，而这样的讲解方法，总让人有只见树木不见森林的感觉。本人通过多年的研读，把书中的条文全部拆开重新组合，组建成一个新的整体，同时，为了增强对方证的理解，在每个方证后面附录了一些前辈医家的精彩医案，就写成《经方直解》一书。不过，这本书在 2010 年由中国中医药出版社出版之后，身边不少朋友表示看不太懂，仔细思考之后，个人认为书中内容太多，如果没有提纲挈要，确实难以理解和接受，因此，我就把整体书的结构和一些重要的知识点写成一篇文章，就是《经方直解导读》，并把它放在书的前面，同时，对第一版的内容进行了一些完善和补充，这就是第二版的《经方直解》。可是，当以旁观者的身份再阅读后，依然觉得难以理解，为了使本书能通俗易懂，让初学者尽快入门，就有了现在这本《伤寒六病讲稿》。

《经方直解》这本书是属于注解类的，注解的书跟讲解的不同，它要求言简意赅，要切中要害，要尽可能面面俱到，所以相对来说，内容较多而且容易出现一些要点没能讲透的情况；而《伤寒六病讲稿》是属于讲解类的，讲解的是相对侧重点，它能从各个侧面把一个重要的知识点讲清、讲透。

当今社会，有两个很不好的极端现象，一个就是把中医简单化，另一个就是把中医神化，而这两个极端化的结果就是出现了很多打着中医旗号的骗子。我希望能够通过自己的努力，让中医爱好者掌握一些基本的中医知识，就算所掌握的知识不能为自己、家人、朋友甚至更多的人服务，至少也不会被那些骗子误导。

最后，用我最喜欢的一首诗，陆游的《冬夜读书示子聿》，与大家共勉。

冬夜读书示子聿

古人学问无遗力，少壮工夫老始成。

纸上得来终觉浅，绝知此事要躬行。

林盛进

2022 年 5 月

目　录

第三十一讲　少阳病的病理、由来、治法和类型

一、少阳病的病理

少阳病是指人体内功能障碍、导致人体无法正常抵抗外邪入侵的病证。

《伤寒质难》说："少阳为抵抗不济。少阳伤寒，人体对于伤寒之邪，其抵抗之力，持续不济，未能长相继也。少阳之为抵抗不剂，言抵抗之力，未能及时既济也。大凡具有抵抗力，而未能发挥其抗力者，皆谓之少阳。少阳不足在标，少阴不足在本，不可同时而语也。"

又说："伤寒之障碍多矣，而独举水饮积滞者，以水饮积滞，足以妨害抗邪之程序，为尤多也。水饮成于三焦之不利，积滞由于脾胃之不运。"

《伤寒质难》这两段话讲的就是少阳病的病理。

少阳病的病理，简单点说，就是因为人体体内有阻碍，当人体受外邪侵袭时，这些障碍会导致人体功能受制，无法正常抵抗病邪，这种抵抗力不足的病证，就称为少阳病。

少阳病分为狭义少阳病和广义少阳病，狭义少阳病是指三焦病变的少阳病，广义少阳病是指包括所有痰饮病在内的少阳病。

人体的三焦，指的是发源于肝，周身上下无所不在，且内连五脏、外布皮里肉外的膜膜。它是一种网纱状的类脂肪性结缔组织，与血管一样，遍布于人体全身各处，唐容川先生把它称为"网状油膜"。它是人体实实在在的组成部分，是人体最大的器官之一，是人体体液的运行通道，而人体的淋巴系统也

是三焦的一部分。

《内经》说："饮入于胃，游溢精气，上输于脾，脾气散精，上归于肺，通调水道，下输膀胱，水精四布，五经并行。合于四时，五脏阴阳，揆度以为常也。"

这段话的意思是，饮食进入人体胃腑后，经过胃的腐熟、肠的吸收之后，饮食中的水谷精微转化成人体所需的气血津液等，并通过脾、肺、肾等脏腑的共同作用，在全身进行输布。在这个过程中，各个脏腑气血、津液的消耗都得到了不断的补充，而人体是通过三焦完成水液代谢的全过程的，并周而复始，不断循环，维持人体生命不息。

饮食进入胃肠之后，经消化后的营养、津液、水液等通过三焦输布到人体的全身各处，也就是说，三焦是下连胃肠的，胃肠就是三焦津液的来源，是三焦的入口，《灵枢》所说的"上焦出于胃上口""中焦亦并胃中"以及"下焦者，别回肠"就是这个意思。而津液经过人体的消化吸收，产生的废物就通过肾的过滤后经膀胱排出，也可以通过皮肤以汗液的形式排出，所以，膀胱和皮肤就是三焦的出口，《灵枢》所说的"注于膀胱而渗入焉"和《内经》所说的"三焦者，决渎之官，水道出焉"就是这个意思。

因为营养、津液、水液等物质从吸收到排出的整个过程，是在胃肠、脾、肺、肾、膀胱、皮肤等脏腑共同协作之下进行的，所以，这些器官如果出现问题，就会直接影响三焦的功能。

因此，对于少阳病，从小范围来说，是三焦水道的病症，从大范围来说，就包括了所有与水饮积滞有关的病症，就是说，这不仅是三焦水道本身的事，还涉及与水饮病有关的胃肠、脾、肺、肾和膀胱等脏器。因此，少阳病除了三焦阳虚病和三焦阴虚病之外，也包括了脾虚、胃寒、肠滞、肺寒、肾虚等一系列的痰饮病。

综上，少阳病的障碍主要有三方面：第一，水饮停滞；第二，肠部积滞；第三，水饮停滞与肠部积滞同见。

（一）水饮停滞

【条文】

1.问曰：饮者有四，何谓也？

师曰：有痰饮，有悬饮，有溢饮，有支饮。

2.问曰：四饮何以为异？

师曰：其人素盛今瘦，水走肠间，沥沥有声，谓之痰饮；饮后水流在胁下，咳唾引痛，谓之悬饮；饮水流行，归于四肢，当汗出而不汗出，身体疼重，谓之溢饮；咳逆倚息，短气不得卧，其形如肿，谓之支饮。

3.病人饮水多，必暴喘满，凡食少饮多，水停心下，甚者则悸，微者短气。

4.脉双弦者寒也，皆大下后善虚；脉偏弦者，饮也；肺饮不弦，但苦喘、短气，支饮亦喘而不能卧，其脉平也。

5.先呕却渴者，此为欲解，先渴却呕者，为水停心下，此属饮家，今反不渴，以心下有支饮故也，此属支饮。

6.夫心下有留饮，其人背寒如手大，留饮者，胁下痛引缺盆，咳嗽则辄转甚，胸中有留饮，其人短气而渴，四肢历节痛，脉沉者，有留饮。

7.膈上病，痰满喘咳吐，发则寒热，背痛腰疼，目泣自出，其人振振身瞤剧，必有伏饮。

8.病痰饮者，当以温药和之。

【解读】

这里面，第8条说的"痰饮"就是上面所讲的"痰饮"；而第1、2条所说的"痰饮"，是指水停于肠，相当于现代所说的"腹水"；所说的"悬饮"，是水停于胸胁，相当于现代所说的"胸水"；所说的"溢饮"，是水饮积于四肢；所说的"支饮"，是水饮积于心包处，相当于现代的"渗出性心包炎"；第6条所说的"留饮"，则是指长期滞留的水饮。这些都属于"痰饮"的范围。

要特别强调的是，这里的"痰饮"，并不是普通医学意义上的浓痰和稀饮，而是泛指，是总称，指的是水道不畅引发的各种水浊疾病。

章次公先生说："古医书之痰饮，其义甚广，始则仅指呼吸器之分泌物，

第三十一讲／少阳病的病理、由来、治法和类型

3

继则慢性肠胃炎亦谓之痰饮，其后则淋巴腺之肿胀，关节炎、肋膜炎之渗出物，皆归于痰饮。《金匮》咳逆上气，时时吐浊，此呼吸器之分泌物，狭义之痰饮也；《金匮》水走肠间，沥沥有声，此慢性肠胃炎，广义之痰饮也。朱丹溪谓结核或在项，或在胫在臂在身如肿毒者，多是湿痰流注，此以淋巴腺之肿胀为痰也；王隐君谓冷痰为骨痹，此以关节炎为痰也；《金匮》饮后水流在胁下，咳唾引痛，谓之悬饮，此以肋膜炎为痰也；王节斋谓痰在遍身上下，无处不到，痰之意义，益恢诡而无底止。"

章次公先生这里总结的痰饮，都属于三焦水浊溢出的范围。

上面讲了，饮食中的水谷精微，转化成人体所需的气血津液之后，通过脾、肺、肾等脏腑和三焦的共同作用，在全身进行输布，从而完成了水液代谢的整个过程。在这整个过程中，如果一切正常，就能濡养全身各处，维持人体生命不息。但是，如果胃肠、脾、肺、肾、膀胱、三焦水道等脏器，一个或是多个运化失常，就会导致津液脱离三焦水道，变成痰饮、水肿、涕、水气以及小便不利等，这就是三焦运化失常，而溢出物就统称为"痰饮"。

痰饮位置不同，它的名称就不一样。一般来说，水浊从三焦水道中溢出后，积于食管、气管部位而影响肺，称为"痰"；出于鼻者称为"涕"；积于身体各处聚而成核者称为"痰核"或者"怪痰"；积于全身各处三焦腠理部分，就称为"水肿"和"风湿"。

（二）肠部积滞

肠部积滞，就是大便燥结，也就是阳明病的肠热燥结。

（三）水饮停滞与肠部积滞同见

水饮停滞与肠部积滞同见，就是患者同时具备了痰饮病和肠热燥结两种病理。

二、少阳病的由来

《伤寒质难》说："少阳伤寒抵抗不济者，或内有障碍，阻其既济之道，或频为药误，戕其既济之力。有障则抗力不济，药误则抗力不足。少阳伤寒，抗能时隐时显、若断若续，欲为合度之抵抗，而未能及度，具有奋斗之潜力，而其迹未彰也。"

《伤寒质难》的这段话，讲的就是少阳病的由来，其由来有两种：

（一）患者原来体内就有痰饮、肠滞，或者两者同时具备。就是说，患者原来就具备少阳病基础，或者原来就是少阳病。

【条文】

1.伤寒，脉弦细，头痛发热者，属少阳，少阳不可发汗，发汗则谵语，此属胃，胃和则愈，胃不和则烦而悸。

2.少阳中风，两耳无所闻，胸中满而烦者，不可吐下，吐下则悸而惊。

【解读】

这两条条文讲的是患者原来体内就有痰饮、肠滞或者两者同时具备的情况。

（二）因为药误，如太阳病误下，导致患者抗病能力下降，从而转入少阳病。

【条文】

1.太阳病若下之，其脉促，不结胸者，此为欲解也。脉浮者，必结胸也。脉紧者，必咽痛。脉弦者，必两胁拘急。脉细数者，头痛未止，脉沉紧者，必欲呕。脉沉滑者，协热利。脉浮滑者，必下血。

2.本太阳病不解，转入少阳者，胁下硬满，干呕不能食，往来寒热，尚未吐下，脉沉紧者，与小柴胡汤。若已吐、下、发汗、温针，谵语，柴胡证罢，此为坏病，知犯何逆，以法治之。

【解读】

这两条条文讲的是太阳病误治变成少阳病的情况。

三、少阳病的治法

《伤寒质难》说："少阳伤寒，障碍其抗力也。譬如行旅，征马踟蹰，非不进也，马不前也，非马不前也，荆棘瓦砾，障于途也。去其障碍，则昂然奔逸而莫能制矣。是故肠有壅滞，则腑气不宣，去其障，则里气伸而表达矣。夫传化之失职，仅令妨害抗能，未见抵抗太过之征，虽曰腑实，亦系入少阳，此仲景柴胡汤所以有硝、黄之加也。"

《伤寒质难》的这段话，讲的就是少阳病的治法。

少阳病的治法，简单点说，就是去其障碍。要去其障碍，就要明白障碍的病理和来源，只有这样才能进行针对性的治疗。

四、少阳病的类型

少阳病的分类有两种方法：

（一）根据人体体内障碍的病理性质来分

根据人体体内障碍的病理性质，少阳病可以分为三类：第一类是水饮停滞；第二类是肠部积滞；第三类是水饮停滞与肠部积滞同见。

1. 肠部积滞（肠滞）

肠部积滞是三种障碍之中影响最小，也是最容易治疗的。它属于阳明病，重的可以用承气汤之类的攻下之法，较轻的则可以用柴胡汤之类的方法，就是"上焦津液得通而大便得下"的方法。

2. 水饮停滞

水饮停滞是三种障碍中症状最为复杂的。因为人体的三焦水道，内连胃肠、脾、肺、肾、膀胱等各个脏器，中连血脉及各种脉管，外连肌肉皮肤，所以，水饮可停于人身体各处而表现出各种独特的症状。

3. 水饮与肠滞相结

水饮停滞与肠滞相结是三种障碍中症状最为严重的。这里面，最严重的是上有胶痰、下有燥屎的大陷胸汤证，因为要祛其痰饮则受肠阻而不得出，要祛其肠结则燥屎虽祛而痰仍阻于上。

（二）根据障碍的病位和病理原因来分

根据障碍的病位和病理原因，少阳病可以分为两大类：第一类是狭义的少阳病，即三焦水道病变，包括三焦阳虚和三焦阴虚；第二类是广义的少阳病，即其他脏腑功能失调，导致体内水饮停滞的疾病，包括脾虚、胃寒、肠滞、肺寒、肾虚以及三焦等一系列的痰饮病。

1. 狭义少阳病

（1）三焦阳虚：三焦阳虚指的是三焦功能不振，三焦功能不振就会导致三焦水运不畅。口苦、咽干、目眩、往来寒热、胸胁苦满、默默不欲饮食、心烦喜呕等，都是三焦水运不畅引起的症状。

【条文】

少阳之为病，口苦，咽干，目眩也。

【解读】

这条条文，很多人把它当作是少阳病的提纲，这种看法是错误的，这条条文实际上是三焦阳虚的提纲。前面讲过，所谓的提纲，就是这一类病证所共有的东西，而"口苦""咽干""目眩"这个组合症状，只是三焦阳虚所共有的，而不是所有少阳病都有的，所以说它是三焦阳虚的提纲，而不是少阳病的提纲。

也正是因为"口苦""咽干""目眩"这个组合症状并不是少阳病所共有的，所以，很多医家都不认为本条条文就是少阳病的提纲，甚至有的医家认为它连柴胡汤类方证的提纲都不是。

陆渊雷先生在《伤寒论今释》说："本条少阳之提纲，则举其近似之细者，遗其正证之大者，于诸提纲中尤无理。夫柴胡汤为少阳正证，说者无异辞，论中用柴胡诸条，一不及口苦咽干目眩等证，验之事实，柴胡证固有兼此等证者，然阳明篇云：'阳明中风，口苦咽干。'又云：'阳明病，脉浮而紧，咽燥口苦。'苓桂术甘汤证云：'起则头眩。'真武证云：'头眩身动。'是口苦咽干目眩者，非少阳所独，安得为少阳之提纲，又'目眩'字，论中他无所见乎？山田氏云：少阳篇纲领，本亡而不传矣。王叔和患其阙典，补以'口苦咽干目眩也'七字者已，固非仲景氏之旧也。"

陆渊雷先生的这个说法，不仅否定了本条条文是少阳病的提纲，连它是柴胡汤类方证的提纲也否定了。

对于陆渊雷先生这个说法，我个人认为有点矫枉过正了，理由有以下三点：

第一，阳明病虽然有"口苦"和"咽干"的症状，但那是热盛津伤的表现，这些在阳明篇中已经讲过了；而说苓桂术甘汤、真武汤有"目眩"症状，是不能作为证据的，因为苓桂术甘汤证和真武汤证本来就是属于广义少阳病的范围。

第二，"口苦""咽干""目眩"这个组合症状，的的确确是柴胡汤类方证共有的症状，至于为什么说"论中用柴胡诸条，一不及口苦咽干目眩等证"，那是因为这个症状组合是提纲性的东西，是大家都知道的东西，"柴胡诸条"没有提及，是省文的原因。

第三，"口苦""咽干""目眩"这个组合症状是柴胡汤类方证的运用标准之一。

邹孟城先生在《三十年临证经验集》中说："余临证间，以小柴胡汤治愈感冒发热者不知凡几，其中不乏小柴胡汤正证，然四大证中，仅'发热'起伏有时一证为人人所必具，其余三证及四证悉具殊不经见，但口苦咽干证则为绝大多数患者所具有。不过，在以小柴胡汤治愈之病例中，其热型有典型之'寒热往来如疟者'亦不多见，多数病例每每出现'热势按时起伏'，成一定时间之周期变化。寒热有规律之周期起伏，似可认为即是'寒热往来'之一种情形。"

邹先生的这段话就是最好的证明，所以"**柴胡证**"就是"**口苦，咽干，目眩**"。

就我个人而言，只要患者有这三个组合症状作为基础，一般就使用柴胡汤类方进行治疗，效果非常好。

所以，"**少阳之为病，口苦，咽干，目眩也**"这条条文，就是三焦阳虚病的提纲，也就是柴胡汤类方证。

（2）三焦阴虚：三焦阴虚指的是三焦物质性的不足，就是说，三焦阴虚指的是三焦水道津液不足以致神经得不到滋润营养所出现的种种病象。

【条文】

1. 论曰：百合病者，百脉一宗，悉致其病也，意欲食而不能食，常默默，欲卧不能卧，欲行不能行，饮食或有美时，或有不闻食臭时，如寒无寒，如热无热，口苦，小便赤，诸药不能饮，得药则剧吐利，如有神灵者，身形如和，其脉微数。

2. 妇人脏躁，喜悲伤欲哭，象如神灵所作，数欠伸，甘麦大枣汤主之。

【解读】

这里面，第 1 条讲的是百合汤证，第 2 条讲的是甘麦大枣汤证。

我们把第 1 条百合病的这些症状，跟柴胡汤类方证出现的症状进行比对，就会发现，两者之间的症状，相像但不完全一样。

这里面，条文所说的"意欲食而不能食，常默默"跟柴胡汤类方证的"默默不欲饮食"相近；"如寒无寒，如热无热"跟柴胡汤类方证的"身有微热"相近；"诸药不能饮，得药则剧吐利"跟柴胡汤类方证的"心烦喜呕"相近；至于"口苦"和"小便赤"，那是少阳病中三焦病所共有的症状。

百合病证跟柴胡汤类方证是一样的，都是属于三焦水道病，只不过一个是三焦阳虚，即功能性不足，一个是三焦阴虚，即物质性不足而已。

而第 2 条条文中甘麦大枣汤证的症状表现，跟百合汤证非常相似。

这里面，"脏躁"就是体内津液不足、阴虚内热所引发的种种症状。因为神经得不到濡养，所以，在神志方面，就可能出现神疲乏力、心烦、失眠、多梦甚或梦游、喜悲伤欲哭或笑不止等症状，故条文说"喜悲伤欲哭"；在感觉神经方面，就可能出现神灵所作的症状，所以条文说"象如神灵所作"；在运动神经方面，就可能出现坐卧不安、数欠伸之类的症状，所以条文说"数欠伸"；因为津液亏损，阴虚则生内热，所以，患者还可能出现自汗、盗汗的症状。

可见，不管是百合汤证，还是甘麦大枣汤证，都是三焦阴虚病。

2. 广义少阳病

少阳病除了三焦水道的病变，还有其他因胃肠、脾、肺、肾、膀胱等脏腑功能失调导致的痰饮病。

因为是胃肠、脾、肺、肾、膀胱等脏腑影响三焦水道而出现痰饮的疾病，所以，由这些脏腑功能失调所引发的痰饮类少阳病，都是广义的少阳病，主要包括以下 10 种类型：

（1）阳虚水郁型。这一类型包括五苓散、猪苓散、泽泻汤、苓桂术甘汤、茯苓桂枝甘草大枣汤、茯苓甘草汤、茯苓泽泻汤、肾着汤、苓芍术甘汤、真武汤、附子汤等方证。

（2）胃寒水饮型。这一类型包括小半夏汤、小半夏加茯苓汤、半夏干姜散、干姜人参半夏丸、大半夏汤、橘皮汤、橘皮竹茹汤、半夏厚朴汤、半夏散及汤、苦酒汤等方证。

（3）阳虚水饮型。这一类型包括桂枝加厚朴杏仁汤、小青龙汤、小青龙加石膏汤、桂苓五味甘草汤、桂苓五味甘草去桂加干姜细辛汤、桂苓五味去桂加姜辛夏汤、苓甘五味加姜辛半夏杏仁汤、苓甘五味加姜辛夏仁黄汤、射干麻黄汤、厚朴麻黄汤、桂枝去芍药加麻附细辛汤、枳术汤等方证。

（4）阳虚水滞型。这一类型主要包括桂枝加龙骨牡蛎汤、天雄散、桂枝甘草龙骨牡蛎汤、桂枝去芍药加蜀漆牡蛎龙骨救逆汤等方证。

（5）痰饮瘀滞型。这一类型主要包括泽漆汤、木防己汤、木防己去石膏加茯苓芒硝汤、十枣汤、甘遂半夏汤、己椒苈黄丸、大黄甘遂汤等方证。

（6）寒痰郁结型。这一类型主要包括瓜蒂散、皂荚丸、蜀漆散等方证。

（7）水液积聚型。这一类型主要包括越婢汤、越婢加半夏汤、越婢加术汤、防己黄芪汤、防己茯苓汤、黄芪桂枝芍药苦酒汤、桂枝加黄芪汤、葵子茯苓散、牡蛎泽泻散等方证。

（8）风湿型。这一类型主要包括麻黄加术汤、麻杏苡甘汤、桂枝附子汤、桂枝附子去桂加白术汤、甘草附子汤、桂枝芍药知母汤、乌头汤等方证。

（9）胸痹型。这一类型主要包括茯苓杏仁甘草汤、橘枳姜汤、桂枝生姜枳实汤、瓜蒌薤白白酒汤、瓜蒌薤白半夏汤、枳实薤白桂枝汤、薏苡附子散、九痛丸等方证。

（10）结胸型。这一类型主要包括小陷胸汤、三物白散、大陷胸汤、大陷胸丸等方证。

第三十二讲 三焦阳虚（一）

本讲将重点讲解小柴胡汤类方证，这里面包括被称为少阳正证的小柴胡汤证和小柴胡加芒硝汤证、柴胡桂枝汤证。

一、小柴胡汤类方证的病理和症状

小柴胡汤证的病理是三焦阳虚，导致三焦水运不畅。

小柴胡加芒硝汤证的病理是三焦阳虚，兼有肠热。

柴胡桂枝汤证的病理是胃肠虚寒，三焦阳虚，兼有表郁，既有小柴胡汤证，又有桂枝汤证，即太少合病。

小柴胡汤类方证跟桂枝汤证、承气汤证一样，属于条文最多的方证之一，也是临床最常用的方子之一。因为小柴胡汤类方证的条文既多又杂乱无章，所以，我把它们挑出来后，又进行重新归类、排列，就成了下面的37条。

【条文】

1. 少阳之为病，口苦，咽干，目眩也。

2. 呕而发热者，小柴胡汤主之。

3. 诸黄，腹痛而呕者，宜柴胡汤。

4. 伤寒瘥后，更发热，小柴胡汤主之。

5. 太阳病，十日以去，反二三下之，脉浮细而嗜卧者，外已解也，设胸满胁痛者，与小柴胡汤。脉但浮者，与麻黄汤。

6. 伤寒三日，三阳为尽，三阴当受邪，其人反能食而不呕，此为三阴不受邪也。

7.伤寒三日，少阳脉小者，欲已也。

8.少阳病欲解时，从寅至辰上。

9.本太阳病不解，转入少阳者，胁下硬满，干呕不能食，往来寒热，尚未吐下，脉沉紧者，与小柴胡汤。

10.伤寒五六日中风，往来寒热，胸胁苦满，默默不欲饮食，心烦喜呕，或胸中烦而不呕，或渴，或腹中痛，或胁下痞硬，或心下悸，小便不利，或不渴，身有微热，或咳者，小柴胡汤主之。

11.血弱气尽，腠理开，邪气因入，与正气相搏，结于胁下，正邪分争，往来寒热，休作有时，默默不欲饮食，脏腑相连，其痛必下，邪高痛下，故使呕也，小柴胡汤主之。

12.伤寒，脉弦细，头痛发热者，属少阳，（小柴胡汤主之。）少阳不可发汗，发汗则谵语，此属胃。胃和则愈，胃不和，烦而悸。

13.伤寒发热，口中气勃勃然，头痛目黄，（小柴胡汤主之）若下之则目闭。

14.伤寒五六日，呕而发热者，柴胡证具，而以他药下之，柴胡证仍在者，复与小柴胡汤，此虽以下之，不为逆，必蒸蒸而振，却发热汗出而解。

15.伤寒脉阴阳俱紧，恶寒发热，目赤脉多，睛不慧，（须小柴汤）医复汗之，咽中伤，若复下，则两目闭，此坏证。

16.伤寒，（阳脉涩，阴脉弦，法当）腹中急痛，先与小建中汤，不瘥者，小柴胡汤主之。

17.少阳中风，两耳无所闻，目赤，胸中满而烦者，（小柴胡汤主之。）不可吐下，吐下则悸而惊。

18.妇人伤寒发热，经水适来，昼日明了，暮则谵语，如见鬼状者，此为热入血室。无犯胃气及上二焦，必自愈。

19.妇人中风，发热恶寒，经水适来，得之七八日，热除而脉迟身凉，胸胁下满，如结胸状，谵语者，此为热入血室也，当刺期门，随其实而泻之。

20. 妇人中风七八日，续得寒热，发作有时，经水适断者，此为热入血室，其血必结，故使如疟状，发作有时，小柴胡汤主之。

21. 治妇人在草蓐，自发露得风，四肢苦烦热，头痛者，与小柴胡汤，头不痛但烦者，三物黄芩汤主之。

22. 伤寒六七日，发热，微恶寒，支节烦疼，微呕，心下支结，外证未去者，柴胡桂枝汤主之。

23. 发汗多亡阳，谵语者，不可下，与柴胡桂枝汤，和其荣卫，以通津液，后自愈。

24. 心腹卒中痛者，柴胡桂枝汤主之。

25. 伤寒中风，有柴胡汤证，但见一证便是，不必悉具。

26. 阳明病，发潮热，大便溏，小便自可，胸胁满不去者，可与小柴胡汤。

27. 阳明病，胁下硬满，不大便而呕，舌上白苔者，可与小柴胡汤。上焦得通，津液得下，胃气因和，身濈然汗出而解。

28. 大便坚，呕不能食，小柴胡汤主之。

29. 阳明病，下血谵语者，此为热入血室，但头汗出，当刺期门，随其而泻之，濈然汗出者愈。

30. 伤寒十三日不解，胸胁满而呕，日晡所发潮热，已而微利，此本柴胡证，下之而不得利，今反利者，知医者以丸药下之，非其治也，潮热者，实也，先以小柴胡汤以解外，后以小柴胡加芒硝汤主之。

31. 服柴胡汤已，渴者属阳明，以法治之。

32. 伤寒四五日，身热恶风，颈项强，胁下满，手足温而渴者，小柴胡汤主之。

33. 伤寒五六日，头汗出，微恶寒，手足冷，心下满，口不欲食，大便硬，脉微细者，此为阳微结，必有表复有里也，脉沉亦在里也。汗出为阳微，假令纯阴结，不得复有外证，悉入在里，此为半在里半在表也，脉虽沉紧，不得为少阴病，所以然者，阴不得有汗，今有头汗出，故知非少阴证，可与小柴胡汤，设不了了者，得屎而解。

34. 阳明中风，脉弦浮大而短气，腹都满，胁下及心痛，久按之气不通，鼻干，不得汗，嗜卧，一身及目悉黄，小便难，有潮热，时时哕，耳前后肿，刺之小瘥，外不解，病过十日，脉续浮者，与小柴胡汤。

35.凡服柴胡汤，而下之，若柴胡证不罢者，复与柴胡汤，必蒸蒸而振，却复发热汗出而解。

36.若已吐、下、发汗、温针，谵语，柴胡证罢，此为坏病，知犯何逆，以法治之。

37.得病六七日，脉迟浮弱，恶风寒，手足温，医二三下之，不能食而胁下满痛，面目与身黄，颈项强，小便难者，与柴胡汤，后必下重，本渴饮水而呕者，柴胡不中与也，食谷者哕。

【解读】

这37条条文，可以分为5个部分：第一部分是第1至8条，讲的是少阳病正证，也就是三焦阳虚的柴胡汤证；第二部分是第9至第25条，讲的是太阳与少阳合病；第三部分是第26至31条，讲的是少阳与阳明合病；第四部分是第32至34条，讲的是太阳、少阳与阳明三阳合病；第五部分是第35至37条，讲的是柴胡汤证的注意事项。

（一）少阳病本证

第一部分即少阳病本证共有8条文，条文中主要提到17个症状：

1.脉细

第5条的"脉浮细"、12条的"脉弦细"、31条的"脉微细"说的就是小柴胡汤证的脉象。

这里面，条文第5条以"脉浮细"和"脉但浮"作为小柴胡汤证和麻黄汤的一个辨别点，而第12、31条直接讲小柴胡汤证的脉象是脉细。

所以，少阳正证的脉象是"脉细"，而不是后世不少医家所说的脉弦或是脉弦紧。

而第7条所说的"少阳脉小者，欲已也"是指当患者从细脉转变为平脉时，是病要好的表现。这里的"脉小"是平脉的意思，而不是现代所说脉象中的"小脉"，现代所说的"小脉"一般是指细脉，也就是少阳正证的脉象。

因此，成无己在注解《伤寒论》时，引用《内经》里面的话"大则邪至，小则平"，并且注解说："邪传少阳，脉当弦紧，今脉小者，邪气微而欲已也。"

至于第9条的"脉沉紧"、第15条的"脉阴阳俱紧"、第19条的"脉迟"，这3条条文所说的脉象并不是纯粹的少阳病的脉象，而是合病的脉象，病理改变了，脉象也会跟着改变，所以，脉象的诊断跟其他的诊断手段一样，都只是一种手段，过分强调脉诊，把它提到一个神奇的高度，其实也是一个误区。

那么，少阳正证为什么会出现细脉呢？

细脉也称为小脉，主气血两虚、诸虚劳损，又主湿病。三焦功能不振，水运不畅，就会出现水湿内停的病理现象，水运不畅，水湿内停，压迫脉管，就出现细脉了。

所以，如果诊得患者是细脉，询知有口苦、咽干、目眩以及有其他小柴胡汤症状时，就要考虑用柴胡汤类方了。

2. 白苔

第26条的"舌上白苔"指的就是小柴胡汤证的舌象。

人体的三焦水道是和舌头相连的，所以，可以通过观察舌象来判断三焦的病变。人体三焦水运不畅，体内湿阻，反映在舌象上就是舌淡而胖、有齿痕，舌上有白苔；如果是热蒸胆液，随津外溢于舌，舌象也可出现舌苔黄的情形。所以，虽然条文说小柴胡汤的舌象是舌上白苔，但是，临床上见到更多的是舌苔白或兼黄。

还有一种典型特异性舌象，就是偏苔，这也属于三焦病变。这种舌象以舌中部为界，一侧为白苔，一侧为淡黄苔，界限清晰。

近代伤寒名家黎少庇先生说："凡遇此苔，当以半表半里论治，因白苔主表，黄苔主里，舌两侧属肝胆部位，今一侧白苔、一侧黄苔，邪在少阳之枢，按少阳病治之。"

3. 口苦

第1条条文的"口苦"说的就是这种情况。

对于"口苦"这个症状，一般的讲解是胆腑郁热，蒸迫津液上溢则为苦。

这种讲解严格来说并没有错，只是没有把真正的病理原因给讲出来。

陆渊雷先生说:"黄疸之病因,必因胆汁成分混入血循环所致。无病之人,肝脏分泌胆汁,由输胆管注入十二指肠,以消化脂肪,且刺激肠壁,促其消化。故胆汁色素杂于大便中排出,无由入于血循环。"

就是说,黄疸的直接病因就是胆汁混入血液循环和淋巴循环中,通过血液循环和水液循环到达全身各处。

"口苦"的病理也同理,胆汁应进入肠壁帮助消化,正常情况是杂于大便而出,因为三焦是下连胃肠的,而胃肠就是三焦津液的来源,是入口,而当人体三焦功能不振,水运不畅的时候,胆汁可能进入三焦水道之中,并随水液循上行,随津溢出,就出现了"口苦"的症状。

当然,"口苦"是较轻的一种情况,严重的,胆汁色素可以随汗出而染衣衫成黄色,就是"黄汗"了;更为严重的,从肠中吸取的胆汁无法运化,滞留于三焦之中,随水液运行至全身,就可以表现为身黄、面目悉黄,就是"黄疸"病了。

也就是说,"口苦""黄汗""黄疸",它们的病理都是一样的。

因此,第3条条文说**"诸黄,腹痛而呕者,宜柴胡汤"**,是说明三焦阳虚也可能出现"黄疸"病。

4. 咽干

第1条的**"咽干"**、第10条的**"或渴"**、第32条的**"渴"**说的就是这种情况。

咽干、口渴,这两个症状相对来说比较容易理解,因为咽喉部是人体需要津液最多的地方,三焦阳虚,水运不畅,提供给身体所需的津液不足,所以就出现咽干、口渴,但是这个咽干和口渴的程度是远远比不上阳明病的咽干和口渴的程度的,因为阳明的咽干、口渴是热盛津伤引起的,它的津伤程度相对来说要严重得多。

5. 目眩

第1条的**"目眩"**说的就是这种情况。

"目眩"的原意是指视觉变得模糊,在这里是头晕的意思,所以,一般是头晕目眩并提的。

三焦阳虚,水运不畅,水浊积于头部的三焦部分,影响脑部的平衡觉器官，导致人体的平衡觉障碍或空间觉定向出现障碍，从而出现头晕目眩的感觉。

6. 胸满胁痛

第 5 条的"**胸满胁痛**"、第 9 条的"**胁下硬满**"、第 10 条的"**胸胁苦满**""**胁下痞硬**"、第 19 条的"**胸胁下满，如结胸状**"、第 28 条的"**胸胁满**"、第 30 条的"**胁下满**"说的就是这种情况。

"**胸满胁痛**"是少阳正证一个很重要的症状表现，所以，在第 5 条就直接说"**设胸满胁痛者，与小柴胡汤**"，这就是把"**胸满胁痛**"作为一个很重要的运用指征。另外，这么多条条文都提及这个症状，说明这个症状是经常出现而且是非常重要的指征之一。

人体的三焦是根源于肝，在人体内内外纵横、周布上下的网状油膜，而人体的胸、胁、腹这三处，则是人体三焦在接近体表处最大的一部分，三焦阳虚，水运不畅，所以容易产生水饮，水饮不畅，就积于人体三焦各处，因为胸、胁、腹三处近于体表，所以更加容易被发现，这也是少阳病以"**胸满胁痛**""**胸胁苦满**"为辨证要点的原因，也正是这个原因，有的学者把胸胁两旁当臂之处称为"柴胡带"。

日本著名医家汤本求真说："胸胁苦满有二义：一谓他觉证候，触诊时觉肋骨弓里面有抵抗物。一谓自觉证候，《伤寒论集成》云：'满'与'懑'通，闷也。闷而加苦字，更甚之词也，犹苦病、苦痛、苦患、苦劳之苦。又考《小补》注曰：'苦'者，《集韵》作困。苦满者，便是苦闷也。《伤寒杂病辨证》云：'胸胁满'者，胸胁之间气塞满闷之谓，非心下满也。胁满者，谓胁肋之下气胀填满，非腹满也。如是之胸胁苦满，云肋骨弓下部有填满之自觉而困闷也。"

又说："小柴胡汤以胸胁苦满为主证，诊察之法，令病人仰卧，医以指头从其肋骨弓下，沿前胸壁里面，向胸腔按压，触知一种抵抗物，而病人觉得压痛，是即小柴胡汤之腹证……仲师创立小柴胡汤，使原发续发诸病同时俱治，而以续发的胸胁苦满为主证者，取其易于触知故也。"

《伤寒论临证杂录》说："其实从早期发现疾病的意义来说，以手指探查剑突下直至右季肋下肝脏有无触痛，较之胸胁苦满以及所有少阳病的其特征均重要得多。"

又说："近十年来，鄙人（张常春）体检肝脏时运用捶击的方法叩打肝区，测知有无疼痛，感觉比上述手指探查更加便捷，更早发现。许多病员剑突下及右侧肋缘弓下均未见触痛，便在胸胁部肝区已经出现轻微的捶击痛。其中最多见的是剑突上方胸骨偏左侧和偏右侧的左叶肝；依次是右季肋部、右乳头下方及右痛下部偏外侧；有时数处一并叩痛。检查的方法是，患者取直立位，医者左手掌紧贴患者胸胁部肝区，然后将右手握成拳头，轻轻叩击左手背即可。鄙人认为这是目前获知肝病的较好办法。大多情况下，肝区明显捶击痛甚至右肋下明显触痛，B超或CT检查却一无所知，原因是现代的物理学成就并非已经登峰造极，B超或CT等仪器设备只是医学发展过程中的一个里程碑，有待不断地改进和完善。"

理解了"**胸满胁痛**"背后的病理原因，对于小柴胡汤证可能出现的颈部、腋下、大腿内侧之鼠蹊部出现硬块、红肿热痛等症，以及胸部淋巴结肿大致胸闷甚或灼热症状也就容易理解了。人体的淋巴系统也是属三焦水运系统的，水运不畅，淋巴因为与病菌抗战而积于一处，就成了以上提到的淋巴肿大病证。

7. 干呕

第2条、第14条的"**呕而发热**"、第9条的"**干呕不能食**"、第10条的"**心烦喜呕**"、第21条的"**微呕**"、第24条的"**不大便而呕**"、第25条的"**呕不能食**"讲的就是这种情况。

三焦水运不畅，肠中的津液无法及时进入三焦水道之中，因此会积在胃肠之中，水饮上逆，就出现"**呕**"的症状。这个呕跟平时的呕吐不一样，它是时时有呕意，但不一定能呕出来，所以，条文称之为"**喜呕**"。

干呕也是小柴胡汤证最主要的症状之一，很多条文都提到了这个症状。

8. 发热

第2、4、12、13、14、15、18、19、22条的"**发热**"，第10条的"**微热**"，第9、10、11条的"**往来寒热**"，第20条的"**续得寒热，发作有时**"，第26、29条的"**发潮热**""**日晡所发潮热**"说的就是小柴胡汤的发热情况。

发热的原理前面讲过了，当人体的产热超过散热时，人体就会出现发热的情况。

对于三焦阳虚来说，人体的产热功能是正常的，但是因为三焦阳虚、水运不畅，人体产生的热量无法通过三焦水液系统以汗液或小便的方式，及时地排出体外，所以，就出现了发热。这种特殊的病理情况，也导致了柴胡汤证的发热一般是低热，而不是阳明病的高热，因此第10条条文把这种发热称为"身有微热"。

当然，如果患者外受寒袭，出现太少合病，就是说，还有表闭的情况，散热系统问题更加严重，也可能出现高热的情况或是往来寒热的情况；或者阳明少阳合病，里热炽盛，产热系统出现问题，同样也可以出现高热的情况。

所以，小柴胡汤证的发热可以分为3类：

（1）少阳本证的发热

如条文第2条说的"呕而发热"、第4条说的"更发热"、第10条说的"身有微热"。

（2）太阳少阳合病的发热

太少合病的发热分为两种：

第一，表闭发热，如第10、13条说的"伤寒发热"，第15、19条说的"恶寒发热""发热恶寒"，第12条说的"头痛发热"，第14条说的"呕而发热"，第22条说的"发热，微恶寒"。

第二，病在腠理、正邪相争的往来寒热，如第9、10、11条说的"往来寒热"和第20条说的"续得寒热，发作有时"。

（3）阳明少阳合病的发热

这种发热的特点其实就是阳明发热，如第26、29条的"发潮热""日晡所发潮热"。

9. 腹痛

第3、10、16、24条提到的"腹痛"就是这种情况。

肠部三焦水运不畅，血不利则为水，水不利同样可以影响血运，血运不畅，就会出现腹痛的情况。

腹痛也是小柴胡汤证的主要症状之一。

10. 不能食

第6条的"反能食"，第9、26条的"干呕不能食"和"呕不能食"，第10、11条的"不欲饮食"就是这种情况。

这里面，第6条的"其人反能食而不呕"是用"反能食"来证明患者平时是"不能食"的。

"不能食"这个症状，是在三焦阳虚、水运不畅的前提下，也是不难理解的。

三焦阳虚，水运不畅，所以无法从肠中及时地吸取饮食的精微和营养，导致肠胃的吸收出现问题，所以患者就"不欲饮食"，前贤一般把这称为"木郁克土"，也就是肝胆气郁，导致脾胃运化功能出现问题的意思。

11. 嗜卧

第5条"嗜卧"的症状，说的就是这种情况。

前面在讲麻黄汤证时讲过，"嗜卧"是因为身体缺氧引起的，在这里也一样，人体三焦阳虚，水运不畅，水道不通，就会影响血运，导致血不能及时将氧气送至身体各处，所以就表现出嗜卧的症状。

除了第1到第8条提到的这11种症状之外，属于少阳正证柴胡汤证的症状，比较典型的还有以下5种。

12. 黄疸

第2条的"诸黄"讲的就是这种情况。

关于黄疸，上面讲过了，是口苦和黄汗的进一步发展。

13. 头痛

第12、13、21条的"头痛"说的就是这种情况。

三焦阳虚，水运不畅，积于头部，压迫神经，就可能出现头痛。

关于头痛，前面讲过，可能是因为经脉循行位置的不同，太阳病的头痛主要在太阳穴这里，阳明病的头痛一般是在前额，而少阳病的头痛一般是在头的两侧。

14. 目赤

第13条的"目黄"、第15条的"目赤脉多，睛不慧"、第17条文的

"**目赤**"说的就是这种情况。

眼红是因为眼部充血引起的，眼部水运不畅，影响血运，也可能引起眼部充血而出现目红肿热痛或是流泪不止的症状。

后面讲到的苓桂术甘汤能治目红，其原理是一样的。

15. 耳聋和耳前后肿

第17条的"**两耳无所闻**"、第34条的"**耳前后肿**"说的就是这种情况。

三焦水运不畅，水浊溢出，积于耳部，就会导致出现耳聋及耳前后肿，甚至耳下腮颊部漫肿坚硬作痛的症状。

16. 默默和心烦

第17条的"**胸中满而烦**"、第10条的"**默默不欲饮食，心烦喜呕**"说的就是这种情况。

这里面，"**默默**"和"**心烦**"都是情志病，说的是患者出现抑郁不舒、闷闷不乐或疑虑重重的症状。这是三焦功能不振、水运不畅，导致人体的神经得不到津液的濡养引起的，这些前面也讲过了。

除了上面讲的16种比较典型的症状，其他的如小便不利、水肿、大便硬和大便溏、心悸、咳嗽等症状，只要理解了三焦阳虚、水运不畅的原理，也就不难理解和掌握了。

（二）太阳与少阳合病

第二部分，从条文第9条到第25条，共16条，讲的就是太阳与少阳合病用小柴胡汤的情形。

太阳病的各种情形前面讲清楚了，少阳正证的小柴胡汤证上面也讲清楚了，只要把这些知识点凑在一起，融会贯通，不管是太少合病还是阳少合病、三阳合病，都是很容易理解的。

这里重点讲五个问题：

1. 为什么说条文第9条到第25条讲的是太少合病的情形？

首先，第9条到第25条，每条条文中都有明确的"**伤寒**"或是"**中风**"，或是"**伤寒中风**"的字眼，第9条则明确说是"**太阳病不解**"，而在少阳正证的柴胡汤证则没有提及这些字眼。

同样的，在阳明少阳合病中，条文中也有明确的"阳明病"的字眼。

另外，第10条中"伤寒五六日中风"这句话，经陆渊雷先生考证，应当是"伤寒中风五六日"，就是说，这是一种倒装的手法，或是传抄错误引起的；而第16条中，"阳脉涩，阴脉弦，法当"这8个字是衍文，是后人的注解误入正文，就是说，条文正确的说法是"**伤寒，腹中急痛，先与小建中汤，不瘥者，小柴胡汤主之**"。

我个人觉得陆先生的这种说法非常有见地，把这8个字拿掉之后，整个条文显得非常清楚而通顺。

其次，在第9条到第26条中都有明确的太阳表证，特别是典型的"**恶寒发热**"和"**往来寒热**"症状。

再次，患者有太少合病的症状，服用小柴胡汤或是柴胡桂枝汤后，病症是可以通过汗出而解的，所以条文说"**发热汗出而解**"。

综合以上三点，可以明确地说，第9到第26条是太少合病，而不是一些医家所说的，条文中"**伤寒**""**中风**"只是伤寒病的总称，在这里是指少阳病。

2. 太少合病的发热有什么特点？

太少合病的发热可以分为两种情况：

第一，如果是表闭严重，就会出现恶寒发热的症状。

患者的发热，就是产热系统跟散热系统出现问题的结果。患者外受寒袭，皮肤的毛孔受寒而关闭，无法通过皮肤散发多余的热量，人就会发热，体温一升高，就会出现恶寒的症状，这是太阳病的特点。在太少合病中，太阳病未解，转入少阳，当表未解或是未完全解时，就会同时出现太阳和少阳病的症状。

第二，如果是病在腠理，就会出现往来寒热的症状。

太阳病未解，肌表受寒之后，转入三焦接近皮肤的腠理部分，腠理部分水道津液因寒冷导致肌表温度不足，这样才出现了"恶寒"的症状。同样，人体为解除恶寒，奋起抵抗而使水运为之加速，所以也会出现"发热"，但是，因水运不畅，不久其水运又暂缓而发热自止，在此期间，因为发热能暂解水液寒冷而引发的恶寒，所以发热之后有较长时间如无病之人。

所以第 11 条文就明确地说："血弱气尽，腠理开，邪气因入，与正气相搏，结于胁下，正邪分争，往来寒热，休作有时。"

对于第 11 条，大多数医家都认为这条条文不是《伤寒论》里面原有的条文，而是后人注解串入正文的，从条文的文理结构和文笔来看，我个人也非常赞同这种看法。这条条文明显是对第 9 条和第 10 条的注解，这种后人注解串入正文，在《伤寒论》中也比较常见，像上面提到的第 16 条就是这样。

理解了"往来寒热"的病理，就会明白"往来寒热"是太少合病的特有症状之一，把它当作小柴胡汤证主证之一是一种错误的说法，因为少阳正证小柴胡汤证的真正发热症状是"身有微热"。

就是说，太阳少阳合病的发热，是表闭或是腠理受寒引起的，是散热系统出了问题；而阳明少阳合病的发热则是产热系统引起的，所以，患者才会出现"发潮热""日晡所发潮热"这些阳明病特有的发热症状。

3. 太少合病的"但见一证便是，不必悉具"是什么意思？

第 14 条文说："伤寒五六日，呕而发热者，柴胡证具，而以他药下之，柴胡证仍在者，复与小柴胡汤。"

第 25 条文又说："伤寒中风，有柴胡汤证，但见一证便是，不必悉具。"

这里的"柴胡证"就是三焦阳虚的提纲，就是"口苦，咽干，目眩"。

明白了什么是"柴胡证"，"但见一证"也就容易理解了。

"但见一证"是指患者如果具有少阳正证的症状，再有其他太阳病的任何一个症状，例如"往来寒热""恶寒发热"之类的，就可以用小柴胡汤了。

这个"但见一证"，根本就不是所谓的"四大证"的一个，就是说，不是"往来寒热，胸胁苦满，默默不欲饮食，心烦喜呕"中的任何一个症状。

邹孟城先生说："余临证间，以小柴胡汤治愈感冒发热者不知凡几，其中不乏小柴胡汤正证，然四大证中，仅'发热'起伏有时一证为人人所必具，其余三证及四证悉具殊不经见，但口苦咽干证则为绝大多数患者所具有。"

邹孟城先生的临床经验就是证明，上面列举的第 9 到第 22 条条文也可以证明此论。

"胸胁苦满""默默不欲饮食""心烦喜呕"也都是少阳正证的症状。邹先生说在临床中，这三大症状少见，而"口苦，咽干，目眩"经常见到，这是因为"口苦，咽干，目眩"才是真正的少阳正证提纲。

4. 为什么小柴胡汤能治太少合病？

小柴胡汤不仅能治太阳少阳合病，还能治阳明少阳合病和三阳合病。

这是三焦特有的器官结构决定的，三焦是发源于肝，周身上下无所不在，且内连五脏、外布皮里肉外的膜膜，是一种网纱状的类脂肪性结缔组织。这种结构决定了它周身无处不在，是联系内外的纽带。

所谓的"少阳为枢"，就是说，三焦是联系表里内外的枢纽，三焦病变可以同时出现表病、里病或是表里同病，所以，通过治三焦的小柴胡汤，也可以治具有三焦病变基础轻微的表病和里病，或是表里同病。也就是说，小柴胡汤能治太阳少阳合病、阳明少阳合病、三阳合病，因此，小柴胡汤在临床上能治感冒、便秘或是复杂的三阳合病。

对于小柴胡汤能治表证感冒，刘渡舟教授说："体虚之人，卫外不同，外邪侵袭，可直达膜理。膜理者，少阳之分也。故虚人感冒纵有太阳表证，亦为病之标也，纵无少阳正证或变证，却总是膜理空疏，邪与正搏，故可借用小柴胡汤从少阳之枢以达太阳之气，则太阳表证亦可除矣。"

刘渡舟教授的这段话，讲明了小柴胡汤能通治太阳少阳合病、阳明少阳合病和三阳合病的原理就在于三焦是交通内外的"枢纽"。

不过，刘渡舟教授说不管有没有少阳正证或是变证，都可以用小柴胡汤，却有点言过其实了，因为小柴胡汤的应用范围虽然很广，但是，也是要有少阳证的情况下才能用小柴胡汤的。就是说，如果没有三焦的病变，小柴胡汤是不能用的，上面引用邹孟城先生的经验就是正面的证明，而条文所说的"**柴胡证罢，此为坏病，知犯何逆，以法治之**"则是明确的指示。

不仅如此，小柴胡汤能治太阳表证或是阳明少阳合病、三阳合病，它的基础是要有少阳的病变的，而且，如果少阳病好了，而太阳表证或是阳明里证还在的话，还是要用太阳病或是阳明病方子的。这一点，第31条条文"**服柴胡汤已，渴者属阳明，以法治之**"就是证明，就是说，没有了柴胡汤证，就不能再用柴胡汤。

因为小柴胡汤只能兼治轻微的表证或是里病，如果患者有小柴胡汤证，又有较为严重的表证或是里证，也就是说，出现了太阳少阳合病、阳明少阳合病或是三阳合病的情况，这时候就是使用合方了。

（1）太阳少阳合病

如果太阳表证严重，就要加解表的药物，这就是第22、23、24条的柴胡桂枝汤证，因为患者胃肠虚寒，三焦阳虚，又有太阳病表郁，所以，就用了小柴胡汤和桂枝汤合方。

这里面，第22条的"发热，微恶寒"和"外证未去"，说的就是患者外有太阳表郁的桂枝汤证；而第23条说的"和其荣卫，以通津液"，也说明患者外有桂枝汤证；而第24条的"心腹卒中痛"则是指患者胃肠虚寒严重导致的腹痛，所以，要用桂枝汤来温里止痛，即运用桂枝汤治太阴病的原理。

（2）阳明少阳合病

如果阳明里证严重，就要增加祛肠热的药物，这就是第30条的小柴胡加芒硝汤证，还有后面要讲到的大柴胡汤证。

这里面，第30条的"日晡所发潮热"就是典型的阳明热盛，所以，条文说"潮热者，实也，先以小柴胡汤以解外，后以小柴胡加芒硝汤主之"。

（3）三阳合病

如果患者同时具备了三焦阳虚的小柴胡汤证、表郁的桂枝汤证、胃肠热盛的白虎汤证，就是说，如果是三阳合病，发热严重的，就可以用柴胡桂枝白虎汤或柴葛解肌汤。

5. 什么是热入血室?

第18、19、20、29条讲的是"热入血室"，从条文的描写，我们可以知道，其实"热入血室"就是妇女在月经期间受风寒所袭，出现太少合病的情形。

妇女月经期间，其病理状态相当于血虚津伤，所以，如果受到风寒的侵袭，可以直中腠理，这一点跟虚人感冒以及第21条的妇女产后受寒是一样的，因为是直中腠理，所以，患者的发热就表现出"寒热往来"的症状，条文的描述是"续得寒热，发作有时"和"如疟状，发作有时"，其他如"胸胁下满"之类的症状，则是少阳证的基本症状。所有这些都表明了第18、19、20条讲的就是太少合病的小柴胡汤证。

这里面，比较有争议的就是条文中提到的"谵语"和"昼日明了，暮则谵语，如见鬼状"。

大家也许一听到"谵语"和"如见鬼状"，就马上想到了大承气汤证，但是条文明确地说"无犯胃气及上二焦"，这样就把大承气汤证给排除了，其实，除了热盛津伤、悍热上冲引发"谵语"外，前面讲桃核承气汤时讲过，患者体内有瘀血，也可以出现"如狂"和"谵语"的症状。

《医学达变》说："如太阳症邪热不得汗泄，随经而入营分，致血不荣于经，身目发黄，谵语如狂，喜忘，漱口不欲咽。"

所以，这里"热入血室"的"谵语"是体内有瘀血引起的。

妇女在月经期间，本来就是属于血虚津伤的病理状态，受风寒袭之后，除了出现太少合病的症状外，还可能因此出现血瘀而结的情况，从而出现"谵语"和"昼日明了，暮则谵语，如见鬼状"的症状。

《血证论》说："蓄血者，若犹结未结，但热入血室，夜则谵语者，小柴胡汤加桃仁、丹皮治之。"

因为"热入血室"是瘀血蓄结，所以条文中提出"刺期门"的治法。一些医家的临床实践证明，"热入血室"发作时，期门穴处或可见静脉怒张，用针刺静脉排出瘀血，其症即愈，也证明了"热入血室"是瘀血蓄结。

《伤寒论讲稿》说："笔者（郝万山）的经验是，在病证发作的时候，于患者期门穴的附近，寻找可以见到的瘀滞的静脉血管团，局部消毒后，用刺血的方法治疗，尽可能多放一些血。期门穴是肝之募穴，刺期门可以疏利肝经之气血，于是热随血泄，往往有立竿见影的效果。"

因为"热入血室"是瘀血蓄结，所以，在用小柴胡汤治这种病时，经常加入一些活血的药物，如当归、牡丹皮、红花、桃仁、五灵脂之类的。

《医学达变》说："热入血室之证多有谵语如狂，状如阳明胃热者，然有辨焉。血结者身体必重，非若邪在阳明之轻旋便捷，盖阳主轻清，阴主重浊也，今此证血络气脉阻痹，故身体必重，刺期门与小柴胡汤加减酌用。若延误上逆包络，胸脘痞痛，即陶氏所谓血结胸也，海藏出一桂枝红花汤，加海蛤、桃仁，原为表里上下尽解之意。但热入血室证治约略有三，亦当通变，如经水适来，因热邪陷入而搏结不行者，宜破其血结。若经适断，邪乘血室空虚而袭之者，宜养营以清热。若邪热入营，逼血妄行，致经未及期而至者，宜清热安营。人第知妇女有热入血室之证，至男阳明经病有下血谵语，亦是热入血室，人多不识，治法或以犀角地黄及桃仁承气等剂加减酌用，盖男女俱有此冲脉故也。"

这种情况其实是属于三阳合病，而不是太少合病了，因为瘀血属于阳明病范围。

患者除了"寒热往来"之外，还有"昼日明了，暮则谵语，如见鬼状"症状的话，这肯定就是三阳合病。在列举条文时，之所以把"热入血室"的条文放在太少合病的类型里面：一是为了能够更加容易进行比对，加强掌握和理解；二是因为"谵语"并不是"热入血室"的必见症，它相对比较少见。

在临床上，"热入血室"这个病还是能经常碰到的，有些患者每到月经期间就出现感冒咳嗽，月经期完了，感冒咳嗽也就好了，这种情况就是"热入血室"。这种病经常是第一次发病时，妇女在月经期刚好得感冒，感冒没有及时治好，就会出现这种情况。

像这种情况，如果询知患者有小柴胡汤证，如口苦、咽干、目眩，或是往来寒热的现象，用小柴胡汤甚至小柴胡冲剂，很快就会治愈了。

但是，不是说妇女在月经期受到风寒侵袭出现的"热入血室"病都用小柴胡汤来治疗。

事实上，对于"热入血室"病，同样要根据患者出现的感冒的病理和症状，选用适当的方子来治疗。如果患者出现的是桂枝汤证，就要用桂枝汤；如果患者出现的是风热感冒，严重的用麻杏石甘汤，轻的则用银翘散。

叶子眉在评《温病条辨》里面说："其经水适来而病温热，病虽发而经水归常自行者，不必治其经血，但治其病而自愈。"

就是说，患者在月经期出现了风热感冒之后，感冒没有治愈，出现了经血淋漓不尽的病症，这时候应该重点治感冒，感冒好了，经血淋漓的病也就自然好了。

邹孟城先生《三十年临证经验集》里面就有用银翘散加益母草治风热感

冒、热扰血室致漏下不止的一个医案。我本人也曾用银翘散加黑侧柏、仙鹤草治过类似的案例。

班秀文老先生在《经方在妇科的临床应用》一文中，就提到过用桂枝汤加当归、川芎治疗每逢经行即感冒的病例，患者出现的感冒症状就是桂枝汤证。徐升阳先生在《桂枝汤在妇科的分期应用》一文中也提到了类似的案例。

举上面这些例子就是要大家知常达变，对于学习中医者来说，知其然知其所以然才是最重要的。

（三）阳明少阳合病和三阳合病

第三部分从条文第26到第31条，讲的是阳明与少阳合病的小柴胡证；第四部分从第32到第34条，讲的是太阳、少阳、阳明三阳合病的小柴胡汤证。

关于阳明少阳合病和三阳合病的相关知识点，上面基本穿插讲完了，不再重复。

（四）小柴胡汤类方证的注意事项

第五部分从条文第35条到37条，讲的是柴胡汤证的注意事项。

这里面共有3条条文，第35条讲的是只要患者有柴胡汤证，就可以用柴胡汤，不管什么时候；而第36条条文讲的却是相反内容，即患者没有柴胡证，就不能用柴胡汤，而是要"随证治之"；第37条讲的则是小柴胡汤的临床运用辨别。

【条文】

得病六七日，脉迟浮弱，恶风寒，手足温，医二三下之，不能食而胁下满痛，面目与身黄，颈项强，小便难者，与柴胡汤，后必下重，本渴饮水而呕者，柴胡不中与也，食谷者哕。

【解读】

这里面"得病六七日，脉迟浮弱，恶风寒，手足温，脉迟"，表明患者是里虚寒不足；"脉浮弱"更是提示表病虚寒，综合起来就是表里皆见虚寒，这本来就是桂枝加附子汤证或桂枝新加汤证。

表证未解，法当禁下，但是医者不识，病者胃肠本虚寒不足，"反二三下之"，这就导致患者里面更加虚寒，胃肠寒则"不能食"，水运郁则"胁下满痛，面目与身皆黄"，血虚津伤，所以患者"颈项强"；津液不足兼水运不畅，所以患者"小便难"；水郁不行而水积于胃脘，水郁不行，津不上承，所以"渴"；水积于胃，所以"饮水而呕者"，这种情况就是桂枝人参汤证和五苓散证。

但是有些医生，看见患者有不能食、胁下满痛、呕渴的症状，就根据"但见一证便是"把它误认为是小柴胡汤证；小柴胡汤虽然能活水运，方中也有参、夏、姜、枣、草，但是总体还是偏寒的。病本虚寒不足，又用寒药，所以患者肠虚寒更甚，从而出现"后必下重"的症状，胃虚寒更甚，所以就出现了"食谷者哕"的症状，这就是半夏泻心汤类方证；出现的"干呕、干噫"，这就是吴茱萸汤证，也就是"食谷欲呕者"。

可见，这条条文明确指示我们，要正确运用小柴胡汤证，就要真正把握它的内涵，患者要有"柴胡证"才能用柴胡汤，而"柴胡证"才是柴胡汤证真正的病理基础，它的症状表现就是"口苦、咽干、目眩"。

除了要正确运用小柴胡汤，服用小柴胡汤后可能出现的情况也要注意。

【条文】

凡服柴胡汤，而下之，若柴胡证不罢者，复与柴胡汤，必蒸蒸而振，却复发热汗出而解。

【解读】

这条条文讲的是战汗，也就是"战而汗出解"的意思，这里面，"蒸蒸"是正气在里，向外有解表的力量，如蒸笼往外之象；"振"则是寒振的意思；"蒸蒸而振"的病理就是寒热相争，如果正气胜邪，就会"汗出而解"，所以，这种出汗就称为"战汗"。

【条文】

脉浮而紧，按之反芤，此为本虚，故当战而汗出也。其人本虚，是以发战。以脉浮，故当汗出而解也。

这条条文讲"战汗"的病理是"**其人本虚**","**本虚**"的意思是患者胃肠虚寒、身体虚弱,当得到药物的治疗或者通过人体的自疗功能后,患者正气转强,体气的正气与体表的寒郁正邪相争。如果正气胜邪,就会汗出而解,也就是"**战汗**","**战汗**"是疾病转归的一种方式。

而第35条文中,患者之所以会出现"**战汗**"这种情况,就是因为医生误治,即用苦寒之药"**而下之**",导致患者体虚,也就是条文所说的"**其人本虚**"。

患者体虚而又有柴胡汤证,就可以通过柴胡汤扶正祛邪,达到"**战而汗出解**"的目的,也正是这样,小柴胡汤被认为是治疗虚人感冒的最佳方子之一。

《伤寒一得》说:小柴胡汤对慢性病的治疗只要应用如法,确实能起久病之沉疴,对于急性病,施用得当,同样能起危殆于顷刻。20世纪30年代,绍师悬壶于潞安,时值瘟疫大作,染者甚多,初时治邪热久稽,阴津欲竭,正气将败者,悉遵吴氏《温病条辨》下焦温病复脉法,多有偾事者。退而思之,邪热未退,正气先伤,阴液将绝,能不虑阳无所附,而恣用甘寒,欲救阴津,助正气而之不足,资邪热则有余,焉能不败。思得仲景小柴胡法固本而祛邪,助气而清热,且热集于表,必寒于里,彼盈则此亏,乃物化之常,生姜之性虽热,但散而不守,用其小量使微温于里而不助邪热,且能防亡阳于未然(若虑其恐有亡阳之变者,又当易为附子),而更重要的是协调阴阳,唤起其自然疗能,犹如重整军威,尚冀背水一战,诚安内攘外之良方。试诸临证,大多如仲景所说,出现"必蒸蒸而振,却复发热汗出而解"的情况。后遇此证,辄用此方,全活甚众。

二、小柴胡汤类方的药理和运用

(一)小柴胡汤

1. 小柴胡汤的药理和运用

小柴胡汤的组成:

柴胡 40 克，黄芩 15 克，人参 15 克，半夏 21 克，生姜 15 克，大枣 4 枚，炙甘草 15 克。

方后注：若胸中烦而不呕者，去半夏、人参，加瓜蒌实 15 克；若渴，去半夏，加人参合前成 25 克，天花粉 20 克；若腹中痛者，去黄芩，加芍药 15 克；若胁下痞硬，去大枣，加牡蛎 20 克；若心下悸，小便不利者，加茯苓 20 克；若不渴，外有微热者，去人参，加桂枝 15 克，温覆微汗愈；若咳者，去人参、大枣、生姜，加五味子 6 克，干姜 10 克。

（1）柴胡的药理

柴胡，味苦、性平，归肝、胆、三焦、心、心包、脾经，功效是解表退热、疏肝解郁、升举阳气，主治外感发热、寒热往来，疟疾，肝郁胁痛乳胀、头痛头眩、月经不调，以及气虚下陷之脱肛、子宫脱垂、胃下垂。现代药理研究表明，柴胡有解热、抗炎、促进免疫功能、抗肝损伤、抗辐射损伤等功效。

《神农本草经》说："主心腹肠胃中结气，饮食积聚，寒热邪气，推陈致新。"

章太炎先生说："《本经》论大黄，推陈致新，柴胡亦然。夫大黄之荡涤肠胃，排除宿垢，其为推陈致新，固显然易解，柴胡亦具之者，则或为今人所不知。尝考仲景之用柴胡，证多胸胁苦满，少阳证亦以小柴汤疏解之，少阳盖手少阳三变也，胸胁则为人身上中二焦。以近日生理学对勘之，所谓上中二焦，即是淋巴管胸管之一支，夫淋巴干左曰胸管，由下而上，右曰淋巴管，由上而下，故所谓胸管，即是上中二焦无疑。《内经》言上焦如雾，中焦如沤，下焦如渎。又曰：三焦者，决渎之官，水道出焉。生理学论淋巴系统之功用，与《内经》之论三焦，不谋而合，总之三焦是淋巴腺，似属可信。凡人病热，血液未有不热者，其热高张，则淋巴分其热势，淋巴壅热，水液失流行之常，此胸胁苦满之所由起，亦口苦咽干之所由成。盖水液壅于胸胁，则有不能布于口咽也。以小柴胡治不阳病，即是疏导淋巴，使淋巴不致淤塞停留而已。《伤寒论》服柴胡汤，有曰上焦得通，津液得下，胃气因和，故濈然汗出而愈。此真柴胡疏导淋巴之力，非柴胡真能发汗也。"

冉雪峰先生说："《本经》曰苦，则凡味辛苦烈者，非柴胡也；曰性平，《别录》曰微寒，则凡性温热者，非柴胡也；甘而微苦，平而微寒，乃少阳由阴出阳之象，其臭香乃合火郁发之之义；瓤空似网，乃象三焦膜网之形。再即《本经》条文寻绎，曰主心腹肠胃结气，由心至腹以及肠胃，是躯腔内凡脏腑俱包括在内，三焦发源肾系，内连脏腑，躯腔内五脏六腑往来交通道路，俱在三焦膜网之中，柴胡能疏利膜网，故统治五脏六腑结气。不然，柴胡亦气味俱薄之药物耳，何能心腹肠胃结气俱治耶？曰饮食积聚，肠外包裹鸡冠状网油，即三焦也，小肠受盛化物，功用均在鸡冠状网油，王清任谓为气府。中焦如沤，化气行水，功能均在网油，《内经》谓之决渎之官。三焦畅达，则食道、水道通利，尚何饮食积聚之有。曰寒热邪气，三焦不唯内连脏腑，并外通皮毛，里气通则外气和，腠理间细薄白膜，亦三焦之物，内外一气相含，故和腠理。昔贤谓为少阳专药，主寒热往来，仅识得此句，而所以然之理未明。曰推陈致新，不唯五脏六腑道路在三焦，人身新陈代谢各项相互机窍，亦无不在三焦，三焦为存元气之府，火往上行，水往下行，气化能出，一片化机，推陈新致矣。微苦则降，微寒则清，是柴胡为降药，而非升药；为清药，而非燥药；为通里药，而非解表药。其燥者，伪叶乱之也。其升其表者，乃功用推出也。"

章次公先生说："编者根据《千金》用柴胡六十五，《翼方》三十五，《外台秘要》五十四，《本事方》十一，用考证方法，研究其功用，再益之以个人经验，所得结论，其用有三：一曰祛瘀，二解热，三泻下。柴胡有祛瘀之效，何以言之？在昔《千金方》治癥瘕之方，用柴胡治月经不通之方，用柴胡，夫能治癥瘕，能治月经不通，是非祛瘀而何哉！自今世束古籍于高阁，而柴胡祛瘀之功，亦湮没不彰矣。逍遥散，近世妇科之套方也，方中柴胡甚重要，经谓柴胡疏肝解郁。夫曰肝郁，其原因多起于情志不舒，其症状多兼神经性，如肝气痛（胃神经或肋间神经痛）、气瘀血滞之经闭（月经困难等），然柴胡于神经系统，直接无功效可言，所以可用柴胡者，经柴胡能疏导血液，故间接治之也。时医用逍遥散，而不知柴胡之用，盖宋元后之玄言空论，痼蔽久矣。柴胡有退热作用，何以言之？昔张元素谓柴胡散肌热，后世以柴、葛解肌，仲景以柴胡治寒热往来，近世以柴胡治疟，是柴胡之具有退热作用，知之者众。考日本荒木忠郎，谓柴胡于汉药解热地位，颇为重要，其用于治疟方面，尤为广泛，台湾疟疾，及黑水热患者，有特殊伟效。又对于疟疾治疗，可为金鸡纳霜之代用药，且服用柴胡，并无何等副作用，及使用上之禁忌云（见《皇汉医药》第三十三号）。柴胡既可代金鸡纳霜，则其解热之效，已昭然若揭矣。至于柴胡之泻下作用。吾非根据日本近藤氏之研究而始知之也。宗人章太炎先生，亦尝诏予及此矣。先生之乡人，有病经闭者，一老医传一方，令单煎柴胡半斤，分数次服，病人以一服二服，经犹未行，遂并其剩余者顿服之，泻血几殆，幸参汤得免。吾自闻先生之说，欲试诸实验，红十字会来一病人，名吴敦仁者，患肾囊水肿，日服逐下之剂，如硝、黄，渐次退减，吾乃停止上药，令服柴胡二两，凡二日，服之亦泻，但不如硝、黄所泻之多。读者准吾以上所说，柴胡之作用，不外三端，同近代谓柴胡激动肝阳，非阴虚之人所宜服，柴胡性升窜散，非江南从之所宜服，种种邪说，真不啻痴人说梦。小柴胡汤用柴胡八两，准今三钱许，当得二两四钱，古方日三服，则每服得量八钱，今人用柴胡，多不过二钱，日二服，每服得量钱许，以今例古，已属太轻。乃有见用柴胡四五分而骇异者，是则极天下之至愚，不足责矣。"

综合以上讲解，柴胡的功效可以说是三焦专药，能宣畅三焦气机，恢复三焦正常水运之功能。

水运正常，则血运正常，因此柴胡有祛瘀作用；水运正常，热从水道或从汗出，因此柴胡有解热作用；水运正常，津液得下，肠津充足，因此柴胡有泻下作用。

以上种种，祝味菊先生把柴胡的功效总结为宣畅气血、散结调经，为少阳去障碍和解之专药。

因为三焦的范围广、症状多，所以临床运用柴胡的机会也非常多，正常情况下，只要把握口苦、咽干、目眩这个基本特点，一般就不会错，而且，有时候为了加强三焦的水运，在没有口苦、咽干的情况下，也可以加入柴胡。

（2）柴胡的注意事项

有下列有两种情况的，就不能用柴胡：

第一，元气欲脱而出现的大汗淋漓、寒热往来。

古人认为肝主筋，脑神经及全身神经都属于筋的范围，当人脑及全身神经出现严重病变时，如运动神经中枢失去控制时，则出现手颤、全身肌肉颤动；司温神经中枢失去控制时，则大汗淋漓、寒热往来；呼吸神经中枢失去控制时，则喘逆、气虚不足以息；心脏神经中枢失去控制时，则怔忡、心脏早搏、纤颤；这些症状，古人认为是肝阴不足以制筋，把它们称为"肝风内动、元气欲脱"，而其实这是脑神经不得血与津液的濡养所致。

如果把司温中枢失去控制的虚汗淋漓、往来寒热症状误认为是三焦病的往来寒热，而投以柴胡，那么就会出现三焦水运加速，汗出更多而不可止的危险情况，所以，前贤把这称为"柴胡能劫肝阴"。

章次公先生说过，柴胡对神经系统症状其实无直接功效可言，前贤所谓"肝阴"中的"肝"，只是抽象意义上的肝；而现代医家都说柴胡不劫肝阴，且更有护肝之作用，是因为据实验研究所得，柴胡能改善肝脏本身的血与津循环，所以能护肝，这其实就是章次公先生所说的祛瘀作用。

这里面，近代医家所说的"肝"是实体的"肝"，跟古代医家所说的"肝阴"的肝，二者完全不同，不可混为一谈。

第二，严重津伤。

因为柴胡能疏通三焦而利水运，所以有利小便的作用，对于那些津液严重亏损的人就不能用了。

所以，凡是患者有舌光红无苔的都不可以用柴胡，其他利小便的药如车前子、泽泻等，同样也不能用。

如果患者有口苦、咽干、目眩的三焦病症状，又有舌光红无苔的津伤症状，这是三焦阴虚即后面要讲到的百合汤类方证。

（3）小柴胡汤的组成

不知道大家有没有发现，如果把半夏泻心汤中的黄连换成柴胡，方子就变成了小柴胡汤，所以，半夏泻心汤是治胃寒肠虚热的，而小柴胡汤则是治胃寒三焦郁滞的。

因此，小柴胡汤可以看成是两组药组成的，第一组是柴胡和黄芩，第二组是人参、半夏、生姜、大枣、甘草。

第一组：柴胡和黄芩。

这里面，柴胡的功效是宣畅气血、散结调经；黄芩的功效是清热活血行水运，在上能清肺热、行水运而能止喘，在中能清脾胃肝胆热而除烦躁、祛身热，在下能清肠热、祛脓血而止下利，能治因水郁不行而引发的瘀热口苦之证；柴胡与黄芩相配合，清热、行水、活血、散结，所以，能消除三焦阳虚，即三焦功能不振所引发的症状。对于小柴胡汤来说，柴胡和黄芩这个药对就是主药；它跟半夏泻心汤的黄连、黄芩组合一样，是方子的主药和灵魂。

第二组：人参、半夏、生姜、大枣、甘草。

人参、半夏、生姜、大枣、甘草这五味药是小柴胡汤的另一个药组。关于这个药组，前面讲过很多了，它的功效就是温里补津、除饮止呕，是治疗胃肠虚寒，是针对条文所说的"**本虚**"的。

对于小柴胡汤的组成来说，柴胡是真正的主药，是治三焦阳虚的，而黄芩和人参、半夏、生姜、大枣、甘草是协助祛除三焦阳虚导致出现的病理结果的。

因此，小柴胡汤方子的骨干是柴胡和甘草，而柴胡和甘草是《普济本事方》里面的柴胡散，就是说，小柴胡汤的基础是柴胡散。

（4）小柴胡汤的加减

对于小柴胡汤来说，因为患者水郁生热，所以，在柴胡散的基础上，加上黄芩清热；因为患者有胃肠虚寒，即"**本虚**"的内因，所以，再加上了人参、半夏、生姜、大枣。因此，小柴胡汤中除了柴胡和甘草，其他的任何一味药都可以根据病情的需要进行加减。

这里面：①烦而不呕去半夏、人参而加瓜蒌的，是因为患者胃中寒饮不多，所以不呕，助胃阳、促血运的半夏和人参可以不用，而用宽胸逐水饮的瓜蒌。②渴去半夏加人参、天花粉的，是因为渴是津液不足之象，半夏辛燥能逐胃饮而能耗津液，所以去半夏，加生津的天花粉、人参。③腹中痛去黄芩加芍药的，是因为腹痛是腹寒，所以去清热的黄芩而加促静脉血运的芍药，这就是小柴胡汤加芍药法。④胁下痞硬去大枣加牡蛎的，是因为大枣能助胃津而恋湿，所以去大枣加逐痰饮行水运的牡蛎。⑤外有微热去人参加桂枝的，是人参能固表而影响出汗，所以，去人参加解表的桂枝，这其实就是小柴胡汤加桂枝法，连同上面的小柴胡加芍药法，合二为一就是小柴胡加桂枝汤了。⑥咳去人参、生姜、大枣，而加干姜、五味子的，是因为咳为水饮上冲且肺闭，人参能固表闭肺，大枣能恋湿，生姜虽能温胃但其力不足，改为干姜，更加五味子以敛肺止咳。

除了以上的加减之外，方中人参的使用也要注意。在现代，人参一般用党参代替，一般情况下，是可以的，但是，跟前面讲白虎加人参汤证一样，在临床使用时，如果患者是体虚严重，就要用人参如红参、高丽参之类的，如果患者热盛，最好用沙参。

（5）小柴胡汤的运用

对小柴胡汤的加减理解了，它的运用就基本清楚了。在临床上，小柴胡汤的运用非常广泛，主要有以下几种：

①治妇人热入血室：小柴胡汤加生石膏，这是因为热入血室多兼有阳明证。

②治淋巴结红肿热痛：小柴胡汤加天花粉、浙贝母、青皮、夏枯草等散结药。

③治鼻息肉：小柴胡汤加牡蛎、夏枯草、王不留行、辛夷、苍耳子等，如《伤寒一得》的疏鼻攻坚汤。

④治耳部流脓：小柴胡汤牛膝、车前子、麝香之属。

⑤治耳膜破洞：小柴胡汤加白及，这是因为白及黏性极强，凡人体所有功能组织之破洞缺损、溃疡，都能修补。

⑥治耳鸣：小柴胡汤加葛根、石菖蒲、磁石、丹参。

⑦治湿痰结滞：小柴胡汤加牡蛎、陈皮、茯苓。

⑧治气胸：小柴胡汤合苓桂术甘汤治。因为气胸也属于胸胁苦满、心阳不振的病证。

⑨治心下痞痛的痰热证及皮肤病：小柴胡汤合小陷胸汤。

⑩治尿毒证：小柴胡汤合小陷胸汤、猪苓汤。

2.医案点评

案一：朱树宽先生医案（《中医杂志》2000 年第 11 期）

周某，男，65 岁。1994 年 12 月 3 日初诊。患者自述 5 天前出现左耳灼痛，初未在意，很快出现耳部带状疱疹，继之又出现左眼不能闭合，畏光流泪，口角歪向右侧。当地医院诊为 Ramsay-Hunt 综合征 Ⅱ 型，予维生素 B_1、地巴唑口服，并肌注硝酸一叶秋碱、维生素 B_{12}，治疗 3 天未见效果，故投治中医。诊见患者左侧面瘫，左侧外耳道粟粒状疱疹，灼热作痛，伴胸满、口苦、不欲食，舌淡红，苔薄黄微腻，脉滑微数。证属湿热蕴结，风火上扰，少阳枢机不利。予小柴胡汤加僵蚕、蝉蜕，水煎温服。服药 7 剂，诸症均减。效不更方，继服 7 剂，病告痊愈。1 年后随访，已康复如常。

按：Ramsay-Hunt 综合征，又名带状疱疹膝状神经节综合征，是以面瘫 – 耳痛 – 疱疹三联征为特征的神经系统常见疾病。Ⅰ型为单纯外耳道疱疹而无明显神经系统症状，Ⅱ型为外耳道合并同侧面瘫，Ⅲ型为外耳道疱疹合并面瘫及听力减退，Ⅳ型为外耳道疱疹、面瘫合并前庭功能障碍。据朱树宽先生经验：Ⅰ型用小柴胡汤原方；Ⅱ型加制僵蚕、蝉蜕各 10 克；Ⅲ型加龙胆草 10 克，菊花 15 克；Ⅳ型加钩藤 30 克，竹茹 10 克。方中柴胡用量宜大，即 30 克以上，基本为上方原方之量。

[点评] 本案中用小柴胡汤，除了因为耳部是少阳经脉经过的地方，更重要的是患者有"胸满、口苦、不欲食"的用药指征。

案二：钟秀玉先生医案（《南方医话》）

刘姓男孩，9 岁。感冒，寒热往来，欲呕不得，两侧腮腺肿大，疼痛拒按，食欲不振，苔薄白，脉数。诊为痄腮。治法：祛风清热解毒，软坚消肿。处方：柴胡 9 克，黄芩 9 克，法半夏 6 克，海藻 9 克，昆布 9 克，板蓝根 12 克，金银花 12 克，连翘 9 克，夏枯草 10 克，瓦楞粉 9 克。2 剂。患儿仅服 1 剂而愈。一般患儿 1 剂可愈，成人宜适当增大剂量。

按：本病是由风温病毒自口鼻而入，壅阻少阳经络，郁而不畅，结于腮颊所致。足少阳之经绕耳而行，故耳下腮颊部漫肿坚硬作痛。少阳居半表半里，故寒热出现，少阳与厥阴相表里，邪毒可传滞于足厥阴肝经，足厥阴之脉绕阴器，故较大患儿或成人可并发睾丸炎。治病必求于本，本固则并发诸症不足为患矣。

[点评] 本案和上案，治的都是耳旁的疾病，前面讲过，人的腮腺及耳部前后、大腿内侧、下阴部包括附睾部等处，都是人体淋巴及津液集中的部位，所以三焦的病变常可反映在这些部位，这也是一些患者腮腺炎好后即转为睾丸肿痛、转为阳痿的原因。

对于续发症睾丸炎，则宜用《杂症会心录》里面的方子，即桔梗、牡丹皮、当归、玉竹、何首乌、甘草，也可合用小柴胡汤；而治续发症的阳痿，就要用八珍汤加淫羊藿、鹿角、巴戟天、枸杞子等，这是前贤的经验。

案三：《临证实验录》

郝某，32 岁，高城村人。体素虚弱，营养不良，产后 40 日伤于寒，症见寒热往来，寒时衣被重重仍战栗不已，热时汗出淋漓致头发尽湿，纳呆恶心，进食少许，顷刻吐出，大便不干，二三日一行，口苦，舌淡红，苔薄白，脉弦无力。脉症相参，属少阳无疑。该村合作医疗所于治民老先生拟：柴胡 9 克，半夏 6 克，黄芩 9 克，党参 6 克，炙甘草 3 克，生姜 3 片，红枣 3 枚。服后症不解。于先生荐余诊治，视其方证相合，何以不效？踌躇良久，方悟产后体虚，气血双亏，正气不足，难以鼓邪外出。譬如作战，宜增兵添将，充实武力装备，则势如泰山压顶，何患匪寇不灭！遂将原方党参改为人参 10 克。仅服 1 剂，诸症皆失。由此可见，临证必须详察证情，细析病性，丝丝入扣，格格相吻，方能效如桴鼓。

[点评] 本案中，患者是"体素虚弱"，又加上是"产后"，这时候，用党参就力有不逮了，所以要用人参效果才好。

案四：《方药妙用》

曾治一妇，口苦干呕，寒热往来，四肢肿痛，小便短少，用小柴胡汤加车前子（包煎）、白芍各 20 克，水煎服，1 剂后诸症消失，效如桴鼓。水肿有热象则加重黄芩用量，无热者去黄芩加茯苓，寒重者去黄芩加桂枝、干姜；气陷者加升麻、人参；气虚者加黄芪；气不虚者去生姜、大枣；尿少者加猪苓、泽泻；腹胀者加厚朴；气滞者加木香；夏月加香薷。唐容川说"凡膨胀浮肿，俱要分阴证、阳证。阴证脉沉涩弦紧，必有寒疾诸证……阳证者脉数口渴、便短、气逆等证，宜小柴胡汤加知母、石膏、防己、牡丹皮、桃仁、猪苓、茯苓、车前子治之"，可借鉴。

[点评] 小柴胡汤的加减，除了医案所说之外，《血证论》中有大篇加减运用，有兴趣的读者可以自己找书看。

案五：《胡天雄》（中国百年百名中医临床家丛书）

1973 年参加血防医疗队至沅江小波公社，一日，一病家延诊，患者为产妇，寒热如疟，口苦咽干，呈诸少阳证候，余投小柴胡汤全方，仅两帖而症状缓解。不数日，又一妇产后发热，证如上述，余仍以小柴胡汤两帖服之而愈，乃知产褥感染多小柴胡汤证也。

[点评] 前面讲过，妇女产褥期的病理状态是血虚津伤。如果是太阳病，自然要用竹叶汤；如果是少阳病，自然要用小柴胡汤了。

这一点，跟条文第23条讲的基本一样，第23条中有"头痛"的症状，而竹叶汤证中也有"头痛"的症状，大家对照一下就清楚了。

案六:《三湘医萃医话》

有刘谊者，其妻感症旬月。午后寒热如疟，昼日神清，夜则谵语。迁延数医，方药杂投，未获寸效，举家惶然。继延刘公诊之。刘公闻其状，即言此症必由经水适来而得，问之果然。遂作热入血室治，用小柴胡汤（党参、柴胡、酒黄芩、半夏、甘草、生姜、大枣）服3剂，其症霍然。

[点评] 本案比较典型，它的症状跟条文是一模一样的。

案七:《临证实验录》

罗某，女，18岁。高城村人。发热两月余，每日下午体温波动于39～40℃，至夜热减，徘徊于37℃左右。某医用解热之安乃近、抗菌之青霉素治疗月余，汗出热退，继而复热。自服开胸顺气丸4袋，亦不应。验其血、尿常规，均属正常。视其面色潮红，舌质红润少苔。询知寒热往来，热时头汗如蒸，寒时战栗欲被。恶心呕吐，口干口苦，喜冷思饮，渴饮无度，大便不干，小便色黄，脉来滑数无力。观其脉症，病属少阳阳明合病，既无表邪，复有里热，岂能舍里求表？发汗未伤及气阴，开泄未形成结胸、坏病者，正气可支也。如此简单明了之证，治不如法，迁延两月之久，《伤寒论》一书可不读乎？拟小柴胡汤合白虎汤，以和解少阳，兼清阳明。柴胡24克，黄芩10克，半夏10克，人参6克，甘草6克，石膏45克，知母10克，天花粉15克，生姜6片，红枣6枚。一昼夜连进2剂，大便3次，次日寒热解，渴饮止，诸症均失。

案八:《临证实验录》

张某，女，48岁。咽痛数日，发热（39～40℃），恶寒，头痛骨楚。注射柴胡、安痛定，静滴青霉素4天，汗不出，热不退，咽喉疼痛非但不减，反增恶心呕吐，嗌不容粒，心烦，遂停西药，改求中医。望其面红唇赤，舌质红，苔薄白，咽部乳蛾焮红肿大。询知大便3日未行，口苦思冷。诊得脉象浮滑而数。病在太阳，宜解表散邪。因治法不当，邪不得解，循经内传，步入少阳之域。今表邪甚嚣，宜太阳、少阳同治，庶免邪热内陷益深。拟麻杏石甘汤合小柴胡汤。柴胡24克，黄芩10克，半夏15克，党参10克，甘草6克，麻黄10克，苦杏仁10克，石膏30克，葛根30克，生姜6片。1剂。二诊：当晚汗出热退，咽痛大减，翌晨大便一次，恶心呕吐亦止。脉仍滑数，知邪尚未全净，仍宜从表而解。拟：麻黄10克，苦杏仁10克，石膏15克，甘草6克，桔梗15克。2剂。三诊：咽痛止，夜间口干思饮，舌质红，脉沉细，此热邪伤阴证也，拟麦味地黄丸善后。

[点评] 以上两个医案讲的阳明、少阳合病，分别是少阳阳明合病中胃热和肺热的两种情形。所以，案七是小柴胡汤合白虎汤，案八是小柴胡汤合麻黄石甘汤。

下面的小柴胡加芒硝汤证，则是少阳和阳明合病中肠热的情形。

（二）小柴胡加芒硝汤

1.小柴胡加芒硝汤的组成

柴胡40克，黄芩15克，人参15克，半夏21克，生姜15克，大枣4枚，炙甘草15克，芒硝15克。

小柴胡加芒硝汤就是小柴胡汤加上芒硝而已，因为芒硝咸寒质重润下，能达到除积便的目的。

2.医案点评

案：《伤寒名医验案精选》

郑某，女，29岁。患者因月经来潮忽然中止，初起发热恶寒，继即寒热往来，傍晚发热更甚，并自言乱语，天亮时出汗，汗后热退，又复恶寒。口苦，咽干，目眩，目赤，胸胁苦满，心烦喜呕，不欲饮食，神倦，9天不大便。经某医疗室血液检查疟原虫阳性。诊为疟疾。按疟疾治疗无效。追询病史，据云：结婚多年，未曾生育。月经不正常，一般都是推迟，3～4个月来潮一次，经期甚短、量少，继即恶寒发热，虽经服药治疗，但未能根治。……舌苔白，脉象弦数。处方：黄芩、柴胡、半夏、党参、生姜各9克，炙甘草6克，大枣6枚，芒硝9克（另冲），加清水2杯，煎取半杯，一次服。当日上午10时服药，下午4时许通下燥屎，所有症状解除。嘱常服当归流浸膏，月经恢复正常。至今 4 年未见复发，并生育 2 个女孩。

按语：经水适来，感受外邪，而见少阳诸症，本用小柴胡汤治疗。又见大便秘结，为少阳阳明并病。但虽大便秘结而无腹胀满等其他阳明腑实证，则知仅为燥实微结，不宜用大柴胡汤重剂治疗，宜用小柴胡加芒硝汤和解少阳，轻去阳明燥结。治法得当，是获佳效。

[点评] 热入血室要用小柴胡汤，本案中，患者已经 9 天没有大便了，又没有承气汤的症状，所以用的是小柴胡加芒硝汤，而不是用小柴胡汤合承气汤法的大柴胡汤。

（三）柴胡桂枝汤

1. 柴胡桂枝汤的药理和运用

柴胡桂枝汤的组成：

柴胡 20 克，黄芩 8 克，人参 8 克，桂枝 8 克，芍药 8 克，生姜 8 克，半夏 9 克，炙甘草 5 克，大枣 2 枚。

柴胡桂枝汤就是小柴胡汤和桂枝汤的合方。因为柴胡桂枝汤中增加了活血运的桂枝和芍药，所以，柴胡桂枝汤不仅可以治太少合病的少阳感冒，还可以用来治肝气窜和脂膜炎。

（1）肝气窜

肝气窜是指人自觉有一股气在胁脘胸背，甚则四肢流窜或周身窜动，或上或下，或左或右，凡气窜之处，则有疼痛、发胀之感，用手拍打痛处则嗳气、打嗝而得到缓解的一种病。

古人认为，能在身上到处窜的是"风"。我个人以为，凡是能在身上到处窜，只有病在水运才有可能出现，所以，重点应该在治水。

三焦阳虚，水运不畅，水液在全身皮下各处瘀滞振动，一处未止，另一处又起，所以，就有了气窜的感觉，就像我们在看电影一样。电影由一帧一帧的图片组成，图片连续播放，我们就感觉人物活了起来。气窜的感觉也是一样，其实并没有一种气在窜来窜去，而是水液在皮下此起彼伏的运动，给了我们气窜的感觉。嗳气、打嗝及矢气的排出，能使症状得到缓解，是因为嗳气、打嗝及矢气能使皮下水液的压力减少，水液压力减少，气窜自然就减轻了。

姜佐景先生曾在《经方实验录》里面提到了一个猜想，说桂枝加桂汤的气上冲奔豚证，是矢气溢入血液所致；章次公先生则认为奔豚汤属于发作性神经官能症，茯苓可以治奔豚证是因为茯苓能濡养和缓神经。

可是，经过这些年的临床实践之后，我个人认为，气上冲更多是因为腹中矢气太多，增加了腹腔的压力，导致水液运行失常引发的，所以，只要消除了这些病因，病就好了。

茯苓能治奔豚，是因为它能强心利水，能行水运，又能活血运；桂枝加桂汤能治奔豚，是因为它能消除肠中矢气，属于治本之法。另外，腹压升高，加上水运不畅，运行失常，不仅可以出现气上冲，还可以导致心悸，而且这两者经常是同时出现的。

《临证实验录》说："因惊恐气郁之刺激，致气血逆乱，升降失司，津液遂化为痰饮。痰饮之成，随气升降，无处不到，凌心则心悸失眠，留胃则恶心呕吐，上逆则奔豚跳跃，下注则便稀带多，流窜经络则疼痛不已。"

这段话就是说，心悸和气不冲的奔豚证，都是水液的问题。关于这一点，大家去看刘渡舟教授的医案就会发现，这种气上冲和心悸同时出现的情形很多，柴胡桂枝干姜汤、柴胡加龙骨牡蛎汤、五苓散、苓桂术甘汤、茯苓大枣汤、小半夏加茯苓汤，甚至温胆汤、都气丸等方证，都可以用来治气上冲和心悸，就是说，后面要讲到的柴胡桂枝干姜汤、柴胡加龙骨牡蛎汤、茯苓大枣汤、奔豚汤等方证，都有可能出现气上冲和心悸的情形，而这些都是水液的运行出现了问题。

我在临床实践中发现，心悸和气上冲这两个症状，患者更多反映的是心悸，而较少反映气上冲。所以，当患者反映有心悸的症状时，就要追问是否有气上冲或是气在身体各处乱窜，或是身体各处出现时有时无、时轻时重的酸胀感。

同时，在治疗这种因为胃肠虚寒腹胀，导致腹腔压力增大而引发自觉气上冲、心悸之类的水液运行失常病时，除了要恢复正常的水运，还要消除胃肠虚寒引发腹胀这个真正的病因，否则的话，病随时可能复发。

（2）脂膜炎

脂膜炎是指脂肪富集之处，如腹部、大腿内侧，皮肤泛红，出现皮下结节、疼痛。急性发作时，可出现发热、怕冷、乏力等全身症状。这是因为脂肪密集的地方，也是人体三焦油膜集中的地方，血运、水运不畅，就可能出现皮下结节。

2.医案点评

案一：《治验回忆录》

农民谢荆生，25岁。先病感冒未解，寻由大便不利多日，但腹不痛不胀。诸医偏听主诉之言，皆斤斤于里证是务，频用大小承气汤。大黄用之半斤，芒硝达乎四两，且有投备急丸者，愈下愈不通，病则日加剧矣。病家惧，因征于余。诊脉浮而略弦，问答不乱，声音正常。据云：口苦胁痛，多日未食，最苦者两便不能耳。细询左右，则谓："患者日有寒热，寒时欲加被，热则呼去之，两月来未曾一见汗。头身时痛，常闻呻吟，是外邪尚未尽耶？"吾闻之恍然有悟。是病始由外感未解而便闭，屡下未行，乃因正气足以祛邪，邪不内陷，尚有外出之势，故下愈频而气愈闭，便愈不通，此由邪正之相持也。如医者果能缜密审辨，不难见病知源。从其腹不胀不痛，即知内无燥结，况发热恶寒之表证始终存在，岂可舍表以言里。假使因误下而表邪内陷，仍不免于结胸，或酿成其他之变证，为害曷可胜言。幸其人体力健，抗力强，苟免如此。今当依据现有病情，犹以发汗解表为急，表去则里未有不和者。症见脉弦口苦，胸胁满胀，病属少阳，当用柴胡和解；头身疼痛，寒热无汗，病属太阳，又宜防风、桂枝解表。因拟柴胡桂枝汤加防风。服后温覆汗出，病症显然减轻。再剂两便通行，是即外疏通内畅遂之义。遂尔进食起行，略事培补，日渐复元。

[点评] 本案其实是三阳合病，只不过阳明病很轻，可以不用芒硝之类的药，至于表解里自通的道理前面讲过了，不再重复。

而对于三阳合病出现高热的，我个人用柴胡桂枝汤合白虎汤，也取得了非常好的效果。

案二：《临证实验录》

智某，女，32岁，六家庄人，1986年5月5日初诊。外感咳嗽一周，夜间较甚，痰清稀有白沫，时发热，自汗出，微恶风寒，胃纳不振，恶心呕吐，二便正常，口苦，咽微痛，不思饮，舌淡红润，苔薄白，脉象弦缓。脉症分析：发热、汗出、微恶风寒，为太阳病中风桂枝汤证；不欲饮食、恶心呕吐、口苦脉弦，乃少阳病小柴胡汤证。由是观之，病属太阳少阳合病——柴胡桂枝汤证也。然其咽喉疼痛，又时在 5 月，桂枝辛温，宜与不宜？察其不思饮，苔白不黄，知热象不显，故不属忌也。遂拟柴胡桂枝汤加味治之：柴胡 15 克，黄芩 10 克，半夏 15 克，党参 10 克，桂枝 10 克，白芍 10 克，苦杏仁 10 克，桔梗 10 克，生姜 10 片，红枣 6 枚，炙甘草 6 克，2 剂。仅进 1 剂，咳嗽即止，2 剂后胃纳醒，呕恶止，诸症尽失。

[点评] 这种太少合病又兼喉痛的病，临床非常多见，我也碰到过很多例，也是用柴胡桂枝汤，数剂即可治愈。

这里的喉痛，是喉部血运、水运不畅所致，方中的桂枝、半夏，就是后面要讲到的半夏散。

近代名医魏龙骧也有类似的医案，患者发热，体温高达 39℃或更高，同样为发热微恶寒，且见左耳后有核累累，大如鸡卵，小如蚕豆，按之不甚痛，用柴胡桂枝汤后，高热得退，耳后结核也随之消失。

案三:《经方临证指南》

李某，女，48 岁。所患之证颇奇，周身酸疼时，皮肤有如涂清凉油一般发凉透肤，伴见胃脘发胀，以进食后更甚。心悸，大便干，舌红苔白。柴胡 12 克，黄芩 9 克，桂枝 6 克，白芍 6 克，半夏 9 克，生姜 9 克，炙甘草 6 克，瓜蒌 30 克。服药后腹中作响，矢气甚多，共进 6 剂，皮肤发凉及胃胀悉除。

[点评] 本案乍一看非常奇怪，仔细分析后就清楚了。这里用柴胡桂枝汤的原因有二：其一，它跟上面讲的肝气窜是一样的，也是因为腹中矢气太多，腹腔压力太大加上三焦阳虚，导致皮下水液运行失常引起的，所以刘渡舟教授在方子里加了半夏和瓜蒌以温胃通便除矢气；其二，皮肤受寒所郁，除了一般表现为恶寒之外，也有可能表现出发凉透肤的感觉。

第三十三讲　三焦阳虚（二）

一、四逆散证

（一）四逆散证的病理和症状

四逆散证的病理是三焦阳虚、水道不利，血瘀不畅。

【条文】

少阴病，四逆，其人或咳，或悸，或小便不利，或腹中痛，或泄利下重者，四逆散主之。

【解读】

对于这条条文，主要有 3 个问题：

第一，条文开头说的"*少阴病*"，肯定是传抄错误，是后人因为条文中有"*四逆*"这个主症，就误认为是少阴病。

类似条文很多，前面讲了不少，也比较容易理解，至于有的医家有意曲解，那又是另外一回事了。

这条条文正确开头应该是"*少阳病*"才对，因为条文中所讲的症状都是少阳病三焦阳虚的症状，这一点，对照上一讲小柴胡汤证的加减就清楚了。

四逆散证中的"*四逆*"症状，跟白虎汤证的"*四逆*"和少阴病的"*四逆*"它们的病理是不一样的。

四逆散的主症"*四逆*"，也就是四肢厥冷，是因为血郁不通引起的，是属于"郁厥"，它的四肢厥冷是冷不过肘、膝的，这是一个辨证点。

白虎汤证的"四逆"是热郁于里，不能达于表而引起的，是属于"厥深热也深"的类型，属于"热厥"；它症状也是冷不过肘、膝的。

少阴病的"四逆"则不一样，它是真正的"寒厥"，它的症状冷是过肘、膝的。

第二，条文有缺省。

这条条文中，除了"四逆"是主症，其他的如"咳""悸""小便不利""腹痛""泄利下重"都是或然症，这就明显地存在条文缺省的问题。

因为这些或然症状，跟小柴胡汤证的或然症状基本是一样的，可是，小柴胡汤证里面有比较多的主症，而四逆散的主症却只有"四逆"一个，明显说不通。日本医家和田东郭的《蕉窗方意解》说："（四逆散）是亦大柴胡汤之变方也，其腹形专结于心下及两胁下，其凝及于胸中，而两胁亦甚拘急。然少热实，故不用大黄黄芩，唯主缓和心下两胁下之药也。至本论之证，今殊不说，恐是后人之作也。苟能体会全体之腹形，心下胁下之证候，如上文所述者，则四逆厥亦可以此药治之，但与真少阴之四逆厥，脉状腹候大异耳。"

《蕉窗方意解》的这段话就对四逆散的条文内容提出了质疑。

既然四逆散的主症不仅仅是"四逆"，那又是什么呢？

个人认为，《桂林古本伤寒论》里面关于四逆散的两条条文可以作为补充。

【条文】

1. 少阴病，气上逆，令胁下痛，甚则呕逆，此为胆气不降，柴胡芍药枳实甘草汤主之。

2. 风病，头痛，多汗，恶风，腋下痛，不可转侧，脉浮弦而数，此风邪干肝也，小柴胡汤主之；若流于腑，则口苦呕逆，腹胀，善太息，柴胡芍药枳实甘草汤主之。

【解读】

这两条条文有三个要点：

（1）方子的命名是"柴胡芍药枳实甘草汤"，这个比较符合《伤寒论》的命名特点，而"四逆散"这个方名，既没有《伤寒论》的命名特点，又没有点出方子真意，反而像是后人在条文主症里面找出来作为名字的。

（2）这两条条文所提到的"胁下痛""口苦呕逆""善太息"，都是柴胡的主治；而"腹胀"则是柴胡和枳实、芍药的共同主治，而且，枳实与芍药合用，就是枳实芍药散，是治血瘀腹痛的。

所以，四逆散证除了"四逆"这个主症之外，还应该有"胁下痛""口苦呕逆""善太息""腹胀"这些主症。

（3）四逆散条文中提到的"其人或咳，或悸，或小便不利，或腹中痛，或泄利下重者"这些症状，我们前面讲小柴胡汤证的时候，基本都讲过了。这些都是因为三焦阳虚、水道不利引起的，所以都是或然症状。

综合以上讲解，四逆散证的病理就是三焦阳虚、水运不畅、血瘀不行，所以，患者除了"四逆"这个主症之外，还应该有"胁下痛""口苦呕逆""善太息""腹胀"这些主症，而"或咳，或悸，或小便不利，或腹中痛，或泄利下重"这些则是兼症。

（二）四逆散的药理和运用

1.四逆散的组成

柴胡、枳实、芍药、甘草各42克。

方后注：捣筛，白饮和，服2～3克，日三服。咳者，加五味子21克，并主下痢；悸者，加桂枝21克；小便不利者，加茯苓21克；腹中痛，加炮附子15克；泄利下重者，薤白15克，水1升，煮取600毫升去渣，以散6～9克，纳汤煮取半升，分温再服。

四逆散是由柴胡散和枳实芍药散组成的。

四逆散的药理是用柴胡通利三焦、解郁活血；用枳实芍药散活血祛瘀、消胀止痛；水运血运正常自然诸证皆愈。

2.四逆散的加减

四逆散的加减：咳加五味子以敛肺；心悸加桂枝以强心助动脉血运；小便不利加茯苓以行水利湿；腹中痛加附子强心以温里止痛；泄利下重加薤白通阳散结、行气导滞以活血止痢疾后重。这些都是情理之中的事。

本方与小柴胡汤相比，没有胃寒的内因，故减去人参、半夏、生姜、大枣；因为有血瘀不利及腹部的症状，所以，又加入了枳实、芍药。

3.四逆散的运用

本方与小柴胡汤一样,在临床上运用非常广泛,基本上只要有三焦阳虚、血瘀不畅的病理就可以用了。

(1)治泻痢后重

《近代名医流派经验选集》中范文虎先生用本方加薤白治泻痢后重,常获良效。范老的经验:凡遇泄利后重或尻臀酸重重坠者,即可辨证加入薤白,以改善后重症状。

(2)治胆囊炎、胆结石

近代名医魏长春先生用本方加乌贼骨、浙贝母、金钱草、郁金,取名金钱开郁散,主治上腹部间歇作痛,右胁疼痛尤剧,或呕吐苦水,摄X线片提示胆囊炎、胆石症者。其方义是用四逆散疏透肝胆使郁气外达,乌贝散止痛化滞,金钱草、郁金消化积石。

(3)治阑尾炎

近代名医龚志贤先生用本方加木香、黄连、川楝治肠痈。他认为肠痈是由于寒温不适、饮食不节、饱食后急走等引起大肠运化痞塞、气血瘀滞,以致湿热内生积于肠中而发病,用四逆散加味,理气活血,清热解湿,无论热重、湿重、气滞三者皆可用之。此方治肠痈,无论急性慢性均可服用,急性者服三五剂即可治愈,慢性者服三五剂可见显效,但难以根除,愈后复发时,仍可再服此方。

(4)治食郁发热及便秘

本方之中,柴胡能解热、活肠部水运而通便,枳实能促进胃肠之收缩而通便,芍药能活肠部血运而使肠部蠕动正常,三者合用能使胃肠得养而蠕动正常,使大便得通。因此,本方临床又每用于肠结便秘及小儿食积发热、食厥等证,凡见舌质淡白、口干口苦、大便不通,或食积发热、中滞下利、肢厥者即可用之。

后面要讲的大柴胡汤,也是这三者同用,只不过大柴胡汤证大便秘结更甚,所以又加了大黄。

(5)治淋病

临床见小便不畅、淋沥不尽、尿道灼痛,又每兼见四肢不温,腹痛,小腹、两胁、腰部或胀或痛或酸等三焦阳虚水运不畅者，都可以用本方加茯苓、桔梗之类的药物进行加减使用。

（三）医案点评

案一：《蒲辅周医案》

杨某，女，1岁。发热不退已4天。住某医院，曾屡用退热剂，汗出较多，并且用青、链霉素等抗生素仍不退热。于1963年4月12日请蒲老会诊：白昼发热，体温39℃，至夜间体温高达40℃，时有惊惕，手足反凉，无咳嗽，亦不喘促，食纳不佳，大便日两次，夹不消化物，尿少而短，渴不多饮，面黄舌淡，苔中心秽，脉滑数，右大于左。

按：发热而不咳嗽，发汗而热不退，非外感表证可知。治法当和而兼消，方用四逆以和肝胃，楂、曲、麦以消食积。处方：柴胡八分，白芍一钱，炒枳实一钱，炙甘草五分，竹茹一钱，焦山楂一钱，建曲一钱五分，麦芽一钱五分，莱菔子一钱，淡豆豉三钱，生姜三片。服上方第一剂后，高热仍在，体温40℃，第二剂发热即退，大便消化改善，已不一日两次，四末仍微凉，舌苔减退，脉滑而不数。原方去豆豉、莱菔子续服2剂，诸症悉平而愈。

[点评] 本案的辨证要点有四：①四逆，就是患儿手足反凉；②小便不利；③发热的特点；④大便显示患儿消化不良。

因为小孩对饮食缺乏节制的意识，而且感情波动相对较大，身体功能对疾病的适应能力又相对有限，所以经常出现食积发热的情况。小儿食积，就可见腹痛、嗳腐不食，或呕或利或咳；热盛可见惊惕，热势愈高，惊恐更愈；三焦水运不畅，热不得达四肢，就可见手足发凉。

四逆散能除热通便，是治食滞发热、食厥的妙方，《赵清理郁证调治与医案医话》一书中也载有用四逆散治食厥的医案。

食厥的病机主要是饮食不节，食滞中焦，使气机受阻，阳郁不伸，脘腹痞满，塞闭清窍，阴阳之气不相顺接，故而发生昏厥。它有比较典型的发病规律，就是每于饭后突然发作，这与癫痫随时均可发作不同，而且伴见的症状也不相同。

食厥，伴见的症状是脘腹胀闷，气急窒息，舌苔厚腻等；而癫痫伴见的症状则是口吐涎沫，两目上视，四肢抽搐，或口中做猪羊叫声，移时苏醒，间歇发作。

运用四逆散治食滞发热、食厥时：如果食积较重，可酌加焦三仙、莱菔子、豆豉之属；如果病兼表证，可酌加连翘、苦杏仁、紫苏叶之属；如果病兼泻痢，可酌加滑石、车前子之属；如果兼见虫积，又可加槟榔、乌梅、莪术之属。

案二：刘可成先生医案（《长江医话》）

一周姓中年女老师，患病3年余，曾求治地县、地区医院，服药虽多，其病未愈，不分酷暑严冬，每至天亮发作，腹痛难忍，肠中如雷鸣，急则登厕，大便作泻，泻后舒畅，两胁时胀，舌面无苔，舌质淡红，两脉沉弦有力。脉症合参，此乃肝气郁结，气机不利，横逆犯脾，治宜调和肝脾、宣畅气机、透达郁阳。方以四逆散（改汤）加味。药用柴胡13克，枳实12克，白芍12克，甘草3克，加广木香6克。服第一剂后，患者腹痛未作，泄泻止，连服两剂，病告痊愈。

按：余数十年来在临床上遇到一些五更泄患者，用四神丸治疗罔效。经细心诊察，发现有些患者除黎明前发作腹痛即泻、肠鸣、肢冷外，还有胸闷胁胀、舌淡红、脉沉弦有力等症。这些脉症的出现，与肝脾病变有关。《伤寒论》少阴篇谓："少阴病，四逆，其人或咳，或悸，或小便不利，或腹中痛，或泄利下重者，四逆散主之。"患者五更泄之见症与本条之脉象及厥冷一致，在四个或然症中五更泻占两个，即腹中痛及泄利下重。二者机制相同，于是诊断为肝气不舒，木邪乘土，治宜宣畅郁阳、疏肝理气，方用四逆散（改汤剂）而临床取效。

[点评]腹痛、肠鸣、泄泻且泻后即舒的，一般用痛泻要方来治疗，其效果非常好。本案之所以选择四逆汤，是因为本案中除了腹痛、肠鸣、泄泻之外，还有肢冷、胸闷胁胀的三焦阳虚症状。

案三：《范文甫专辑》

圆通和尚，腹痛下痢，里急后重，痢下赤白，湿热痢疾也。清浊淆乱，升降失常故尔。柴胡6克，白芍6克，甘草6克，枳壳6克，薤白30克。二诊：痢下见瘥，四逆散加薤白30克。

按：湿热之邪，壅滞肠胃，气机不畅，传导失司，则见腹痛，里急后重；湿热下注，脉络受伤，可见下痢赤白。方用柴胡、枳壳疏肝和脾，理气导滞；白芍、甘草行血和营，缓急止痛；薤白通阳温中，下气化滞，治痢功同大蒜。薤白四逆散配伍精当，用治湿热痢疾，每多获效。

[点评] 本案学习的重点，除了四逆散的运用之外，就是关于薤白的运用。薤白通阳温中、行气导滞，是治胸痹、痰饮及泻痢后重的重要药物。

二、大柴胡汤证

（一）大柴胡汤证的病理和症状

大柴胡汤证的病理是三焦阳虚兼见里热实者，属于三阳合病。

【条文】

1. 太阳病，过经十余日，反二三下之，后四五日，柴胡证仍在者，先与小柴胡汤，呕不止，心下急，郁郁微烦者，为未解也，与大柴胡汤。

2. 伤寒十余日，热结在里，复往来寒热者，与大柴胡汤。

3. 伤寒发热，汗出不解，心中痞硬，呕吐而下利者，大柴胡汤主之。

4. 按之心下满塞痛者，此为实，当下之，宜大柴胡汤。

5. 伤寒后，脉沉。沉者，内实也，下解之，宜大柴胡汤。

【解读】

这5条条文中讲述的，除了小柴胡汤证的症状外，就是承气汤证的症状了。

这里面，如"心下急""心下满塞痛""热结在里""内实""下利"都是承气汤证。这里的"下利"是指承气证中的"热利"。

大柴胡汤证就是患者兼有小柴胡汤证和承气汤证。

胡希恕先生说："硝黄合柴胡最能下在上之结热，后世不究本经，妄谓柴胡升提，故虽见斯证而不敢用斯药。石膏最能稀释痰涎，于此证候，最不可少。"

又说："……喘促不宁，痰涎壅滞，右寸实大，为气逆津结上焦之象，通上焦，下津液，和胃气，唯柴胡具此特长，仲景已有明示，故此宜大柴胡汤加芒硝，或更加石膏，宣白承气实无必要。……总之，下之不通，多属下之不合法，柴胡以利胸胁之结，甘草以缓大肠之急，此为吾人屡屡经验之事实。硝黄虽能攻下，每为药物配合之失当，而难达所期之效果，余如伍以芩、连、栀子等味，以下结热；伍以桃仁、丹皮、水蛭、虻虫等味，以下瘀血；治结胸则合甘遂、大戟、芫花；治发黄则合茵陈、栀子。只要随证而施，无不投则立验。若执片面脉证，而臆度处方，则未免失之过远。"

胡老不仅讲明了大柴胡汤的特点，即如果患者有承气汤证，又有柴胡汤证，就必须两者合用，不要受柴胡升提之说的影响而不敢运用大柴胡汤，还讲了大柴胡汤的加减和运用，简单点说，就是有相关的病理，就要加用相关的药物。

因为大柴胡汤证是小柴胡汤证又有承气汤证，是上湿下结，它的胸胁苦满症状，要比小柴胡汤证严重得多，所以，条文明确提到了"*心中痞硬*"和"*心下满塞痛*"。

日本医家汤本求真说："大柴胡之胸胁苦满，视小柴胡尤甚，常从肋骨弓下左右相合而连及心下，所谓心下急是也。其余波及左右分歧，沿腹直肌至下腹痛，所谓腹直肌之结实拘挛也。方中柴胡治胸胁苦满，而黄芩、枳实、大黄副之，枳实、芍药治心下急，而大枣、大黄佐之。腹直肌之结实拘挛，则枳实、芍药、大枣所治也。故精究此等药效，即为会意腹诊之捷径。"

（二）大柴胡汤的药理和运用

大柴胡汤的组成：

柴胡40克，黄芩15克，半夏21克，生姜25克，大枣4枚，芍药15克，大黄10克，枳实15克。

大柴胡汤是小柴胡汤减去能缓攻下的甘草、助热的人参，加上枳实、白芍、大黄而成。如果患者有小柴胡汤证又有承气汤证，就要考虑用大柴胡汤了，就是说，要把大柴胡汤证看成小柴胡汤加芒硝证的进一步发展。

同样，大柴胡汤证也可以看成是四逆散证的进一步发展，就是说，如果患者有四逆散证，但是更加严重，也可以考虑用大柴胡汤。可见，大柴胡汤的应用范围也是相对比较广泛的。

上面介绍胡希恕老先生的经验就是小柴胡加芒硝汤的发展；近代名医于己百先生运用本方治疗胆囊炎、胆结石，就是四逆散的发展。

于老先生认为，临床上大多数的胆囊炎、胆结石患者均有大便干结、便秘不通的兼症，便秘则病情加重或旧病复发，大便通畅则病情缓解或病在静止期，即胆囊炎、胆结石症患者尚有邪结阳明的病理特点。

于老先生在治疗胆囊炎、胆结石症时，特别重视通里攻下法的使用。他运用本方时，常根据患者的病理情况，随症加减。如常加黄芩、郁金，以清热理气、利胆解郁；加连翘、蒲公英、赤小豆，以清热利湿；加延胡索、川楝、白芷，以疏肝清热、活血定痛；发热较甚的，加蒲公英、赤芍、白花蛇舌草，以清热解毒；疼痛较甚的，加香附、五灵脂，以行气活血、散瘀止痛；并发黄疸的，加茵陈、栀子、大黄，以清热利湿退黄；病属胆结石的，加金钱草、鸡内金、海金沙，以清热利湿、利胆排石；病史较长或多次手术而复发的肝内胆结石，则加火硝、皂矾、牵牛子、五灵脂，以利水、消瘀、化石。

日本医家汤本求真说："余之经验，凡因暴饮暴食，而致急性胃肠卡他、大肠卡他、赤痢等证者，应用本方之机会极多。"胃肠卡他就是胃肠黏膜表层的炎症和消化紊乱的总称，也叫卡他性胃肠炎，"卡他"是拉丁文，是向下滴流的意思，主要用来形容黏膜渗出液多。

（三）医案点评

案一：《治验回忆录》

刘妇新连，性燥善怒，凡事不如意，即情绪索然，抑郁于心，因之肝气不舒，常见胸胁胀痛、噫气不休之症，但服芳香调气药即愈。今秋气候异常，应凉而反热，俨然炎夏，所谓当去不去，非时之候也。妇感时气，前病复作，胸胁益疼，心下痞硬欲呕。医用前药治之不效，邀往会诊。切脉弦数，口苦，舌干燥，胸胃痞胀，尿黄便结，审为肝燥胃热，有类于大柴胡汤证，由于气候失常，燥热为患，凡前芳香燥药，已非所宜，当随证情之异，应用解郁疏肝清热调胃法。处以大柴胡汤加香附、青皮、郁金、栀仁诸品煎服，顿觉心胸朗爽，须臾大便数行，呕痛顿失。故医者贵察天时之变，审证之宜，方随证变，药以时施，拘囿成规，又乌乎可。古谓医者意也，即圆通权变之谓，临床者审诸。

[点评] 本案中，患者"脉弦数，口苦，舌干燥，胸胃痞胀，尿黄便结"，这是典型的既有小柴胡汤证，又有承气汤证的表现，因此大柴胡汤就是对证的方药了。

案二：《岳美中医案集》

李某，女性。患胆囊炎，右季肋部有自发痛与压痛感，常有微热，并出现恶心、食欲不振，腹部膨满，鼓肠嗳气，脉弦大。投以大柴胡汤加味：柴胡12克，白芍9克，枳实6克，川大黄6克，黄芩9克，半夏9克，生姜15克，大枣4枚（擘），金钱草24克，滑石12克，鸡内金12克。连服7剂，食欲见佳，鼓肠嗳气均大减。再进原方4剂，胁痛亦轻，唯微热未退，改用小柴胡汤加鳖甲、青蒿、秦艽、郁金治之。

[点评] 本案中，患者一开始是"恶心、食欲不振，腹部膨满，鼓肠嗳气，脉弦大"，"恶心、食欲不振"是小柴胡汤证，"腹部膨满，鼓肠嗳气"则是承气汤证，因此用大柴胡汤。用大柴胡汤之后，患者承气汤证没有了，但小柴胡汤证还在，所以，岳老先生就改用小柴胡汤加味，这就叫方随证转。

案三：《胡希恕》

李某，男，46岁，病案号121641。初诊日期1965年5月31日。既往有慢性前列腺炎病史，近一周来，出现头晕头痛，恶寒发热，无汗，身疲乏力，四肢酸软，曾服两剂桑菊饮加减，热不退，因有尿急、尿痛、尿浊，又服八正散加减，诸症不减。今日仍恶寒发热，全身酸楚，有时汗出，尿急、尿痛、尿浊，下午体温38℃，大便如常，小便黄赤。尿常规检查，白细胞成堆，红细胞每高倍视野8～10个。舌有紫斑，舌苔白腻，脉细滑数，寸浮。此证极似湿热下注之意，但已用八正散不效，可知有隐情。故又细问其症，得知有口苦、胸满闷，由《伤寒论》第263条"病人无表里证，发热七八日，脉浮数者，可下之"之句悟出，此证为湿热内结，辨证为大柴胡汤合增液承气汤证。柴胡四钱，白芍四钱，枳实三钱，半夏三钱，黄芩三钱，生姜三钱，大枣四枚，大黄二钱，炙甘草二钱，生地五钱，麦冬四钱，玄参四钱，生石膏二两。

结果：上药服两剂，热退身凉和，因仍有尿痛、尿急，改服猪苓汤加大黄，连服6剂，诸症已。

[**点评**] 本案就是上面讲过的上湿下结证的一种类型。

三、柴胡桂枝干姜汤证

（一）柴胡桂枝干姜汤证的病理和症状

柴胡桂枝干姜汤证的病理是三焦阳虚兼见里寒证，即少阳与太阴合病，是大柴胡汤证的反面。

【条文】

1.伤寒五六日，已发汗而复下之，胸胁满微结，小便不利，渴而不呕，但头汗出，往来寒热，心烦者，此为未解也，柴胡桂枝干姜汤主之。

2.疟寒多，微有热，或但寒不热，柴胡桂枝干姜汤主之。

【解读】

第1条说"已发汗而复下之"，"已发汗"是太阳表证已解，病已转入少阳。三焦阳虚，所以患者有"胸胁满微结""小便不利""心烦""渴而不呕"等三焦阳虚症状。病在腠理，所以有"往来寒热""但头汗出"的症状。

患者是"渴而不呕"，这里的"渴"是三焦阳虚、津不上承的"渴"，而不是热盛津伤的"渴"；"复下之"是指用苦寒攻下的方法，苦寒攻下，最易出现病转阴化，胃肠变寒。因此，柴胡桂枝干姜汤证的病理就是少阳与太阴合病，既有少阳病的症状，又有太阴病的症状。

第2条直接指出了"疟寒多，微有热，或但寒不热"。

这里面，"疟"是指"往来寒热"，而"寒多微有热"及"但寒不热"就是里寒，是由胃肠虚寒的病理所决定的。

明白了这个道理，柴胡桂枝干姜证的病理是三焦阳虚兼胃肠虚寒就清楚了，就是说，如果患者有小柴胡汤证，又有太阴病的胃肠虚寒下利症状时，就在考虑柴胡桂枝干姜汤了。

《伤寒论十四讲》说："本方治胆热脾寒，气化不利，津液不滋所致的腹胀、大便溏泄、小便不利、口渴、心烦，或胁痛控背、手指发麻、脉弦而缓、舌淡苔白等证。"

这里面，"小便不利、口渴、心烦，或胁痛控背、手指发麻、脉弦而缓、舌淡苔白"是少阳正证的小柴胡汤证；"腹胀、大便溏泄"则是胃肠虚寒的太阴病。

该书又说："余（刘渡舟）在临床上用本方治疗慢性肝炎，证见胁痛、腹胀、便溏、泄泻、口干者，往往有效。若糖尿病见有少阳证者，本方也极为合拍。"

这里面，"胁痛""口干"是小柴胡汤证，"腹胀、便溏、泄泻"是胃肠虚寒的太阴病。

刘渡舟教授认为柴胡桂枝干姜汤的主症是"口苦便溏"，刘老认为少阳病以"口苦"为准，这是他临床运用柴胡汤类方的依据；同时，"便溏"则是判断太阴病的依据，腹胀满、下利益甚、溏泄、大便不成形都是便溏的表现。

（二）柴胡桂枝干姜汤的药理和运用

柴胡桂枝干姜汤的组成：

柴胡 40 克，黄芩 15 克，桂枝 15 克，干姜 10 克，牡蛎 10 克，天花粉 20 克，炙甘草 10 克。

柴胡桂枝干姜汤是由小柴胡汤加减而来的。

这里面，因为患者"渴而不呕"，所以去半夏加天花粉，这本来就是小柴胡汤加减法。临床运用上，我个人常用葛根来代替天花粉。

因为患者"小便不利""但头汗出"和"胸胁满微结"，所以去大枣加牡蛎，这也是小柴胡汤加减法。根据小柴胡汤的加减法，再加茯苓也是可以的，我个人更喜欢加茯苓，因为这一类的患者经常有大便黏滞，用茯苓效果更好。

因为患者身"微有热"，所以去人参加桂枝，这也是小柴胡汤的加减法。患者身有微热，这是表病的体现，而更加经常出现的是患者有微恶寒的感觉。

把生姜换为干姜，是因为患者"不呕"，同时也是为了增强温胃肠力量，达到温胃肠、祛腹胀、止腹痛腹泻的目的，这里面是用少阴、太阴病里面的甘草干姜汤。

关于用干姜温胃肠消腹胀、止腹痛腹泻，有两点要强调一下：

1. 阳明病和太阴病病理相反

阳明病是胃肠实热，太阴病是胃肠虚寒，因此它们的症状也是相反的。比如说，阳明病是日晡时发潮热，也就是说，是在午后出现热势增强的症状；而太阴病则多是在晡时腹胀、腹痛、腹泻，也就是说，太阴病的腹胀、腹痛、腹泻也是以午后为甚的，这是胃肠病的一大特点。

所以，如果患者的腹胀是午后为甚的，一般就可确定为太阴病了。

2. 干姜不能用生姜代替

也许有的人认为小柴胡汤用的是生姜，这里可以用生姜代替干姜，其实是不可以的。

前面讲过，生姜是温胃止呕的，是走表的，干姜是祛寒消腹胀的，是温里的。这里是胃肠虚寒而出现的腹胀，所以一定要用干姜，用生姜就没有消腹胀的效果了。

我个人在临床运用中就有过这样的经历。有一次，我治一例经常腹胀并且以午后为甚的患者，在了解患者有口苦、咽干的症状之后，就用了柴胡桂枝干姜汤，因为干姜一时缺货，就用生姜代替，可是患者吃后腹胀一点都没减轻。我察觉问题之后，马上换回干姜，当天服药后，患者腹胀就好了。

因为这个案例给我的印象非常深刻，所以，就在这里特别强调一下。

柴胡桂枝干姜汤虽然是用小柴胡汤进行加减，但因为它的病理已经发生了变化，已经是少阳和太阴合病，所以，要另外取个名字，不能认为是小柴胡汤的加减方了。

（三）医案点评

案一：《临证实验录》

张某，女，45岁。河拱村人。中年丧偶，失伴孤鸿，人生旅途之不幸，养老抚幼之艰辛，招致胸脘胀闷、纳化呆滞、遇事惊悸、夜间不寐等诸多病证附身。某医院诊断为神经衰弱、轻度胃下垂（钡餐），经治不效。患者胸胁苦满，咽中梗塞，如有炙脔，肩背发冷，口干苦，不思饮，不思冷，冷则肠鸣，腹内不适，大便二三日一次，便前腹痛，便后即止。舌淡红，苔薄白，脉弦细。腹诊：心下痞满，腹皮薄弱，无抵抗。观其脉症，知为肝气郁结，犯胃克土，加之体劳心瘁，心脾两虚。肝郁则胸胁苦满，脉象见弦；心虚则心悸少寐，体倦乏力；脾虚则运化维艰，纳谷呆滞。治宜先调肝胃、后补心脾，拟柴胡桂枝干姜汤：柴胡12克，桂枝6克，干姜6克，黄芩6克，牡蛎30克，天花粉15克，甘草3克。二诊：脘胀减轻，纳谷增加，大便一日一次，睡眠较前好转，肩冷亦轻。效不更方，原方续服3剂。三诊：脘胀已止，诸症均轻，睡眠仍差，舌淡红，少苔，脉弦细弱。观其脉症，木土已化敌为友，肝脾亦各司其职，补益心脾，时机已熟。拟归脾丸，早晚各服1丸（10克），嘱其调节情绪，豁达宽容。

[点评] 本案中，患者"胸胁苦满""口干苦""脉弦细"是典型的三焦阳虚症状；而"咽中梗塞，如有炙脔，肩背发冷""不思饮，不思冷，冷则肠鸣，腹内不适，大便二三日一次，便前腹痛，便后即止""心下痞满，腹皮薄弱，无抵抗"则是典型的太阴病症状。因此用柴胡桂枝干姜汤取效也在意料之中。

案二：《经方临证指南》

刘某，男35岁。因患肝炎住某传染病医院，最突出的症状是腹胀特别明显，尤其以午后为严重，坐卧不安。伴大便溏稀不成形，每日二三次，小便反少，且口渴欲饮。舌淡嫩白滑，脉弦缓而软。此肝病及脾，中气虚寒，而又肝气不舒，所以大便虽溏而腹反胀。柴胡10克，黄芩6克，桂枝6克，干姜6克，天花粉12克，牡蛎12克，炙甘草6克。连服6剂后，腹胀消，大便也转正常。

[点评] 本案中，患者"腹胀特别明显，尤其以午后为严重，坐卧不安。伴大便溏稀不成形，每日二三次"是典型的太阴病症状；而原有肝病，又出现"口渴欲饮""脉弦缓而软"，这就是少阳病了。因此就要用柴胡桂枝干姜汤了。

四、柴胡加龙骨牡蛎汤证

（一）柴胡加龙骨牡蛎汤证的病理和症状

柴胡加龙骨牡蛎汤证的病理是三焦阳虚兼见痰郁、胃热肠滞严重，属于少阳阳明合病，与大柴胡汤证相比，阳明证较轻，少阳证较重。

【条文】

伤寒八九日，下之，胸满烦惊，小便不利，谵语，一身尽重，不可转侧，柴胡加龙骨牡蛎汤主之。

【解读】

这里面，"胸满""烦"和"小便不利"是小柴胡汤证的症状；而"惊"则是惊悸的意思，是心阳虚的表现；"谵语"则是胃热上冲的症状，"一身尽重，不可转侧"是体内水郁不行的症状，这一点在讲大青龙汤证的时候讲过了，身重不能转侧，也说明体内水饮痰饮症状较为严重。

（二）柴胡加龙骨牡蛎汤的药理和运用

1. 柴胡加龙骨牡蛎汤的组成

柴胡 15 克，黄芩 6，人参 6 克，半夏 13 克，生姜 6 克，大枣 2 枚，桂枝 6 克，茯苓 6 克，铅丹 4 克，龙骨 6 克，牡蛎 6 克，大黄 8 克（后下）。

柴胡加龙骨牡蛎汤是由小柴胡汤去甘草，加桂枝、茯苓、铅丹、龙骨、牡蛎、大黄而成。

（1）龙骨的药理

龙骨，味甘，性平，质涩，归心、肝、肾、大肠经，功效是镇惊安神、敛汗固精、止血涩肠、生肌敛疮，主治是惊痫癫狂、怔忡健忘、失眠多梦、自汗盗汗、遗精淋浊、吐衄便血、崩漏带下、泻痢脱肛、溃疡久不收口。现代药理研究表明，龙骨有促进血凝、降低血管壁通透性及抑制骨骼肌兴奋作用。

《医学衷中参西录》说："龙骨味淡、微辛，质最黏涩，具有翕收之力，故能收敛元气、镇安精神、固涩滑脱。凡心中怔忡、多汗淋漓、吐血、衄血、二便下血、遗精白浊、大便滑泻、女子崩带皆能治之；其性又善利痰，治肺中痰饮咳嗽、咳逆上气；其味微辛，收敛中仍有开通之力，故《本经》谓其主泻利脓血、女子漏下，而又主癥瘕坚结。龙齿与龙骨性相近而又有镇逆之力，故《本经》谓其主小儿大人惊痫、癫疾狂走、心下结气、不能喘气也。"

又说："龙骨最有翕收之力，凡人身阴阳将离、气血滑脱、神魂浮越之证皆能愈之。以其原为真阴真阳之气化合而成，所以能使人身之阴阳互根，气血相恋，神魂交泰而不飞越。徐灵胎曰：龙得天地元阳之气以生，其性至动而能静，故其骨最黏涩，能收敛正气而不敛邪气，所以仲景于伤寒之邪气未尽者皆用之。若仲景之柴胡加龙骨牡蛎汤、桂枝甘草龙骨牡蛎汤诸方是也。"

又说："陈修园曰：痰，水也，随火而上升，龙属阳而潜于海，能引上之火、泛滥之水归宅，若与牡蛎同用，为治痰之神品。然泛用之，多不见效，唯以治冲气上冲证之痰则效验异常。"

章次公先生的《药物学》说："古代视龙为神秘之动物，飞腾变化，莫可端倪，故谓其遗骨有潜阳育阴之妙，凡人身所血滑脱，心神耗散，肠胃洞泄，皆能愈之。实则本品之用，重可镇怯，涩以固脱，八字尽之矣。龙齿与龙骨，虽同生于一体，然龙齿之用，偏于镇怯，龙骨、牡蛎近世每并用，论潜镇之功，则牡蛎优于龙骨，收敛之功，则龙骨优于牡蛎。龙骨既于收敛见长，以入丸散，较有用处，入汤药实煎不出何等气味，古人以温粉止汗，具见龙骨收敛之效，在外治矣。"

综合以上讲解，龙骨的功效可以总结为镇惊、敛汗和降逆、利痰。

（2）牡蛎的药理

牡蛎，味咸，性微寒，归肝、胆、肾经，功效是重镇安神、潜阳补阴、软坚散结，主治是惊悸失眠、眩晕耳鸣、瘰疬痰核、癥瘕痞块。煅牡蛎的功效是收敛固涩，主治是自汗盗汗、遗精崩带、胃痛吞酸。

章次公先生在《药物学》中说："凡贝壳中，均含有天然的碳酸钙，有解酸作用，古医书谓牡蛎可以平肝，故肝气犯胃之吞酸嘈杂，可以牡蛎治之，今乃知牡蛎之治吞酸，非平肝，实解胃酸而已。前人谓本品以平肝潜阳，所谓阳者，即指上部充血，与神经衰弱之虚性兴奋，本品于此二证，有镇静之效，事实甚确，即安魂定魄，亦属此种。牡蛎外用可治大汗淋漓，内服可治带下遗泄，盖有收敛制泌之力。吾当以龙牡粉令病人吞服，治男子遗泄，遗泄止而大便燥结异常，故知牡蛎制泌之说，亦不诬也。盗汗、干呛、咯血，为肺结核之病象，前人以此为木火刑金，阴虚火旺，恒用牡蛎育其阴、潜其阳，吾人已知牡蛎含有碳酸钙等，有止血强壮、包圆病灶、消炎诸作用，肺结核用之有效，殆由于此。《内经》以肝脉贯布胁肋，故胁肋痛，近世无不责之肝病者，凡古医书上所谓胁肋痛，其中大部分为肋骨神经痛，大都发于女子。据吾人经验所得，胁肋痛用芳香行气药，而痛益甚者，当改用所谓养血柔肝药，并重用牡蛎，盖牡蛎具镇静之功，能故治之有效。"

冉雪峰先生在《本草讲义》中说："仲景《伤寒》《金匮》，用龙骨七方，用牡蛎者十二方，龙骨、牡蛎同用者五方，用龙骨不用牡蛎者二方，用牡蛎不用龙骨者七方。大抵龙骨益阴之中，能起陷没之清阳；牡蛎益阴之中，以戡敛狂飙之浮阳。故所治多烦躁、懊憹、惊悸、恚怒、癫痫、狂越诸证。古时脑之学说未昌，只知向心肾水火方面解说，然求到神气，与近代牡蛎中含磷质，既能鼓舞神经细胞，又能沉静脑海冲激相符。牡蛎咸寒收涩，古法多煅烧灰，收涩性尤大，故多用作盗汗、自汗、遗精、崩带、固涩敛之剂，与近代牡蛎减少肠腺分泌，使大便干结，增加白细胞效用，使血液凝固力强硬亦符。咸味独胜，软坚即以散结，兼含硅酸，刚劲以消积，故古人又用为化结痰药、消瘰结核血瘕药，其敛而能散，涩而能通。要之味咸能软坚，气寒能除热，质重能潜阳，性涩能收敛，古人用牡蛎，头头是道，已避孕药左右逢源之妙。然尚有一端未及者，牡蛎含钙之成分比较多，新法用为制酸性健胃药与苦味质健胃药，一以补偿胆液，一以补偿胰腺，为一润一燥对峙，较旧说脾阳胃阴尤进一层。本编取以入镇痉剂者，盖用其咸寒戡敛，潜降沉静之全功耳。"

吴鞠通在《温病条辨》中说："温病用下法后，当数日不大便，今反溏而频数，非其人真阳素虚，即下之不得其道，有亡阴之虑。若以复脉滑润，是以存阴之品，反为泻阴之用。故以牡蛎一味，单用则力大，既能存阴，又涩大便，且清在里之余热，一物而三用之。"就是说牡蛎能清热、收涩、行水、滋阴。

综合以上讲解，牡蛎的功效可以总结为安神止痛、清热滋阴、行水利痰、降逆收涩、软坚散结，所以，牡蛎主要用于惊悸、痰饮、盗汗、大便溏泄、瘰疬颈核之类的病症。

（3）铅丹的药理

铅丹就是红丹，内服主要用于镇惊坠痰。因为其有毒，现代一般只供外用，而不用于内服，需要用于内服时一般以赭石、磁石、生铁落、琥珀粉、白芥子之类代替。

上面三味药的药理理解了，柴胡加龙骨牡蛎汤的药理也就清楚了。

简单点说，柴胡加龙骨牡蛎汤是小柴胡汤的加减变化。这里面，加桂枝是因为惊悸，这一点跟四逆散的加减一样；加茯苓是因为心悸、小便不利；加大黄是因为有谵语；加龙骨、牡蛎、铅丹是因为患者内有痰饮。

2. 柴胡加龙骨牡蛎汤的运用

因为本方能治三焦阳虚，能镇惊安神，又能降逆通便除痰饮，所以现代临床多用于癫痫、精神分裂症、神经官能症、癔病、抑郁症、焦虑症、躁狂症、高血压病、动脉硬化症、冠心病、脑震荡后遗症、脑出血后遗症、血管神经性头痛、失眠、膈肌痉挛、慢性疲劳综合征、更年期综合征等的治疗。

（三）医案点评

案一：《经方临证指南》

尹某，男32岁。患癫痫病，平素头晕，失眠，入寐则呓语不止，胸胁苦满，自汗出而大便不爽。癫痫时常发作，望其人神情发呆，舌质红苔白而干，脉沉弦。头晕，胸胁满而脉弦，证属少阳无疑。入夜呓语犹如白昼谵语，自汗出又不恶寒，复兼大便不爽，已露阳明腑热之机。此病得于惊恐之余，又与肝胆之气失和有关。《伤寒论》中有"胸满烦惊……谵语，一身尽重，不可转侧者，柴胡龙骨牡蛎汤主之"，与此证极为合拍。柴胡9克，黄芩9克，半夏9克，生姜9克，茯苓9克，桂枝6克，龙骨9克，牡蛎18克，大黄6克，铅丹4.5克，大枣6枚。服1剂后，呓语止而胸胁满去，精神好转，但见气逆，欲吐不吐之状，加竹茹、陈皮各10克，再服2剂而症全消。此后癫痫未发。

[**点评**] 本案中，重点要注意的就是"入夜呓语犹如白昼谵语"一句，因为"入夜呓语"是胃肠热盛上冲影响脑神经的表现。

案二：《中医临证家珍集要》

孙某，男，51岁，农民，2005年11月2日初诊。发作性腹痛一年余，每日发作1～2次，时发时止，发作时痛不可忍，约半小时自止，平时大便不爽，恶心心悸，倦怠乏力，饮食乏味，拍X线胃透和B超肝胆肾检查无异常，多方求治无效。腹部触诊除有轻微压痛外无明显异常，舌质淡暗、苔薄白，脉弦数。此乃肝气郁结，气机不畅，日久生痰，痰气交阻，经气不通所致，处小柴胡加龙骨牡蛎汤加减：柴胡10克，黄芩10克，半夏10克，北沙参10克，大黄6克，茯苓30克，桂枝6克，生龙骨30克，生牡蛎30克，生磁石30克，白芍30克，莱菔子30克，紫苏梗10克，炒枳壳10克，甘草6克。5剂。11月8日二诊，服2剂后疼痛程度减轻，每日发作一次，昨日腹痛未发作，大便顺畅，饮食好转，原方继进5剂，腹痛消失，饮食正常，至今未再发作。

体会：痰气交阻的辨证着眼点是发作性腹痛，发作时伴有胸闷、恶心或心悸，不发作时如常人。此型腹痛类似西医学之腹痛性癫痫，发作持续时间一般为10～30分钟，还可伴见心烦失眠、头痛眩晕等，情绪激动、肝气不舒、受凉劳累常为诱发因素。治疗用柴胡加龙骨牡蛎汤加减等，效果不佳者加全蝎6克，蜈蚣2条。

[点评] 本案所说的案例较为典型，抄录出来给大家做参考。

第三十四讲 三焦阴虚

前面两讲，讲的是三焦阳虚的小柴胡汤证和其他柴胡汤类方证，本讲讲的是三焦阴虚和津液不足导致神经得不到濡养的百合汤类方证和甘麦大枣汤证。

一、百合汤类方证

（一）百合汤类方证的病理和症状

百合汤类方证的病理是三焦阴虚。三焦水道水液不足，神经得不到津液的濡养，因而出现与三焦阳虚相似又不同的种种症状。

【条文】

1. 论曰：百合病者，百脉一宗，悉致其病也，意欲食而不能食，常默默，欲卧不能卧，欲行不能行，饮食或有美时，或有不闻食臭时，如寒无寒，如热无热，口苦，小便赤，诸药不能饮，得药则剧吐利，如有神灵者，身形如和，其脉微数。

2. 每溺时头痛，六十日愈，若溺时头不痛，淅然者，四十日愈，若溺时快然，但头眩者，二十日愈，其证或未病而预见，或病四五日而出，或病二十日，或一月微见证，各随证治之。

3. 百合病，见于阴者，以阳法救之，见于阳者，以阴法救之，见阴攻阳，乃复下之，此为逆。见阳攻阴，复发其汗，此亦为逆。

4. 百合病，不经吐、下、发汗，病形如初者，百合地黄汤主之。

5.百合病，发汗后者，百合知母汤主之。

6.百合病，吐之后者，百合鸡子黄汤主之。

7.百合病，下之后，（其人溺时头痛，淅然，头眩者）滑石代赭汤主之。

8.百合病，一月不解，变成渴者，百合洗方主之。

9.百合病，渴不差者，瓜蒌牡蛎散主之。

10.百合病，变发热者，百合滑石散主之。

【解读】

第1条说："百合病者，百脉一宗，悉致其病也。"

什么是"百脉一宗"呢？

对于这个概念，一般的解释是："百脉指全身所有经脉，一宗乃总枢之意。全身经脉分之为百脉，合之为一宗。即是说人体百脉同出一源（主要指心），心为总枢，同时与肺有密切关系。由于心主血脉，肺主治节而朝百脉，故心肺正常，则气血调和而百脉皆得其养。然百合病系一种心肺阴虚内热疾患，百脉俱受其累，症状百出，故称'百合病者，百脉一宗，悉致其病也'。"

在这个解释中，"百脉"泛指全身，"一宗"则是指"心"和"肺"。

事实上，"百脉"泛指全身，这一点没有疑义，而对于什么是"一宗"则是众说纷纭，除了认为是"心"和"肺"，还有的医家认为只是"心"，也有的医家认为只是"肺"。反正不管是"心"和"肺"并列，还是单独的"心"或"肺"，大家基本都认为是说百合病的病理是心肺阴虚，或是心阴虚、肺阴虚。

可是，不管是心肺阴虚，还是心阴虚、肺阴虚，都无法很好地解释百合病的病理，就是说，无法真正地担当起"百脉一宗"的这个说法。也正是因为这样，历代医家在注解百合病时，很多关于百合病的解释不是似是而非，就是直接把它推给西医的神经官能症，或者干脆不作解释。

个人认为，把百合病的病理认为是心、肺阴虚的这个看法，并没有真正理解"一宗"的意思，或者说，并没有找到真正的"一宗"。没有找到真正的"一宗"，主要与人们对"三焦"概念的理解有关。

在传统的中医理论中，关于什么是"三焦"一直是争论不休的，更多的医家倾向于"三焦"有名无实这个说法。因为"三焦"有名无实，所以，这里的"一宗"自然也不会想到"三焦"上了。

前面讲过，"三焦"不是有名无实，而是有名有实的。它是人体最大的器官，是周身上下无所不在，且内连五脏、外布皮里肉外的膜腠，它和血管一样，遍布于人体全身各处，是人体实实在在的组成部分。它是人体体液的运行通道，人体的所有水液都要通过它才能到达身体各处，只有通过它，津液才能濡养全身各个器官和全身的神经系统。

理解了"三焦"的概念，"百脉一宗"的意思自然就明白了，因为只有"三焦"这个器官，才真正担得起"百脉一宗"的这个说法。

只要理解了"三焦"的概念，百合病的病理是三焦阴虚引起的也就清楚了。它是三焦水道津液不足和神经得不到津液濡养所引起的种种病象，因为是三焦阴虚，属于物质性不足，与三焦阳虚的功能性不足刚好相反。由于它们都是三焦水道的疾病，所以，它们的症状是很相近的。

第3条说："见于阴者，以阳法救之，见于阳者，以阴法救之。"

这里面，什么是阳法？什么是阴法？

张国珍先生认为：这里的"阳法"是指百合滑石散，因为湿是阴邪，利小便而除湿，意在通阳，就是叶天士所说的"通阳不在温，在于利小便"的意思，而不是指桂附之类的方剂；而"阴法"是指百合知母汤，取知母养阴止渴，以救其津的意思。

"百脉一宗"和"阳法""阴法"的概念理解了，百合汤的病理和症状也就基本清楚了。

1. 脉微数

第1条的"其脉微数"就是这种情况。

三焦水液不足，脉管空虚，所以脉细；阴虚生内热，所以脉数。这样患者就出现脉微数了。

三焦阴虚的脉微数和三焦阳虚的脉弦细是非常相近的。三焦阳虚的脉象是有力，因为脉管不空虚；而三焦阴虚的脉象则是无力，因为脉管空虚。

2. 口苦

第1条的"口苦"就是这种情况。

三焦水液不足，而胆汁分泌正常，三焦敷布正常则水液中胆汁成分浓度较高，且津不足以承，阴虚则生内热，所以口苦。

三焦阴虚有"口苦"的症状，三焦阳虚也有"口苦"的症状，这一点是相同的。

3. 咽干

第8条的"变成渴"、第9条的"渴不差"说的就是这种情况。

"渴不差"说明患者有咽干口渴的症状；而"变成渴"则说明患者的口渴程度并不严重，只是咽干而已。

这一点和三焦阳虚的柴胡汤证是一样的，只是咽干而不是口渴，而它的病理同样是三焦水道津液不足引起的。

4. 目眩

第2条的"溺时快然，但头眩"、第7条的"其人溺时头痛，淅然，头眩者"说的就是这种情况。

"溺时快然，但头眩"就是说患者在小便时有头晕目眩的症状。

三焦水液不足，人在小便时，水液外趋，所以，头部的水液出现一时性不足，影响了人体的平衡觉或空间觉定向，从而出现一时性的头晕目眩。

这和三焦阳虚的水浊积聚而导致的头晕目眩的病理是不一样的。

百合病的症状是脉细、口苦、咽干、目眩，与三焦病的提纲所说的"少阳之为病，口苦，咽干，目眩也"基本一样，由此也证明了百合病的病理就是三焦阴虚病。

5. 呕

第1条的"诸药不能饮，得药则剧吐利"就是这种情况。

这里面的"剧吐利"，说明患者在服药之前已经有呕吐的症状了，只是在喝药之后，"吐利"加剧，所以说"得药则剧吐利"。

三焦水液不足，也能导致三焦功能不振，患者本来就时时喜呕，加上药不对症，机体自然进行排斥而将饮入的药饵通过呕吐的方式排出，所以才有"剧吐利"。

6. 发热

第1条的"如寒无寒，如热无热"说的就是这种情况。

这里面，"如寒无寒，如热无热"指的是患者有微热，或是寒热感觉失调。

三焦水液不足，人体产生的热无法通过足够的水液以汗液或是小便的方式排出体外，所以患者就可能出现发热，这种发热是低热。这种发热就是阴虚内热的发热，它的特点是烘热汗出，然后恶寒，而且是阵阵发作，一天可以发作几次甚至数十次，而且发作时自觉面热，严重的也会面红耳赤。这一点和麻桂轻剂证很相近，如果不详加辨证，有时也会混淆。

这种热寒往来的发热和三焦阳虚发热也是非常接近的，它们的症状表现更加相似，只不过一个是阴虚，一个是阳虚。

7. 不能食

第1条的"意欲食而不能食""饮食或有美时，或有不闻食臭时"说的就是这种情况。

三焦水液不足，无法正常地从小肠吸收营养，这一点和三焦阳虚的"**不欲食**"是一样的。

因为患者是三焦病而不是肠病，所以才有"**饮食或有美时**"。

8. 头痛

第2条的"**每溺时头痛**"说的就是这种情况。

小便的时候头痛和小便时头晕的病理是一样的，是水郁不行与一时性缺水引起的。

它与三焦阳虚水浊积聚、水郁不行压迫神经的病理相反，所以，本处的头痛属于空虚性的头痛，而小柴胡汤证的头痛是压迫性的头痛，两者是不一样的。

9. 默默和心烦

第1条的"**常默默**""**欲卧不能卧，欲行不能行**""**如有神灵者**"就是这种情况。

"**常默默**"是说患者常常郁郁寡欢；"**欲卧不能卧，欲行不能行**""**如有神灵者**"指的就是患者心烦、坐卧不安，严重者会出现精神恍惚，如见神灵的精神病状。

这些都是因为三焦水液不足，神经得不到濡养而引发的情志病。

这一点和三焦阳虚是一样的，都因为津液不足以养神经，所以患者常郁郁寡欢、神疲乏力、声低言惰、坐卧不安，甚至精神恍惚，如见鬼神。

后面要讲的甘麦大枣汤证的"象如神灵所作"也是一样。

因为百合汤类方证和甘麦大枣汤证的津亏较为严重，所以，在精神方面的症状要比小柴胡汤证严重得多，就是说，小柴胡汤证只是"默默"和"心烦"，而百合汤类方和甘麦大枣汤证则可以发展到"象如神灵所作"地步的精神病症状。

10. 恶寒

第2条的"淅然"就是这种情况。

"淅然"是恶寒的意思，就是说，患者在小便时可能出现恶寒的症状。

这一点和小便时头痛、头晕的病理是一样的，三焦水液不足，下者不足则上者趋之，头部、腠理的水液也随之下趋，加上水郁不行，人体皮肤不得津液的温养，所以就会出现恶寒的症状。

这里的"溺时头不痛，淅然"症状，与白虎加人参汤证的"小便已，洒洒然毛耸"症状是一样的，都是因为津伤引起的。

11. 小便赤

第1条的"小便赤"就是这种情况。

"小便赤"的症状是比较容易理解的，三焦水道津液不足，自然就小便短赤了。

因为百合病属于三焦阴虚，是物质性不足，所以患者没有三焦阳虚的"胸胁苦满""耳前后肿"之类的症状；同时，因为属于津液亏损，所以患者的舌象是舌质干红、无苔，舌体瘦，这一点和三焦阳虚小柴胡汤证的舌淡而胖、有齿痕、舌上有白苔是不一样的，临床上要加以辨别。

（二）百合汤类方的药理和运用

1. 百合类汤的组成

百合地黄汤方：百合30克，生地黄汁100毫升。中病，勿更服，大便当如漆。

百合知母汤方：百合30克，知母22克。

百合鸡子黄汤方：百合 30 克，鸡子黄 1 枚。

滑石代赭汤方：百合 30 克，滑石 22 克，代赭石 8 克。

百合滑石散方：炙百合 15 克，滑石 22 克。为散，饮服 6 ～ 9 克，日三服，当微利者，止服，热则除。

百合洗方：百合一升。水一斗，渍之一宿，以洗身，洗已，食煮饼，勿以盐豉也。

栝楼牡蛎散方：天花粉（栝楼根）、牡蛎各等份，为末，饮服 6 ～ 9 克，日三服。

（1）百合的药理

百合，味甘、微苦，性平、微寒，入心、心包、肺、肝、胆、胃、脾、大肠、小肠经，功效是养阴润肺、清心安神，主治是阴虚久咳、痰中带血、虚烦惊悸、失眠多梦、精神恍惚、痈肿湿疮。现代药理研究表明，百合有镇咳祛痰、镇静、滋阴润肺、强壮和抗癌等作用。

《本草经疏》说："百合，主邪气腹胀。所谓邪气者，即邪热也。邪热在腹故腹胀，清其邪热则胀消矣。解利心家之邪热，则心痛自瘳。肾主二便，肾与大肠二经有热邪则不通利，清二经之邪热，则大小便自利。甘能补中，热清则气生，故补中益气。清热利小便，故除浮肿、胪胀。痞满寒热，通身疼痛，乳难，足阳明热也；喉痹者，手少阳三焦、手少阴心家热也；涕、泪，肺肝热也；清阳明三焦心部之热，则上来诸病自除。"

《本草述》说："百合之功，在益气而兼之利气，在养正而更能去邪，故李氏谓其为渗利和中之美药也。如《伤寒》百合病，《要略》言其行住坐卧，皆不能定，如有神灵，此可想见其邪正相干，乱于胸中之故，而此味用之以为主治者，其义可思也。"

综合以上讲解，百合的功效可以总结为滋阴清热、补中益气。

从各医籍所记述的药物归经来说，百合入心、心包、肺、肝、胆、胃、脾、大肠、小肠等经，前面讲过，药物归经是指药物功效作用的地方，百合能入五脏六腑各处，不如说百合入三焦更为合适。

如果说柴胡是三焦阳虚的专药，那么，百合就是三焦阴虚的专药。同时，因为它味甘性平，门纯德老中医说："百合的量必须大，必须 30 克以上，因为百合是良善之药，量小不行。"

就个人的临床经验而言，百合对于那些阴虚内热、津液亏损导致的口干口渴、小便短少，严重者甚至出现口舌粘连难以张开的症状有非常好的效果。曾有一个病例，患者舌干红而瘦，口干口渴，严重时自觉口中无津，舌唇粘连难以张开，小便短少，诸药如生地黄、沙参、麦冬、石斛、梨汁等皆用之无效，重用百合后，效果非常明显。

（2）赭石的药理

赭石，味甘、微苦，性平、微寒，归肝、胃、心、心包、三焦、肾经，功效是平肝镇逆、凉血止血，主治是眩晕耳鸣、呕吐、噫气、呃逆、喘息、吐血、衄血、崩漏下血、惊痫、痔瘘。现代药理研究表明，本药内服后能收敛胃肠壁，保护黏膜面；吸收入血，能促进红细胞及血红蛋白的新生。

《本经疏证》说："赭石，《别录》所谓带下百病，产难胞衣不出，阴痿不起诸候，莫不在肝部分。血痹血瘀，又莫非肝之运量不灵。而其最要是除五脏血脉中热一语。是一语者，实赭石彻始彻终功能也。仲景用赭石二方，其一旋覆花赭石汤，是邪在未入血脉已前，其一滑石代赭汤，是邪入血脉已久，盖同为下后痞硬于心下，则热虽在化血之所而未入脉，若入脉则其气散漫不能上为噫矣，唯其不见聚热之所而辗转不适焉，斯所以为百脉一宗，悉致其病也。玩百脉一宗悉致其病，除五脏血脉中热，可不谓若合符节也哉。"

《长沙药解》说："赭石，《伤寒》旋覆花代赭汤用之治伤寒汗吐下后，心下痞硬，噫气不除者，以其降胃而下浊气也。滑石代赭汤用之治百合病下之后者，以其降肺而清郁火者也。"

《医学衷中参西录》说："赭石色赤性微凉，能生血兼能凉血，而其质重坠又能镇逆气、降痰涎，能燥结，能引心阳下潜使之归藏于阴以成瞑睡之功，用之得当，能建其效。其生研末服不伤肠胃而大能养血，故《本经》谓其治赤沃漏下，《日华》谓其治月经不止也，若煅用则无斯效。其性甚和平，虽降逆气而不伤正气，通燥结而毫无开破，且于气分毫无伤损，言其坠胎者，指五六月以后之胎而言也。"

《伤寒论临证杂录》说："鄙人（张常春）受张氏（张锡纯）启发，临证除呕吐噫膈必用代赭外，只要表现有失眠眩晕、鼻衄齿衄、咯血气喘、牙根浮痛、口腔溃疡等内热熏蒸、火势上炎之症，用药均首选代赭，剂量一般20~30克，特别是睡眠不安，深感比酸枣仁、柏子仁、夜交藤之类更为有效；而且价格低贱，以经济拮据者最为适宜，又因毫无气味，煎煮之茶汤不难饮用，真是价廉物美之妙药。"

综合以上讲解，对于赭石的药理、药性和功效，可以归结为以下4个要点：

①赭石属三焦经药

柴胡、百合和赭石的归经都比较乱，而且归经很多，但是细究起来，却都和三焦有关，所以，个人认为，柴胡、百合、赭石都应该属于三焦的专药，归经直接说三焦就可以了。之所以归经多而且乱，则与原来医家对三焦这个器官的理解偏差有关。

②赭石能除三焦郁火、行三焦水运

赭石能镇逆气、降痰涎、通燥结、止呕吐、除眩晕、止经漏，甚至除失眠、止齿痛、祛溃疡等功用，都是因为赭石能除三焦郁火、行三焦水运。

《诊暇录稿》中曹惕寅先生重用赭石治脑震荡引起的呕吐剧烈、神志不清，也是用赭石行三焦水运，使脑部的三焦及全身各处三焦水运恢复正常，从而达到止呕除晕的目的。

曹惕寅先生说："切其脉错乱无定，外既不伤于风寒，内也无病于痰滞，筋骨肌肉，亦无重伤，实以身躯颠倒重震，浊气反上，清气下降（所致）。"

这里面，曹先生所说的"浊气反上，清气下降"，其实就是三焦水运失常紊乱。

③赭石与柴胡方向相反

赭石与柴胡、百合相比：柴胡重点用于三焦阳虚、水运不行所致的水浊积聚，偏于上行外越；百合重点用于三焦阴虚、津液不足；赭石则主要用于三焦水运不行，行水运、散郁火，偏于下行内敛，这一点和柴胡是相反的。

④赭石有生血的功效

赭石的主要成分是三氧化二铁，所以，前人说它有生血的功效。

理解了百合、赭石的功效之后，百合汤类方的药理也就基本明白了。

2. 百合汤类方的运用

（1）百合地黄汤

对百合地黄汤来说，百合能补三焦津液，生地黄能补血补津，又性凉能行血。二者合用，津液得补，三焦水运复常，神经得养，自然诸症皆除。

所以条文说："**百合病，不经吐、下、发汗，故病形如初者，百合地黄汤主之。**"

（2）百合知母汤

如果医者把"如寒无寒、如热无热"的表微热误认为是表实，而用辛温发汗的办法，那患者就有可能病转阳明，出现口渴、燥热、心烦、失眠的症状，所以，这时候就要用百合滋养三焦阴液以治其本，用知母苦寒与液浓，清热补液以治阳明病。

所以条文说："**百合病，发汗后者，百合知母汤主之。**"

（3）百合鸡子黄汤

如果医者把"**诸药不能饮，得药则剧吐利**"误认为是涎壅滞于上，而采用吐法，那就会导致胃肠津液受伤，从而出现烦热不安、呕吐不止的症状，这时候就要用百合补津液治本，用鸡子黄滋养胃液，补胃阴而呕吐自止。

所以条文说："**百合病，吐之后者，百合鸡子黄汤主之。**"

（4）滑石代赭汤

如果医者把"**意欲食而不能食**"误认为是肠实积滞，而采用攻下的方法，苦寒败中，胃肠寒就可能出现下利的情况，下利会导致津液亏损更加严重，阴虚则生内热，患者会出现小便不利而内有郁热的症状。

所以条文说："**百合病，下之后，（其人溺时头痛，淅然，头眩者）滑石代赭汤主之。**"

还有一种情况，患者本来就是三焦津液亏损严重，且时间较长，时间一长，阴虚则生内热，所以，患者也会出现小便不利而且内有郁热的情况。

条文说："**每溺时头痛，六十日愈，若溺时头不痛，淅然者，四十日愈，若溺时快然，但头眩者，二十日愈，其证或未病而预见，或病四五日而出，或病二十日，或一月微见证，各随证治之。**"

条文中，病是按小便时出现的症状来辨明轻重的：轻的是小便通利而

"头眩"；较重的是小便时"淅然"，"淅然"就是恶寒；最重的就是小便时"头痛"。

这里面，条文说"溺时快然"，"快然"原是舒适、痛快的意思，就是说，小便的时候非常痛快舒服，这里用来形容小便通利。

条文说的"六十日愈""四十日愈""二十日愈"及"病四五日而出，或病二十日，或一月微见证"都是提示病程较长，阴虚导致火郁而热的病理原因。

三焦津液不足，阴虚生内热，积久则会导致三焦水运不畅，水运不畅，患者就可能出现"头痛""淅然""头眩"的症状。

这里面，因为小便使三焦的津液更为匮乏，加上三焦水运不行，未能及时补充头部和腠理之处的水液，所以，患者小便时轻的会恶寒，重的就会头痛；如果患者小便通利，水出的速度更快，就有可能导致脑部三焦的水液出现一时性不足，影响人体的平衡觉或空间觉定向，从而出现一时性的头晕目眩。

对于这种津亏有内热的病理，自然是要补津清热的，所以，本方用百合补津，用赭石行三焦水运而除郁热、止头眩，并使三焦水运运行复常，用滑石利小便而清热。

（5）百合滑石散

理解了滑石代赭汤，本方的药理自然也就明白了。对于本方来说，如果患者没有"头痛""淅然""头眩"等三焦水运不畅的病理现象，只有阴虚发热和小便不利，那么，赭石可以不用，单用百合、滑石就可以了。

所以，条文说："百合病，变发热者，百合滑石散主之。"这里的"发热"是阴虚发热，不是阳明内热。

（6）百合洗方与栝楼牡蛎散

如果患者用了百合类汤之后，其他症状好了，还会出现口渴的症状，那就是普通的津伤口渴，这时候，就外可用百合洗方，内可用天花粉生津止渴，牡蛎滋阴行水止渴。

所以，条文说："百合病，一月不解，变成渴者，百合洗方主之。"

又说："百合病，渴不差者，栝楼牡蛎散主之。"

关于百合洗方，尤在泾说："病久不解而变成渴，邪热留聚在肺也。单用百合，渍水外洗者，以皮毛为肺之膈，其气相通故也。洗已食煮饼者，《本草》：粳米、小麦，并除热止渴，勿用盐豉者，恐咸味耗水而增渴也。"

（三）医案点评

案一：《续名医类案》

一人病昏昏，如热无热，如寒无寒，欲卧不能卧，欲行不能行，虚烦不耐，若有神灵，莫可名状。此病名百合。虽曰在脉，实在心肺两经，以心合血脉，肺朝百脉故也。故心藏神，肺藏魄，神魄失守，故见此症。良由伤寒邪热，失于汗下和解，致热伏血脉而成。用百合一两，生地汁半钟，煎成两次服。必俟大便如漆乃瘥。

[点评] 本案所说的和条文基本一样，而医家则是从心肺去解释的，相关的内容已经讲解过了。

案二：《魏龙骧》（中国百年百名中医临床家丛书）

李俊龙回忆说：1973年我和夫人刘宝玲由甘肃返京探亲，其间有小记一则。6月29日，二人去吕炳奎司令家赴宴。吕且邀魏老、胡（熙明）、张（志坤）及医政司张科长等，因人俱饮酒，故格外笑谈风生。食后，魏老询问刘宝玲："看病有可收获？"刘即答治一便秘且屎细之人，用"苓桂术甘汤"愈。魏老点头称许，并告诉此病曰"笔管屎"，采自《何廉臣医案》。刘并叙一解放军团长，年四旬以上，病小溲后眩厥，用补法及升提法均未获效，魏则兴奋非常，言其也曾治斯病，用药即愈，且引经据典。故引我二人至其家，旋即翻其医案及治愈患者之感谢信，令观之，并令刘宝玲翻阅《金匮》查"百合病篇"条下，含其语云：其人头痛，小便后淅然，头眩者，用百合滑石代赭石汤。其记载与今人所患之症，丝毫没有两样。故用百合汤投之，无不中的。我们惊讶不已，然惊定思之，深怪自己经典学习中，大欠学问矣。以后我们凡遇害这样的患者，疏方2剂，药仅3味，皆能获效，已成袖中之秘。溺后眩厥，详细说是平常人小便排空后，当站起或者抬头时，突然感到头部眩晕，一片空白，身体失去控制，猛然栽倒，随即清醒，爬起后一如常人。这种症状如果偶尔发生，也许患者不太在意，但数日内连续发生，则会引起恐惧和留意，也担心栽倒后头部碰伤酿成大祸。这样的"阴阳不相顺接"的一时性眩厥，在《金匮要略·百合狐惑阴阳毒病证治》中并没有明确记载，但其病机却是阴虚阳燥、动静乖违的"百合病"病机的继续演化。因为仲景叙述了"百合病"有"每溺时头痛""若溺时头不痛，渐然者"和"若溺快然，但头眩者"等较轻浅症状。以仲景所述的"微数"之脉测证，是虚而有热，水不济火所致，而小便时头部或疼或眩，则是由于水阴下夺，头部阳气失去滋济而浮动上升使然。如果小便排尽之际，在膀胱"气化"交替的瞬间，人体气血下注而头部阳虚浮，即可发生短暂的厥逆，待人体的体位平伸，阴阳交接，则可恢复常态。因此在治疗上用主药百合润燥安神；用滑石利尿泄热，通下窍之阳以复阴气；用代赭石镇敛上逆，下潜浮动之气，以助百合完成滋阴镇逆通神之功，眩厥即可停止发作而向愈。

[点评]《中医杂志》（1995年第3期）载有郭传安先生家传治尿厥神效方，即用吴茱萸6克煎服。文中说吴茱萸单味煎服，能调理逆乱气机，使升降复常而阴阳顺接，故能治排尿性晕厥。吴茱萸是治胃寒呕逆涎沫多的，如果患者的体质属于胃寒极导致水运失常，用吴茱萸也应该有效，这里录下来给大家参考。

案三:《赵清理郁证调治与医案医话》

姚某，女，42岁。精神恍惚已4年余，间断服用中西药，但效果欠佳。见昏昏欲睡，睡不安宁，忽而言有恶人骂之，忽而言有鬼神捕之，不思饮食，不知热冷，终日单衣露体。查其舌红无苔，乏津，脉细数，此为百合病，乃心肺阴虚、虚火上扰神明所致。处百合地黄汤以观后效。处方：百合30克，焦地黄30克，炒小米30克（包煎），5剂，水煎服。8月26日复诊，言服上方后心境渐转平静，睡眠好转，已无幻觉，腹泻4次，多有风沫，仍无食欲，舌红苔少，脉细数。上方加黑白芍30克，生麦芽30克，继服6剂。9月30日三诊，神志清晰，自言以前如在梦中，言及病情，悲伤欲哭，自责不已，食欲有增，仍有腹泻，舌红苔少，脉弱，遂于百合地黄汤加宁神之品，调理月余，病情痊愈。

按：百合地黄汤功能润肺清心、益气安神，其为百合病之正方，但临床运用机会不多。本案患病4年之久，以此简单之药而取佳效，确乃出乎意料。由此说明，仲景之方虽药味不繁，但用之得当，效如桴鼓。

[点评] 本案中，因为患者津伤亏损严重，所以出现"舌红无苔，乏津，脉细数"的舌脉症状，以及精神失常的症状，这些都是津伤不能濡养神经所引起的，赵清理先生把它定性为百合病，患者应该还有口苦、咽干之类的症状。因为这个医案和甘麦大枣汤非常相近，所以，录下来给大家作对比和参考。

案四：刘茂林先生医案（《黄河医话》）

在"渤海2号事件"中，患者邱氏的丈夫罹难，邱氏奔赴现场，悲痛欲绝，数次晕倒在地。事后昼则食少，夜不成寐，整天默默无言；时常欲卧又起，欲行又止；近来时而思水，复不能饮；像是怕冷，又不欲衣；意欲食，又不能吃，病已半月余。余观其形症，表情淡漠，精神恍惚，沉默寡言，面色㿠白，两颧潮红，唇舌有小疮，舌红缺津，诊其脉弦细微数。问其所苦，自述头晕目眩，心悸耳鸣，口苦咽干，尿水黄赤，时时自汗。其母见我诊后沉思良久，问曰："吾女何病？"余曰："此证与《金匮要略》之百合病颇为相吻合。"其父追问道："从何所得？"答曰：《医宗金鉴》说，本病是由于伤寒大病之后，余热未尽，百脉未和，或平素多思不断，情志不遂，或偶触惊疑，卒临景遇，因而形神俱病，故有如是之现证也。本证实由意外精神创伤，忧思过度，郁结化火，阴血暗耗所致。因心主百脉，肺朝百脉，阴虚内热，热伏血中，故百脉俱病，从而形成以心肺阴虚内热为主要病理的百合病……"处方：北沙参30克，生百合30克，生地黄15克，栀子12克，麦冬15克，知母12克，川楝子10克，白茅根30克，水煎服。此乃百合知母汤合一贯煎加减而成，目的在于清心养肺，滋补肝肾。随诊学员李某私下问道："百合病，百合地黄汤可也，老师何用此方？"释曰："因其时时自汗，《金匮要略》有云，百合病发汗后者，百合知母汤主之，合一贯煎之病理在于病属'子盗母气''心病及肝''母令子虚''肺病及肾'，故心肺阴虚日久，必致肝肾精血不足，合一贯煎，恰投病机。"上方连服9剂后，精神、语言、饮食已有所好转，脉亦较前缓和；舌上生津，唇舌疮疡已愈。唯有头晕、少眠、自汗，又见善太息，喜悲伤欲哭，遵《金匮要略》"妇人脏躁，喜悲伤欲哭……甘麦大枣汤主之"之意，以前方去白茅根，加浮小麦30克，大枣10枚，杭白芍15克，炙甘草6克，继服。方中浮小麦善养心阴，止汗尤佳；加杭白芍合川楝子，以增强疏肝养肝之力。上方连进12剂，诸症悉愈。后嘱其服天王补心丹（每日早晚各服1丸）

以善其后。笔者在临床上凡遇符合阴虚内热之病机者，在辨证论治的基础上，以上述三方为主体，适当配合清骨散，通常达变，见效守方，多获良效。

[点评] 本案对于患者的病情有非常详细地描写。患者"舌红缺津，诊其脉弦细微数""头晕目眩，心悸耳鸣，口苦咽干，尿水黄赤"，这是典型的三焦阴虚的表现；"表情淡漠，精神恍惚，沉默寡言"是津液不足，不能濡养神经所导致的情志病表现；"两颧潮红，唇舌有小疮"与"时时自汗"则是阴虚内热较盛的表现，这里面，患者"时时自汗"是烘热汗出、一日十数度发。因此，本方用百合地黄汤加知母，我个人认为就够了，必要时，再加赭石、滑石也可以，至于患者的情志症状加重，出现"善太息，喜悲伤欲哭"，再合甘麦大枣汤来治疗，也在情理之中。

案五：《经方临证指南》

赵某，女，42岁。因患病而停止工作已半年多。症见：心中燥热而烦，手足心热，口苦而干但不欲饮。小腹发冷，或下肢觉凉，或晨起半身麻木，体乏肢软，月经量较多，大小便基本正常。先服温经汤，反增烦躁，夜寐不安。其人多言善语，精神呈亢奋状态，如有神灵所作。脉细数，舌苔中黄。生地16克，百合12克。服药3剂后，效出意外，燥热得安，其余各症亦有所改善。又服3剂，燥热亢奋现象已得控制，夜能安寐，从而他症亦消，患者喜不自禁。最后用百合地黄汤加柴胡、黄芩各10克调理，恢复正常。

[点评] 本案中，患者"口苦而干但不欲饮"和"脉细数"都是三焦病的基本特点，而"烦"和"夜寐不安"及"多言善语，精神呈亢奋状态，如有神灵所作"等则是神经失养的症状；"心中燥热而烦，手足心热"是阴虚生内热的表现，前面讲过，患者"四肢苦烦热"是三物黄芩汤证的症状，是血虚津伤、阴虚生热的表现，而三物黄芩汤里面的生地黄就是补津清热的，所以，这里用百合地黄汤就是对症的方药。

就临床所见，患者"口苦、咽干、目眩"的三焦病症状和"四肢苦烦热"阴虚生热症状同时出现的三焦阴虚病，也就是百合地黄汤证并不少见，只是大家脑海中很少有"三焦阴虚病"这个概念，这才导致百合汤类方在临床上用得比较少。

如果能真正地理解"三焦阴虚病"这个概念，百合汤类方在临床运用的机会就会多了很多。

清代医学家柯韵伯曾说过："仲景之道，至平至易；仲景之门，人人可入。"像百合汤类方这些方子，本来就是至平至易的方子，只是后世不少医家不得其门而入，又喜欢用五行六气的法子去解释，所以就弄得云里雾里，不仅无所适从，还难以真正掌握其诀窍之所在。

百合汤类方证的病理是三焦水道本身水液不足，所以，患者除了三焦本身的病证外，还有神经得不到濡养而出现的种种病象。

下面要讲的甘麦大枣汤证，则是人体津液不足而出现神经得不到濡养的病证，因为三焦没病，所以就没有三焦病所特有的口苦、咽干、目眩的症状。

二、甘麦大枣汤证

（一）甘麦大枣汤证的病理和症状

甘麦大枣汤证的病理是津液亏损，不能濡养神经，导致患者出现各种神志病。

【条文】

妇人脏躁，喜悲伤欲哭，象如神灵所作，数欠伸，甘麦大枣汤主之。

【解读】

条文明确地说患者是"脏躁"。

什么是"脏躁"？

《腹证奇览》说："或喜，或悲，或笑，或泣，如被狐狸迷上之状。"

这段话是从"脏躁"出现的神经方面症状进行解释。

余公侠先生在《从临床体会谈谈甘麦大枣汤的应用标准》中对"脏躁"的症状做了五点归纳：一是患者言行失常，或无故悲伤，或喜怒不节者；二是心烦不得眠，或恍惚多梦，或坐卧不安，或身如蚁走样者；三是汗多，口干，不思饮食，大便秘结，常数日不更衣者；四是怕一切声光，怕与人交言，喜独居暗室者；五是腹诊右腹肌挛急，或右胁下脐旁拘急，有结块者。

不管是《腹证奇览》的解释，还是余公侠先生的总结，说的都是患者体内津液匮乏，无法濡养五脏六腑及神经、肌肉所引发的症状。

因此，"脏躁"就是体内津液不足，阴虚内热所引发的种种症状。这里面，因为神经得不到濡养，在神志方面，就可能出现神疲乏力、心烦、失眠、多梦甚或梦游、喜悲伤欲哭，或笑不止等症状，所以条文说"喜悲伤欲哭"；在感觉神经方面，可能出现象神灵所作的症状，所以条文说"象如神灵所作"；在运动神经方面，可能出现坐卧不安、数欠伸之类的症状，所以条文说"数欠伸"；因为津液亏损，阴虚则生内热，所以，患者还可能出现自汗盗汗的症状。

（二）甘麦大枣汤的药理和运用

甘麦大枣汤的组成：

甘草15克，小麦90克，大枣4枚。

甘麦大枣汤只有三味药，甘草、小麦和大枣。甘草的药理是补肠津，大枣的药理是补胃津，二者前面已经讲过了，只有小麦的药理没有讲过。

小麦有普通的小麦，也有大家常用的浮小麦，本方中是用小麦好，还是用浮小麦好呢？下面先分别讲一下小麦和浮小麦的药理。

1. 小麦的药理

小麦，味甘，性平、微寒，归心、大肠经，功效是养心益肾、除热止渴。主治是脏躁、烦热、消渴、泻痢，外用治痈肿、外伤出血、烫伤。

2. 浮小麦的药理

浮小麦，味甘，性凉，归心经，功效是除虚热、止汗，主治是止阴虚发热、盗汗、自汗。

从上面的对比可以发现：如果从补津液的角度来说，小麦的功效要比浮小麦好；如果从除阴虚发热的效果来说，则是浮小麦的功效较好。

从临床的验案来看，有用小麦的，有用浮小麦的，都取得了较好的效果。我个人认为：如果患者阴虚内热的情况不严重，更多的是表现为情志病和精神方面病症的话，就用小麦；如果患者阴虚内热的情况严重，出现了自汗、盗汗的话，在有甘草、大枣补津的前提下，选用浮小麦将是更好的选择，必要时还可以加入芍药、龙骨、牡蛎、生地黄、桑叶、桑白皮之类的药物。

因为本方有补津及濡养神经的功效，所以有缓解肌肉挛急、神经兴奋，以及止各种疼痛的功效，可以用于脏躁、癫痫、癫狂、失眠、盗汗、心悸、胸痛、小儿夜啼等疾病。

《勿误方函口诀》说："此方虽主妇人脏躁之药，凡右侧腋下、脐旁拘挛，有结块者，用之有效。又用于小儿啼泣不止者有速效，又用于成人之痫，病急者皆可食甘以缓之意。"

（三）医案点评

案一:《名老中医经验选编》

患者张某，女，成年。精神恍惚，易悲易哭，忽啼忽笑，呵欠连绵，夜眠欠安，舌红，苔薄白而干，脉弦细数，经西医诊断为癔病。此系津液不足，心阴亏耗之候，治拟养心安神、甘缓和中之剂。小麦 30 克，甘草 10 克，大枣 4 枚，沙参 10 克，麦冬 10 克，五味子 5 克，鳖甲 15 克，龟板 15 克，牡蛎 15 克，阿胶 10 克（烊冲），生地 15 克。方用甘麦大枣汤以养心安神、缓急和中，合生脉散以益气阴、生津液，再加鳖甲、龟板、牡蛎、阿胶、生地以滋液定风。药后哭笑不作，精神逐渐安定，夜眠亦佳，共服此方加减 20 剂而愈。

[点评] 本案中，因为患者是津液亏损，所以出现了"舌红，苔薄白而干，脉弦细数"等症状，其他精神方面的症状也和上面所讲解的相同。

案二：张小如先生医案（《南方医话》）

施某，男，45 岁，患阳痿 2 年。就诊时，症见腰膝酸软，失眠，心悸不宁，精神苦闷，舌淡苔薄，脉细。以温补肾阳、宁神安志之法治之不效。细究其因，获悉此病系行房时猝受惊恐所致，此后每同房则疑虑重重，阳事不举。拟从心肝失调论治。投以百合地黄汤合甘麦大枣汤，药用：百合 24 克，熟地黄 15 克，浮小麦 30 克，粉甘草 9 克，大枣 5 枚。服 2 剂，阳事恢复正常，病获痊愈。

[点评] 本案中虽然没有甘麦大枣汤证的典型症状，但也属于"脏躁"，只是不是特别典型而已。这里面，"失眠，心悸不宁，精神苦闷，舌淡苔薄，脉细"都是津伤和神经失养的症状。

另外，本案中，张小如先生用的是浮小麦，而上一个医案，用的则是小麦。

第三十五讲 阳虚水郁（一）

前面三讲讲了少阳正证的三焦阳虚柴胡汤类方证和三焦阴虚的百合汤类方证，这里面，不管是三焦阳虚，还是三焦阴虚，都是因为三焦自身的病变而影响身体其他器官，因而出现各种各样的症状。从本讲开始讲的则是身体其他各个器官出现问题，反过来影响三焦而出现的各种痰饮、肠滞的病症，也就是广义的少阳病。

前面讲过，治病要抓住主要矛盾。三焦病变影响其他器官的，患者一定有三焦病特有的"口苦咽干目眩"，而其他器官病变影响三焦的，就没有这个特征，这就是主要矛盾。

广义的少阳病包括了阳虚水郁等 11 种类型的病证，从本讲开始，我们将逐个展开讲解。

本讲是阳虚水郁偏于中下焦的五苓散证、猪苓散证和泽泻汤证。

一、五苓散证

（一）五苓散证的病理和症状

五苓散证的病理是阳虚水郁，是指因为脾、肺、肾功能不健，升降、排泄的功能失常，导致全身各处出现的水液代谢失调。

【条文】

1.太阳病，发汗后，大汗出，胃中干，烦躁不得眠，欲得饮水者，少少与之，令胃气和则愈。若脉浮，小便不利者，微热消渴者，五苓散主之。

2. 脉浮，小便不利，微热消渴者，宜利小便发汗，五苓散主之。

3. 本以下之，故心下痞，与泻心汤，痞不解，其渴而口燥，烦，小便不利者，五苓散主之。

4. 发汗已，脉浮数，烦渴者，五苓散主之。

5. 伤寒，汗出而渴者，五苓散主之；脉浮微热，小便不利，不渴者，茯苓甘草汤主之。

6. 病在阳，应以汗解之，反以冷水噀之，若灌之，其热被劫不得去，弥更益烦，肉上粟起，急欲饮水，反不渴者，服文蛤散，若不差，与五苓散。

7. 太阳病，寸缓、关浮、尺弱，其人发热，汗出，复恶寒，不呕，但心下痞者，此医者下之也，如其不下者，病人不恶寒而渴者，此转属阳明也，小便数者，大便必硬，不更衣十日，无所苦也。渴欲饮水，少少与之，但以法救之。渴者，宜五苓散。

8. 发汗后，水药不得入口为逆，若更发汗，必吐不止。

9. 中风发热，六七日不解而烦，有表里证，渴欲饮水，水入则吐者，名曰水逆，五苓散主之。

10. 霍乱，头痛，发热，身疼痛，热多饮水者，五苓散主之；寒多不用水者，理中丸主之。

11. 假令病人脐下有悸，吐涎沫而癫眩，此水也，五苓散主之。

【解读】

在这11条条文中，五苓散证主要有以下7种症状：

1. 发热和恶寒

第1条的"太阳病""若脉浮""微热"，第2条的"脉浮""微热""宜利小便发汗"，第4条的"发汗已，脉浮数"，第6条的"病在阳，应以汗解之"，第7条的"太阳病"，第9条的"中风发热，六七日不解"和"有表里证"，这些条文的描述都表明患者有轻微的表证，也就是发热和恶寒。

从第1、2条，第4、5、6、7、8、9条的叙述可以看出，患者出现表证的原因主要有三种：

（1）太阳少阳合病

患者的体质属于水湿内停，体表又受风寒所袭，从而出现了太阳少阳同病。医生在治病时，只注意到患者的太阳表病，没有注意到患者有水湿内停少阳障碍的体气，因此，没有采用太阳少阳同治的方法，只是发汗解表。这样一来，患者表证减轻，但是少阳病的症状却依然存在或是变得更加严重，这是一种太阳少阳合病的情形。

这就是《伤寒质难》所说的"少阳伤寒抵抗不济者，或内有障碍，阻其既济之道"。

（2）少阳病误汗

前面讲过，三焦湿阻，津液不行，肌表得不到血与津的濡养，患者也可能出现"恶寒发热"太阳表病症状，而它的治法，就是常说的"通阳不在温，在于利小便"，小便一利，津液运行流畅，那些外感的表证也就消失了。

如果医生不懂这个道理，依然用发汗解表的方法去治，自然也就无效了。

（3）太阳病误治

第6条说："*病在阳，应以汗解之，反以冷水噀之，若灌之，其热被劫不得去，弥更益烦，肉上粟起，急欲饮水。*"就是说，病在表，患者发热，本来就应该用发汗解表的方法来退热，可是医生不懂，却用冷水浇、灌身体的方法，希望达到退热的目的。

这里面"噀"是指用冷水喷洒患者体表，"灌"是指用冷水浇身，二者都是古代退热的法子，与现代西医的酒精擦浴、泡冷水之类的方法差不多。

患者在经医生"噀"或"灌"之后，体表的温度虽然有所降低，但是表闭更加严重了，因为皮肤受到了冷水刺激，汗孔闭塞得更加严重，连鸡皮疙瘩也起来了，这就是"肉上粟起"。

邪热无出路，故患者不汗出而烦躁，表受冷水浇灌，水郁不行，导致病转入少阳，从而出现了太少合病的情况。

《伤寒发微》说："予（曹颖甫）读《伤寒论》至应以汗解之，阳热反以冷水噀之，若灌之，窃怪古代之庸工，与今日之西医，何其不谋而合也。夫太阳标热其气外张，发于皮毛者，无汗，发于肌腠者，多汗。设用麻黄汤以解表，桂枝以解肌，皆当一汗而愈。余每见近日西医戴之以冰帽，加之以冰枕，卧之以冰床，标热被寒气所遏，不得外散，其热益炽，至是欲汗不得，汗孔闭而气欲外达，以致肉上粟起，甚至标热渐消，真阳外亢，其热有加至三五倍者。医又固守成见，自胸至腹皆压之以冰块，为日既久，真阳内消，始去其冰，彼方以为用冰之功，而其人已无救矣。方今水噀水灌之法已亡，西医继之，造成生灵厄运，此真可为痛哭流涕长太息者也。"

以上三种情况，其治法都一样的，就是"通阳不在温，在于利小便"，小便一利，津液运行流畅，外感的表证自然也就消失了。

所以，《伤寒质难》说："去其障碍，则昂然奔逸而莫能制矣。"

2. 小便不利

第 1、2、3 条都提到了患者有"小便不利"的症状，这个症状比较容易理解，水道不利，水郁不行，自然"小便不利"。

不过，五苓散证的"小便不利"和猪苓汤证的"小便不利"是不一样的。

前面讲过，猪苓汤证"小便不利"的病因是下焦湿热、"热结膀胱"，所以会出现尿急、尿痛、尿频和淋沥不尽的感觉；而五苓散证"小便不利"的病因是阳虚水郁，所以，它的症状表现就只是尿频和淋沥不尽的感觉。这是它们的特点和区别所在。

3. 渴

第 1、2、3、4、5、6、7、9、10 条都提到了患者有"渴"或是"消渴"的症状，可见这个症状在五苓散证中的重要性。

五苓散证的"渴"，是津不上承的"渴"，不是热盛津伤、体内津液缺乏的"渴"。

阳虚水郁，津液无法上承，人体口腔中的各种腺体得不到津液的供应，所以就感觉到"渴"。因为这种"渴"不是真正意义上的"渴"，而是感觉失调的"渴"，所以，这种"渴"是喝水所解决不了的，而且有这种"渴"症状的人喝水也不多，与体内津液缺乏需要喝大量的水来补充的那种"渴"完全不一样。

这种"渴"是喝了点水，口腔得到滋润后就觉得不渴了，可是过了一会还觉得渴，有点像水入即消的样子，所以又称为"消渴"，这个"消渴"与糖尿病的那个"消渴"是完全不一样的。

4. 水痞、水逆

第 3 条说患者有"心下痞"的症状，第 8、9 条说的是"水逆"的症状。

阳虚水郁、水道不行，水积于心下胃脘部而胀满就成了"心下痞"，这就是水痞证。

前面在讲泻心汤类方证时，也讲过"心下痞"，不过那个痞是气痞，是气体充盈而膨大，而这个"心下痞"则是水痞，是积水所引起的。因为是积水，所以有水饮震荡的声音，这一点和十枣汤证、甘遂半夏汤证等一样，都属于水饮积聚之甚者，因此都有水鸣声。

水积既多，自然水不得入，所以就有可能出现"水逆"症状，所谓的水逆症状，即条文所描述的那样，水入即吐。患者因为津不上承，所以口渴想喝水，可是肚子里的水太多了，因而出现喝了又吐、吐了又要喝的死循环。

可能是现在生活条件好了，这种水痞病相对少见了，以前人们生活条件不好，饥寒交迫，常常喝冷水充饥，这种水痞就比较常见。

曾听老人讲过，以前治这种水痞是用较大剂量的生姜炖猪肚，药喝完后，患者吐出大量的积水，然后病就好了。

5. 头痛、癫眩、脐下悸、吐涎沫、水郁、水滞、水疝、积液、水肿

第 10 条的"头痛"，第 11 条的"脐下有悸""吐涎沫而癫眩"，这些都是阳虚水郁，水郁不行所引起的。

这里面，水浊积于头部，就可能出现癫眩、头痛；积于脐下，就可能出现脐下悸动；水饮出口就成了吐涎沫。推而广之，水浊积胸部，就是水郁；水浊积于两胁水道，就是水滞；水饮积于肾囊处则为水疝；水饮积于肌腠处，轻的就是积液，重的就是水肿。

6. 水泻、霍乱、水秘

阳虚水郁，水停不行，喝进去的水无法进入三焦水道，化成津液为人体所用，所以直接从大肠排出，这就是"水泻"的病理。这种水泻，所泻的都是水样状水浊，且次频无度，甚或空洞无物，多伴有肠鸣辘辘、小便不利、渴欲饮水的症状，前贤把这种水泻称为"洞泻"。

条文第10条提到了"霍乱","霍乱"的特点是吐泻交作,而且非常剧烈。这条条文所说的"霍乱",并不是真正的"霍乱",而是类似于"霍乱"的病,是阳虚水郁不行,患者同时有"水逆"和"水泻"的症状,即出现了吐泻交作,所以也被称为"霍乱"。因为病是阳虚水郁不行,所以就用五苓散来治。

条文第7条提到了"**大便必硬**"的症状,这就是水秘。这种便秘是因为阳虚水郁、水道不畅,肠部得不到津液的供应所致。

陈潮祖教授认为,便秘一证,无非三种机理:一是热灼津竭,为水津亏损,当用承气汤、五仁丸、增液汤之类;二是水津不布,当用五苓散、小柴胡汤之类;三是传导无力,当用桂枝加大黄汤、桂枝加芍药汤、补中益气汤甚或四逆汤之类。如果患者的舌、脉有水湿郁滞见症,就可断定为浊阴闭阻、肠道津液不布之证,与水肿而兼便秘同理,所以要用五苓散化气行水,令浊阴排泄,气化流行,肠道津液敷布,自然大便畅通。

7. 舌胖大与苔厚腻

阳虚水郁,反映在舌象,就是舌胖大、舌苔白滑或厚腻不化。

《伤寒论临证杂录》说:"《伤寒论》中,讨论舌苔情景的共有四节经文……此四节经文均没有提及与蓄水有关。鄙人(张常春)推想,是否是仲景遗漏或疏忽了?或仲景决然认为仅以小便不利已足以说明蓄水证的病机,舌苔厚腻犹如赘疣,不值得一提?倘若从实践的观点来看,鄙人觉得以舌苔厚或厚腻提示肾脏的功能状态,意义并不亚于消渴和小便不利。通过观察,不少肾病均表现有舌苔较厚或厚腻,特别是肾结石和肾脏囊肿患者,其舌苔大多较厚,而服用五苓散(酌去桂枝)或猪苓汤(去阿胶)以及石韦、萹蓄、地肤子、苡仁、黄柏、夏枯草等一段时间,常常能使厚腻的舌苔逐渐退化,随之结石和囊肿也就冰消瓦解去尽雾散了。况在治疗中,结石往往不必从尿道而出,或缩小,强溶解,鄙意可能随着水湿的消除,肾脏功能恢复了正常,其中的增生物必将无地自容。"

(二)五苓散的药理和运用

五苓散的组成:

泽泻 20 克,猪苓 12 克,茯苓 12 克,白术 12 克,桂枝 8 克。

方后注：共为末，每服 5 ～ 6 克，多饮暖水，汗出而愈。

五苓散只有五味药，就是桂枝、茯苓、白术、猪苓、泽泻。这五味药可以看成上、中、下三个药物组合，上是桂枝强心肺活血解表利水，中是茯苓、白术健脾祛水湿，下是猪苓、泽泻泻肾利小便。

1. 猪苓的药理

猪苓，味甘，性平，归肾、膀胱经，功效是利水渗湿，主治是小便不利、水肿、泄泻、淋浊、带下。现代药理研究表明，猪苓有比较强的利尿作用。

《本草汇言》说："猪苓，渗湿气，利水道，分解阴阳之的药也。此药味甘淡微苦，苦虽下降，而甘淡又能渗利走散，升而能降，降而能升，故善开腠理，分理表阳里阴之气而利小便，故前古主疟疾，甄氏方主伤寒温疫大热。能发汗逐邪，此分利表阳之气于外也。张氏方主腹满肿胀急痛，心中懊侬，疟痢瘴泻，此分利里阴之气于内也。张仲景治太阳病脉浮、发热、消渴而小便不利者，用五苓散，以止其吐；冬时寒嗽，兼寒热如疟状者，名为痰风，用五苓散以定其嗽。此三法俱重在猪苓，开达腠理，分利阴阳之妙用也。"

《本草求真》说："猪苓，凡四苓、五苓等方，并皆用此，性虽有类泽泻，同入膀胱、肾经，解热除湿，行窍利水，然水消则脾必燥，水尽则气必走；泽泻虽同利水，性亦类燥，然咸性居多，尚有润存，泽虽治火，性亦损气，然润能滋阴，尚有补在。故猪苓必合泽泻以同用，则润燥适均，而无偏陂之患矣。至于茯苓虽属渗剂，有湿自可以去，然茯苓则入气而上行，此则入血而下降，且与泽泻利水消肿，治疟止痢等药，审属暑邪湿热内闭，无不借此以为宣导之需，古人云清利小便，无若此骏，以故滋阴药中，止有泽泻，而不用猪苓，正谓此耳。但此专司引水，津液易耗，久服多致损目。"

综合以上讲解，猪苓的功效可以总结为利水祛湿，而且功效比较强。所过古人说猪苓在清利小便的药中效果是最快的，又说无水湿忌服，怕损耗津液。茯苓也属于淡渗利水药，但是在利水之余还能生津，所以古人认为其有补性。泽泻也能利水，还有固精止遗、散结消炎的功能。这是三者的区别。

2. 泽泻的药理

泽泻，味甘，性寒，归肾、膀胱经。功效是利小便、清湿热，主治是小便不利、水肿胀满、泄泻尿少、痰饮眩晕、热淋涩痛、高脂血症。现代药理研究表明，泽泻有较强的利尿作用，还有较强的降血脂和护肝作用。

《本草正义》说："泽泻，最善渗泄水道，专能通行小便。《本经》气味虽曰甘寒，兼以其生长水泽，因谓之寒，其实轻淡无味，甘于何有？此药功用，唯在淡则能通，《本经》称其治风寒湿痹，亦以轻能入络，淡能导湿耳，云治风寒，殊非其任。其能治乳难者，当以娩后无乳者言，此能通络渗泄，则可下乳汁。非产乳百病之通用品。……其兼能滑痰化饮者，痰饮亦积水停湿为病，唯其滑利，故可消痰。总之，渗泄滑泻之药，必无补养之理，《本经》养五脏，益气力云云，已属溢美太过，而甄权竟谓可治肾虚精自出，大明且谓补女人血海，令人有子，洁古亦谓入肾经，去旧水，养新水，皆非药理之真。"

《本草正义》既肯定了泽泻的利水功效，又反对它的固精功效，认为渗泄滑泻之药，必无补养之理。

邹孟城先生在《三十年临证经验集》中说："泽泻除用以利水之外，李时珍谓其还具有固精之功，可治遗泄。而肾精为肾中阴阳二气之物质基础，无论肾阴虚或肾阳虚证，必然波及肾精，因而固护精气实为治疗肾气亏损必不可少之环节，而于全方中虽地、萸、山药皆兼此能，而无突出之效，唯有泽泻独擅其功，是以仲景用泽泻不特治水而已，自有更为重要之作用在。泽泻固精止遗，其功独特，单味煎服即可取效，一般每次用 10 克即可。余曾治一少年，遗精频作，诸药罔效，以致神思恍惚，记忆减退，读书成绩节节下降，其母深以为虑，央余设法治疗。余嘱每日以泽泻 30 克煎服，连服 7 天，从此不再遗泄。一周内服用泽泻 200 余克，未见任何不适。《本草纲目》谓此物宜于湿热遗精，其实用于虚证亦效，第虚证宜辨证先加熟地、山药、枸杞、沙苑之类，则效验更彰。泽泻具止、通两种功能，除固精止遗之外，还善治前列腺肥大致排尿不畅以至癃闭，是以说明六味地黄丸、桂附八味丸用泽泻，并非仅为利水一端而已。倘若仲景肾丸中泽泻只为通利小便，则后世之六味、八味多为单纯肾虚而设，理宜效景岳左右归，去泽泻而不用之，何以至今时，六味、八味方中，仍用苓、泽哉！钱仲阳将肾气丸去桂、附而成补阴之祖方，而却留利水、伤阴之泽泻，抑何不思之甚！可见此方（六味丸同）中用泽泻，其意至深，既能降上升之浮阳，又可摄下流之阴精，更能于生殖系统散结、消炎、决癃排尿，不可以其'能泻泽中之水'而浅之乎视之也。然肾虚兼见津液损伤者，则不用苓泽为宜。"

综合以上讲解可知，泽泻和猪苓一样，都是下焦的利水药。

3. 白术的药理

白术，味苦甘、性温，归脾、胃经，功效是健脾益气、燥湿利水、止汗、安胎，主治是脾虚食少、腹胀泄泻、痰饮眩悸、水肿、自汗、胎动不安。现代药理研究表明，白术有利水、降血糖、强壮、抗凝血、扩张血管、抗肿瘤、抗菌、促进造血功能、促进蛋白质合成等作用。

《本草经疏》说："术，其气芳烈，其味甘浓，其性纯阳，为除风痹之上药，安脾胃之神品。《本经》主风寒湿痹、死肌、痉、疸者，正以风寒湿三者合而成痹，痹者，拘挛而痛者是也。《经》曰，地之湿气，感则害人皮肉筋骨。死肌者，湿毒侵肌肉也。痉者，风寒乘虚客于肝、脾、肾所致也。疸者，脾胃虚而湿热瘀滞也。如上诸病，莫不由风寒湿而成，术有除此三邪之功，故能祛其所致之疾也。止汗、除热、消食者，湿热盛则自汗，湿邪客则发热，湿去而脾胃燥，燥则食自消，汗自止，热自除也。又主大风在身面者，术气芳烈而悍，纯阳之物也，风为阳邪，发于阳部，故主之也。风眩头痛目泪出者，阳虚则风客之而眩，痰厥则头痛，风热壅则目泪出也。消痰水、逐皮间风水、结肿，除心下急痛，及霍乱吐下不止者，湿客于胃则滞而生痰，客于脾则生水，脾虚湿胜，则为水肿，湿客中焦则心下急满，脾胃俱虚，则中焦不治，而湿邪客之，则为霍乱吐下不止也。利腰脐间血者，血属阴，湿为阴邪，下流客之，使腰脐血滞而不得通利，湿去则诸证无不愈矣。益津液，暖胃消谷嗜食者，湿去则胃强，而津液自生，寒湿散则胃自暖，邪去而脾胃健，则消谷而嗜食矣。"

《本草新编》说："白术，味甘辛，气温，可升可降，阳中阴也，无毒。入心、脾、胃、肾、三焦之经。除湿消食，益气强阴，尤利腰脐之气。有汗能止，无汗能发，与黄芪同功，实君药而非偏裨。往往可用一味以成功，世人未知也，吾今泄天地之奇。如人腰疼也，用白术二三两，水煎服，一剂而疼减半，再剂而痛如失矣。夫腰疼乃肾经之症，人未有不信。肾虚者用熟地、山茱以补水未效也，用杜仲、破故纸以补火未效也，何以用白术一味而反能取效。不知白术最利腰脐。腰疼乃水湿之气浸入于肾宫，故用补剂，转足以助其邪气之盛，不若独用白术一味，无拘无束，直利腰脐之为得。夫二者之气，原通于命门，脐之气通，而腰之气亦利，腰脐之气既利，而肾中之湿气何能久留，自然湿去而痛忽失也。通之而酒湿作泻，经年累月而不愈者，亦止消用此一味，一连数服，未有不效者。而且湿去而泻止，泻止而脾健，脾健而胃亦健，精神奋发，颜色光彩，受益正无穷也。是白术之功，何亚于人参乎。不特此也，如人患疟病，用白术二两、半夏一两，米饭为丸，一日服尽即愈。夫疟病，至难愈之病也。用柴胡、青皮散邪不效，用鳖甲、首乌逐邪不效，用草果、常山伐邪不效，何以用白术二两为君，半夏一两为臣，即以奏功，不知白术健脾开胃之神药，而其妙尤能去湿，半夏去痰，无痰不成疟，而无湿亦不成痰。利湿则痰已清其源，消痰则疟已失其党，况脾胃健旺，无非阳气之升腾，疟鬼又于何地存身哉。此效之所以甚捷也。由此观之，则白术非君药而何。推之二陈汤，必多加白术所以消痰也；四君子汤，必多加白术所以补气也；五苓散，必多加白术所以利水也；理中汤，必多加白术所以祛寒也；香薷饮，必多加白术所以消暑也。至于产前必多加白术以安胎，产后必多加白术以救脱，消食非多用白术何以速化，降气非多用白术何以遽定，中风非多用白术安能夺命于须臾，痞块非多用白术安能救困于败坏哉。人知白术为君药而留心于多用也，必能奏功如神矣。或问白术利腰脐而去湿，若不在腰脐者，似非可利，胡为凡有湿病皆不能外耶？此未明乎腰脐之义也。人之初生，先生命门。命门者，肾中之主，先天之火气也。有命门而后生五脏六腑，而脐乃成，是脐又后天之母气也。命门在腰而对乎脐，腰脐为一身之主宰。腰脐利而人健，腰脐不利而人病矣。凡有水湿，必侵腰脐，但有轻重之分耳。治水湿者，一利腰脐而水即入于膀胱，从小便而化出，所以得水必须利腰脐，而利腰脐必须用白术也。况白术之利腰脐者，利腰脐之气，非利腰脐之水也。腰脐之气利，则气即通于膀胱，而凡感水湿之邪，俱不能留，尽从膀胱外泄，是白术不利之利，正胜于利也。"

　　《冉雪峰本草讲义》说："白术其味甘苦，其性温，其臭芬香，为除湿醒脾，斡运中气之品。而中含液汁丰富，其质之润，适以调剂其味之燥。凡药之燥烈者，多不柔润，唯白术燥而不烈，润而不腻。又芳香以自化板滞，参配咸宜，实具异禀。《本经》就性味切实者言，故其叙白术功用，均从温中实脾，燥湿升阳推阐。末方特笔点结作煎饵三字，以完其义。盖做煎饵，即所以利用其液汁，不如是，白术所含液汁未显，只知其燥，不知其润，即白术全体真正功用，尚未大明，此可见近人用术米炒、土炒、炒焦，实为无知妄作……又《别录》谓治腰脊间血，从来医家无用白术以治血证者，近得西说，白术入血中能令血液循环增速，血压加大，肾脏血管同时膨胀，利尿功能增速，而白术所以行血活血之功用，因以证明。且血液经肾盂由玛尔氏囊滤去尿质，血液循环加速，则肾脏滤尿功用亦加大，而白术之所以除湿利小便，亦因此证明。推斯说法也，死肌为血痹，痉疸为血热，汗之止由小便清，热之除由小便去，头头是道，通体玲珑。既以药理推阐病理，又以生理解释药理，将为药物学别开境界。若固步自封，只知白术为实脾专药，补脾正药。对于古人业经发明，近代兼可证实者，不知研稽会通，甚非力求进化，所以治药学之道也。"

《药物学》说："虚劳上部咯血，下部泄泻时，施治最难着手，欲以凉药治血，则泄泻加甚，温药止利，则有碍咯血，当此进退维谷时，古人乃有培土生金一法，以济其穷。所谓培土，即补胃和胃。以白术为主药，白术既能吸收，又能利水，利水能使小便增多，利小便所以实大便，助吸收则荣养亦随之佳良，使肺之抵抗力增强，间接所以止血。苍术在利水之外，亦能发汗，故能治风寒湿痹。"

魏龙骧先生说："叶氏有言，脾宜升则健，胃主降则和，太阴得阳则健，阳明得阴则和，以脾喜刚燥，胃喜阴柔，仲景顾阴治在胃，东垣升阳治在脾。便干结者，阴不足以濡之。然从事滋润，而脾不运化，脾亦不能为胃行其津液，终属治标。重任白术，运化脾阳，实为治本之图。故余治便秘，概以生白术为主力，少则一二两，重则四五两，便干结者加生地以滋之，时或少佐升麻，乃升清降浊之意。至遇便难下而不干结，更或稀软者，其苔多呈黑灰而质滑，脉亦多细弱，则属阴结脾约，又当增加肉桂、附子、厚朴、干姜等温化之味，不必通便而便自爽。"

综合以上讲解，白术的功效可以总结为活血利水，它与茯苓一样，属于利中焦水湿的药物，不管是逐水气、止泄泻，还是除便秘、祛腰痛，都不出活血利水这个范围。

至于有的医书说白术能燥肾闭气，不宜于肝肾动气，其实是一种错误的说法，就像冉雪峰先生说的那样，只知其燥，不知其润。

五苓散，还有后面的苓桂术甘汤等一系列的方剂，都在用白术治动气、心悸，认为白术闭气，不能用于溃疡，用之反生脓作痛，这种说法是不对的。

《本草汇言》说："溃疡之证用白术，可以托脓。"这就是证明。

不过，白术和所有除湿药一样，不能用在津液亏损的对象身上。

五苓散的药理是用猪苓、泽泻泻肾利小便，用茯苓、白术健脾祛水湿，用桂枝强心活血解表，上中下三组药物合用，能使水运加速，使水道中的水浊从肠道、小便以及汗出的途径排出体外，少阳障碍得除，自然诸症皆愈。因此，本方上可治癫眩，中可治水郁、消渴、水逆、水痞、水泻，下可治水疝、腹满、局部积液、小便不利，或小便数等症，故被称为"治湿第一方"。

本方中桂枝能强心肺、活血利水解表，是方子的一个重要组成部分。

陈伯涛先生说："五苓散中之桂枝，协同白术、茯苓、猪苓、泽泻，开结利水，化气回津，其任甚重，此系画龙点睛要药，后人有畏桂枝不敢用，从而去之谓之四苓汤，根本不灵，方义尽失，不可轻信。"

本方现代临床应用时一般改成汤剂。据相关研究表明，本方按原方的药物比例运用，效果最佳，就是泽泻、猪苓、白术、茯苓、桂枝的比例是5：3：3：3：2。

（三）医案点评

案一:《伤寒论诠解》

河北晋县一王姓青年，患癫痫，虽屡用苯妥英钠等抗癫痫药物，仍不能控制发作。自述发病前感觉有一股气从下往上冲逆，至胃则呕，至心胸则烦乱不堪，至头则晕厥，人事不知，少顷则苏醒。小便频数，但排尿不畅，尿量甚少。脉沉滑，舌质淡嫩苔白。遂辨为太阳膀胱蓄水，水气上逆，冒蔽清阳之证。拟利水通阳、温养心肾之法。方用泽泻18克，茯苓12克，猪苓10克，白术10克，肉桂3克，桂枝10克。连服9剂，癫痫发作竟得控制。临床实践证明，对于阳虚水泛型的癫痫病，有时亦可用真武汤治疗，或五苓散与真武汤合方使用，皆有良好疗效。

[点评] 本案中，患者的表现是"感觉有一股气从下往上冲逆"和"排尿不畅""舌质淡嫩苔白"，这就是比较典型的五苓散证症状。

前面讲过，"气上冲"是肠中矢气过多、腹压增高引发水运不畅所致，本方加用肉桂，其功用就是温肠除矢气以治其本。

案二：《古方新用》

郑某，男，32岁，榆中县定远人，1974年9月18日初诊。患者右耳流清水3月余，其水清亮无异味，经多方治疗无效。诊其脉平，无其他异常变化。方用茯苓6克，猪苓6克，泽泻9克，白术6克，桂枝3克，水煎分2次服。3剂。二诊：病情明显好转，耳流清水量已减少，继用上方，再服3剂。三诊：病愈，耳已不流清水。停药观察1个月，未再复发。

[点评] 小柴胡汤能治耳部流脓之类的疾病，不过患者要有口苦、咽干、目眩的症状，本案中，患者并没有这样的症状，所以不能用小柴胡汤，而要用五苓散。

案三：《伤寒论与临证》

马某，男，2.5岁。病两周余，某医院诊为睾丸鞘膜积液，拟手术治疗。由于患儿家属不同意，遂来门诊用中药治疗。症见：肾囊肿大如鸡卵大（右侧），肿势通明，哭闹时肿胀尤甚，饮食不佳，大便尚可，小便量少，苔薄白，指纹略淡。证属气化失职，水湿蓄聚而致。治以化气行水为宜。宗五苓散化裁。处方：猪苓10克，茯苓10克，泽泻10克，桂枝3克，炒白术8克，橘核6克，炒薏苡仁10克，川楝子5克。水煎温服。服3剂后肿势大减，余症亦轻，继进4剂，积液消失，肾囊恢复正常。随访3年，未复发。

[点评] 本案的原理与前之一样。

案四：《湖北中医医案精选第一辑》

何某，男，54岁，农民。春季，复修江堤，气候甚暖，上午劳动口渴，肆饮凉水，下午天气骤变，又冒风雨，旋即发热汗出，口微渴，肢软神疲。延医诊治，与银翘散加减，表热稍减，渴反转增，口不离杯，犹难解渴。医又与白虎汤加生津等药。非唯口渴不减，且见饮水即吐，胸闭气喘。遂更他医，与行气宽胸、清热止吐之剂，仍无寸效。如期六七日，乃邀余治。脉微浮有力，舌苔微黄而润，身热不扬，面容黯淡，气促胸闭，随饮随吐。询其二便，小便短赤，大便如常，询其饮食，稍进干食，尚不作呕。细推此证，虽似实热，实为蓄水，否则干食何由能纳？《伤寒论》云："渴欲饮水，水入则吐者，名曰水逆。"正属斯病。《内经》云："劳则气耗，热则气散。"其始劳动口渴，大饮凉水，体内气化，先已有亏，继而保护失当，更冒风雨，体表欠和，致使天真之气不能化水成津，故渴欲饮水，饮不解渴，更以旧水不行，新水难入，故水入即吐而干食能纳。前服银翘疏解，辛凉散热，有伤体气，白虎生津，甘寒腻滞，抑遏胸阳；行气清热，苦辛开泄，耗损中气，俱非中的之方，无怪愈医愈变。此际化气行水，自为正法，然身热不扬，犹有表湿，拟五苓散改白术为苍术，表里兼顾。处方：桂枝 6 克，炒苍术 9 克，猪苓 6 克，泽泻 9 克，云苓 9 克。一服即愈。

[点评] 本案讲的就是五苓散治水逆证的案例。对于水逆重症，宜用五苓散大剂备用，少量频服，才能使药达病所，胃口渐安。如果操之过急，成杯整碗地服用，则往往因其一吐倾囊而出，反而无效。

案五:《诊余集》

常熟大东门外，余义大店伙。余姓，年五十余，因暑天到浒浦，舟中受热受风，是晚回店。发热极盛。至晨，脉伏肢厥，二便皆秘，遍体无汗，项背几几，体寒。邀余诊之，曰：风袭太阳之表，暑湿热郁于里，急宜开表通阳，迟则恐成刚痉。叶天士曰：通阳莫如通小便。使膀胱一开，一身之阳气皆通，即进以五苓散，每服五钱，煎沸汤一大碗饮之。饮二次，小溲通畅，而汗出脉起厥回，体转热矣。此症虽轻，如作厥深热亦深，投以沉寒凉药，危矣！故志之以示后学。

[点评] 本案和《医学心悟》所说的"太阳证未罢，口渴，小便短涩，大便如常，此类溺涩不通之证，治用五苓散"病理相近，属于表证与里湿同在，是辨证要点在于表证与小便不通同时存在，五苓散解表利湿，是对证之方药。

二、猪苓散证

（一）猪苓散证的病理和症状

猪苓散证的病理是脾肾功能不振，阳虚水郁而出现的水痞水逆证。

【条文】

呕吐，病在膈上，后思水者解，急与之，思水者，猪苓散主之。

【解读】

条文中，患者的症状是"呕吐"和"思水"，"思水"就是渴要喝水的意思，所以，这与五苓散条文"中风发热，六七日不解而烦，有表里证，渴欲饮水，水入则吐者，名曰水逆，五苓散主之"症状是相近的。

水逆，就是水入即吐的症状，它的具体表现就是"呕吐"和"思水"。水郁不行，津不上承，所以口渴，也就是条文所说的"思水"；水郁不行，水积于内，水入即吐，所以"呕吐"。

在五苓散证的条文中，患者有表里证，就是说外有表证，内有小便不利证，而猪苓散证却没有，只是表现为水逆，所以，猪苓散所用的药就是五苓散减去解表的桂枝和增强利尿作用的泽泻。

其实少阳病的很多症状是相近的，例如，每个方证都可能出现小便不利、口渴、心悸、气上冲、呕吐、晕眩等症状，而且用药也很相近，但方证却又是不相同的，所以，一定要注意每个方证的细节。

例如猪苓汤证、五苓汤证、猪苓散证和后面的苓桂术甘汤证，这些方证都有小便不利的症状，而且都是短涩不利，有排不尽的感觉。猪苓汤证、五苓汤证、猪苓散证等是脾肾出问题，所以一般有下腹胀痛之类的症状；而苓桂术甘汤证则属于心脾的问题，一般没有下腹胀痛之类的症状；阳虚水郁病和后面的胃寒生饮病也不同，虽然都有呕吐的症状，但是阳虚水郁病一般是觉得口干的，而胃寒生水饮病则一般是口水比较多。所有这些细节，临证时一定要注意，才能选好选准方。

（二）猪苓散的药理和运用

猪苓散的组成：

猪苓、茯苓、白术各等份。

方后注：杵为散，每服 2 克，日三服。

猪苓散就是五苓散减去桂枝和泽泻而成。

上面讲过，五苓散是治患者外有表证、里则阳郁水郁的，而对于猪苓散证来说，它的症状表现是水逆和口渴，外无表证，小便相对正常。

就是说，猪苓散是五苓散的加减。因为患者外无表证，所以减去桂枝；

因为小便不利的情况不严重，所以减去泽泻。

门纯德老中医说："此方是治水逆的，就是由于水气病、痰饮病引起的呕恶不止。一定要用散，服上散剂后，药就分布在胃黏膜上。我用此方治疗了10余例'尿毒症'的呕吐不止，我的体会就是：凡化验非蛋白氮、尿素氮高，超过 60～70mg/dL 的尿毒症的呕吐，用此方是很有效的，一般情况下服四顿即可。如新华大队队长的爱人，连牛奶、米汤服下后亦要呕吐出来，肚子很大，腹水严重，非蛋白氮 90mg/dL 左右，医院已报了两次病危。我先给服了'猪苓散'，三顿就把吐止了。然后才开始治疗她的肾炎尿毒症。我平常用小半夏加茯苓汤止呕，但有时解决不了问题，则需用猪苓散。我也试过将这三味药煎汤服，但效果不好，不如散剂，所以仲景方散膏丹，各有妙用。此方也不能加半夏等止呕药，加上后反而不见效了。"

这里面，门老先生所说的散剂的功效要比汤剂好，我个人的理解就是药散入胃肠，能直接作用于肠胃，达到刺激胃肠、加速水运的目的，用五苓散，还有后面的十枣汤、瓜蒂散、薏苡败酱散等，都是这个原因。五苓散方后注有"多饮暖水"的要求，也是要患者多饮暖水，温胃肠加速水运的意思，和桂枝汤药后"啜粥"的功用相近。

（三）医案点评

案：《湖南中医医案选辑》

刘某，男，26岁。忽然患腹痛如刀割，腹胀如鼓，大便不通，大渴，床头用釜盛茶水，每饮一大勺，饮下不久即呕出，呕后再饮，寝室满地是水。据西医诊断是"肠套叠"，须用大手术，病延至三日，医皆束手，危在旦夕。余诊其脉沉紧而滑，首用白术、茯苓、猪苓各五钱，水煎服一剂，呕渴皆除，大便即通。继用附子粳米汤，腹痛、腹胀等症亦渐痊愈。

[点评] 本案是比较典型的猪苓散证，患者有典型的水逆症状，却没有表证和小便不通，所以，单用猪苓散就足够了。

三、泽泻汤证

（一）泽泻汤证的病理和症状

泽泻汤证的病理是脾肾功能不振，阳虚水郁而出现头痛、头晕。

【条文】

心下有支饮，其人苦眩冒，泽泻汤主之。

【解读】

这条条文比较简单，只是说了泽泻汤证病理、病位和突出的症状，其他的都省略了。

1. 病位

泽泻汤证的病位是"心下"，"心下"就是胃的位置。

对于本条文来说，虽然是说"心下有支饮"，但它却和肾有着直接的关系。

陆渊雷先生说："此水中胃中，而证见于脑者。冒眩与苓桂术甘之头晕目眩同理，唯胸胁不逆满为异。水虽在胃，而致病之处在肾，以其用泽泻、白术，皆利小便之药，五苓散从此而出，故知致病之处在肾也。"

水饮积于胃部，患者可能出现呕吐的症状；病在脾肾，患者就会出现小便不利和下腹胀病、带下的病症。水饮郁积严重：积于下部，就有可能出现下肢浮肿；积于中部，就可能出现胁痛浮肿；积于上部，就有可能出现颜面浮肿、耳鸣、鼻塞、头痛等等，这些症状对于泽泻汤证来说，都是可能存在的。

2. 病理

泽泻汤证的病理是"有支饮"，这里的"支饮"不是前面讲过的那个"支饮"，而是《诸病源候论》里面所说的"饮水过多，停积于胸膈之间，支乘于心"的意思。这里的"支"是支撑于心膈之间，支满支结的意思。也就是说，水郁严重，水饮较多，从而出现支满支结的情形。

3. 症状

泽泻汤证的主要症状就是"苦眩冒"。

阳虚水郁，水驻不行，积于头部，就会出现头晕目眩的病症。不过，对于本病来说，因为水郁严重，已成水饮，所以，头部的水郁积聚也就更加严重，所以称之为"苦眩冒"，就是说患者"眩冒"的症状特别严重。

刘渡舟教授说"苦眩冒"是指头目眩晕之苦，有莫能言状之意。它不同于普通的头目眩晕，而是终日昏昏若处云雾之中，或头沉如戴铁盔等。

《类聚方广义》说："支饮冒眩证，其剧者，昏昏摇摇，如居暗室，如坐舟中，如步雾里，如升空中，居屋床褥，回转如走，虽瞑目敛神，复然，非此方则不能治。"

刘渡舟教授和《类聚方广义》的讲解，都说明了本方方证中"眩冒"的严重性。

除了"苦眩冒"和上面提到的症状之外，泽泻汤证还有一个特点，就是舌体较为胖大，这是因为水郁严重所引起的。

刘渡舟教授说："望舌对诊断本证有特殊意义。一般来说，水饮之舌质必淡，舌苔水滑或白滑，但泽泻汤证的舌体往往是特别的肥大而异乎寻常，占满口腔使人望之骇然。"

（二）泽泻汤的药理和运用

泽泻汤的组成：

泽泻 40 克，白术 15 克。

泽泻汤只有两味药，就是泽泻和白术。

方中泽泻、白术的用量都较大，特别是泽泻的用量达到 40 克，因此本方行水泻肾除水湿的力量比较大，患者服药后会因小便通利而病愈。

刘渡舟教授说："泽泻汤药少力专，能单刀直入而便饮去。"

又说："服泽泻汤后，水饮之邪已减，则苓桂术甘汤甘温之法，也不能全废。"

就是说，泽泻汤利水除湿较强，宜暂用，不可久用，水湿之邪一减，就要改用苓桂术甘汤、五苓散之类的方剂。

因泽泻汤泄热行水，所以，又能治酒风病。

《素问·病能论》说："帝曰：有病身热解堕，汗出如浴，恶风少气，此为何病？岐伯曰：病名曰酒风。帝曰：治之奈何？岐伯曰：以泽泻、术各十分，麋衔五分合，以三指撮，为后饭。"

《素问》的这段话，讲的是嗜酒之人，湿热久郁，导致水运不畅，蕴积于三焦肌表，加上表虚不固，所以"汗出如浴，恶风少气"。方用泽泻汤泄热利水，通阳利小便，自然就药到病除。

（三）医案点评

案一：《伤寒论临证指要》

1967年在湖北潜江县，治一朱姓患者，男，50岁，因病退休。患病已二载，百般治疗无效。其所患之病，为头目冒眩，终日昏昏沉沉，如在云雾之中。且两眼懒睁，两手发颤，不能握笔写字，颇以为苦。切其脉弦软，视其舌肥大异常，苔呈白滑，而根部略腻。辨证：此证为泽泻汤之冒眩证。因心下有支饮，则心阳被遏，不能上煦于头，故见头目冒眩证；下虚有饮，阳气不充于筋脉，则两手发颤；阳气被遏，饮邪上冒，所以精神不振，懒于睁眼。至于舌大脉弦，无非支饮之象。治法：渗利水邪，兼崇脾气。方药：泽泻24克，白术12克。……服第一煎，因未见任何反应，乃语其家属曰："此方仅两味药，吾早已虑其无效，今果然矣。"孰料第二煎后，覆杯未久，顿沉周与前胸后背溅溅汗出，以手拭汗而黏，此时身体变爽，如释重负，头清目亮，冒眩立减。又服两剂，继续又出些微汗，其病从此而愈。

[点评] 本案中，患者"苦眩冒"而且舌肥大异常，苔呈白，这是典型的泽泻汤证，而两手发颤则是水郁不行，不能濡养经筋所致。我们后面会经常提到。

案二：《吴鞠通医案》

乙酉五月初十日，陈，51岁。人尚未老，阳痿多年。眩晕昏迷，胸中如伤油腻状，饮水多则胃不和，此伏饮眩冒症也。先与白术泽泻汤逐其饮，再议缓治湿热与阳痿。岂有六脉俱弦细，而恣用熟地久服六味之理哉！冬於术二两，泽泻二两，煮三杯，分三次服。已效而未尽除，再服原方十数帖而愈。

[点评] 本案有两个辨证要点：第一是"饮水多则胃不和"，这是条文中所说的"心下有支饮"；第二是"眩晕昏迷"，这就是条文所说的"苦眩冒"。有了这两个用方的重要依据，选用泽泻汤也就在情理之中了。

案三：《金匮杂病论治全书》

张某，女，13 岁。患者近两年来，每隔 10 天或半个月便发生眩晕，甚则恶心呕吐。经中西医治疗可缓解。但因反复发作，曾做多种检查，未发现器质性病变。近日又发作，不能上学，故来就诊。察其身体比较消瘦，舌脉如常。据主症为"其人苦冒眩"，故治以泽泻汤。处方：泽泻 15 克，白术 6 克。3 剂，日一剂，水煎分 3 次温服。一年后因患"病毒性心肌炎"来诊治，方知服泽泻汤 3 剂后，至今未再发生眩晕。

[点评] 本案比较典型，西医的诊治，特别是随着影像学的飞速发展，在器质性病变的检查上，真是一日千里，这是西医的一大优点。而中医在功能性病变的辨证推理上，因为有老祖宗留下的大量经验，在这方面上要远远超过西医，这是中医的长处。

第三十六讲　阳虚水郁（二）

本讲是心脾阳虚的各种情形。

一、苓桂术甘汤证

（一）苓桂术甘汤证的病理与症状

苓桂术甘汤证的病理是心脾阳虚，水郁不行。

【条文】

1.伤寒若吐、若下之后，心下逆满，气上冲胸，起则头眩，脉沉紧，发汗则动经，身为振振摇者，苓桂术甘汤主之。

2.心下有痰饮，胸胁支满，目眩，苓桂术甘汤主之。

3.夫短气有微饮，当从小便去，苓桂术甘汤主之，肾气丸亦主之。

【解读】

苓桂术甘汤证的主要症状是"心下逆满""心下有痰饮""胸胁支满""目眩""气上冲胸"和小便不利、短气、心悸。

苓桂术甘汤证的病理和泽泻汤证的病理相近。前面讲过，泽泻汤证的病理是"心下有支饮"，它的表现是支满支结，就是说撑满了整个胸膈；而苓桂术甘汤证的病理相对轻一点，它是"心下有痰饮"，所以，撑满的程度也相对较轻，是"心下逆满"和"胸胁支满"。因此，它们的症状表现也有所轻重，泽泻汤证的头部症状是"苦眩冒"，而苓桂术甘汤证则只是"目眩"而已，其他的小便不利、短气、心悸症状则是一样的，这些症状对比一下就清楚了。

在这里，重点要讲的是"气上冲胸"这个症状。

前面讲过，不管是"肝气窜"还是"气上冲"，其实都是腹压增高和水液失调引起的，水运不畅，水液在腹压的影响下，在人体皮下此起彼伏的运动，给了我们气窜和气上冲的感觉，刘渡舟教授把这种水气上冲的病称为"水气病"。

刘渡舟教授说："张仲景用苓桂术甘汤治疗两方面的病证。一方面是《伤寒论》所说的'心下逆满，气上冲胸，起则头眩，脉沉紧'。另一方面是《金匮要略·痰饮咳嗽篇》中所说的'心下有痰饮，胸胁支满，目眩'。这两方面病证都是人体水液代谢失常，气不化水，水停于内为患，所以，又称之为'水气病'……水气病最大的特点就是'水气上冲'……水气上冲的典型临床表现是：气从脐下，或心下部位上冲胸咽，像如豚之奔突，所以古人称之为'奔豚气'。然而气从脐下往上奔突的，则多与心肾阳虚有关；气从心下部位往上冲逆的，则多与心脾阳虚有关。水气上冲，既是水气病的特点，又是水气病的病理反映过程。大凡水气上冲所经过的部位，如脐下、心下、胸中、咽喉，以至于头面、五官清窍等地，则出现胀满、悸动、憋闷，或噎塞，或咳喘，或眩晕等症状。除此之外，辨识水气病，还可以从色、舌、脉诸方面观察。望色：临床多见面色黧黑，或出现水斑（即额、颊、鼻柱、口角等处，皮里肉外出现黑斑），舌体胖大，舌质淡嫩，舌苔多呈水滑之象；切诊：脉象多见沉弦或沉紧。"

刘渡舟教授的这段话，把"气上冲胸"的病理和症状讲得非常清楚。这里面，刘教授说的"气从脐下往上奔突的，则多与心肾阳虚有关；气从心下部位往上冲逆的，则多与心脾阳虚有关"，其实也不难理解。心肾阳虚，水液积聚偏下，所以，水液从下部开始悸动，患者就会觉得气从脐下往上冲；而心脾阳虚，水液积聚相对偏上，心下部位开始悸动，所以，患者就会觉得是气从心下往上冲。就是说，患者觉得气开始往上冲的地方与水液的积聚地有关，这一点和前面讲过的心肾阳虚的小便不利，一般都有下腹酸胀症状的病理是相同的。

除了以上所讲的"心下逆满""胸胁支满""目眩""气上冲胸"和小便不利、短气、心悸等症状之外，苓桂术甘汤证还可能有以下症状。

1. 背部寒

前面讲过，"夫心下有留饮，其人背寒如手大"，心脾阳虚日久，胃脘部水积较久就成了"留饮"，阳虚水积，反射到背部，就会出现"背寒如手大"的症状。

陆渊雷先生说："背寒如手大，谓背部当胃之处寒冷。"

就是说，胃部所对应的背部之处，如果患者经常觉得发寒发凉，就要考虑心脾阳虚的问题，如果再有阳虚水郁的症状，基本就可以确定为苓桂术甘汤证了。

2. 喉部痰凝

这种喉部痰凝与梅核气有点相似，患者自己觉得咽部有异物感，有时候能咳出一点痰液，有时候觉得有痰液往下流动，就是那种有痰液又很难咳出来的感觉。

这是心脾阳虚，水郁不行，水浊积在喉部所引起的痰凝。这种患者一般较胖，舌体偏大，脉象一般较细。

3. 嗅觉失灵

心脾阳虚，水郁不行的地方相对偏上，如果出现水浊积于鼻腔水道，患者就可能有鼻不闻香臭或者是鼻塞、鼻涕倒流的症状。

4. 红眼病

水浊积于眼底，就会导致眼压过高，从而出现红眼病。

5. 耳鸣、耳部流脓

水浊积于耳部，就可能出现耳鸣、耳朵流脓之类的症状，这和五苓散证、小柴胡汤证所讲的耳部症状的病理是一样的。

（二）苓桂术甘汤的药理和运用

苓桂术甘汤的组成：

茯苓 20 克，白术 10 克，桂枝 15 克，炙甘草 10 克。

苓桂术甘汤只有四味药，就是茯苓、白术、桂枝、甘草。

这里面，茯苓、白术健脾利水，桂枝强心利水，甘草安肠补液。

刘渡舟教授说："茯苓在本方中有四方面的作用：一是甘淡利水以消阴；

二是宁心安神以定悸；三是行肺治节之令而通利三焦；四是补益脾土以防水气上冲。桂枝的治疗作用有三方面：一是补心阳以制水；二是通阳以消阴；三是下气以降冲。茯苓、桂枝相须相使，缺一不可。如果有茯苓而无桂枝，则不能化气以行津液；如里有桂枝而无茯苓，则不能利水以伐阴邪。白术协茯苓补脾崇土而制水；炙甘草助桂枝扶心阳以降冲。"

因为本方强心补脾、行湿利水，所以在临床上运用广泛，临床只要患者有心脾阳虚、水湿不行这个病理，就可以运用了。

《类聚方广义》说："苓桂术甘汤，治饮家眼目生翳，昏暗疼痛，上冲头眩，睑肿，眵泪多者，加茺苢，尤有其效。当以心胸动悸，胸胁支满，心下逆满等证为目的。治雀目证，亦有奇效。"

《伤寒论今释》说："慢性胃病，世间最多，不必皆有蓄水。其有蓄水者，大半为苓桂术甘汤证，故本方之应用极多。胃水常引发目疾，赤痛而多眵泪，本方加车前子，奇效。时医治目疾，但晓寒凉滋润，桂之温，术之燥，皆视为禁药，于是经久不得愈，而世欲有眼百帖之口号矣。"

《经方发挥》说："苓桂术甘汤，虽为涤痰轻剂，药物组成也很简单，药性平和，但如能加减恰当，可以治疗痰厥头痛、头晕。这种头痛头晕的特点是痛作时目眩、耳鸣、烦闷、恶心，甚则呕吐，得吐则头痛能稍微缓解。从表现的这一系列症状看来，颇似现代医学的梅尼埃病。以苓桂术甘汤为主，酌加半夏、天麻之类治之，常获捷效。"

赵明锐先生所说的这种头痛、头晕，很明显就是头部水郁不行的病理后果，所以用苓桂术甘汤也在情理之中。

除了以上运用之外，苓桂术甘汤还有以下加减变化运用：

1. 眩晕严重或水郁严重者，苓桂术甘汤加泽泻，即合泽泻汤。

2. 兼血压偏高者，苓桂术甘汤加牛膝。

3. 兼面热心烦者，苓桂术甘汤加白薇。

4. 兼夜寐不安、惊悸恐怖者，苓桂术甘汤加龙骨、牡蛎。

5. 兼口干舌燥欲饮水而舌反红绛者，苓桂术甘汤加太子参、沙参、丹参。

6. 兼少气喘息者，苓桂术甘汤加五味子、紫石英。

7. 兼胃寒痰湿内盛者，苓桂术甘汤合二陈汤。

8. 兼心血不续而脉结代者，苓桂术甘汤合生脉饮。

9. 阳虚水泛严重见畏寒肢冷、下肢浮肿、大便溏泄者，苓桂术甘汤合真武汤。

10. 兼血虚津伤者，苓桂术甘汤合四物汤。

11. 兼脉结代、心悸气短者，苓桂术甘汤去白术，加五味子，为苓桂味甘汤。

12. 兼肝气上逆者，苓桂术甘汤去白术加白芥子，为苓桂芥甘汤。

13. 兼咳嗽、面目浮肿、小便不利者，苓桂术甘汤去白术加杏仁，为苓桂杏甘汤。

14. 兼痰湿者，苓桂术甘汤去白术甘草，加苦杏仁、薏苡仁，为苓桂杏苡汤。

15. 兼瘀血痹阻者，苓桂术甘汤去白术、甘草，加茜草、红花，为苓桂茜红汤。

（三）医案点评

案一：周凤梧先生医案（《山东中医药大学学报》1977 年）

陈某，女，52 岁。大便秘结，五六日一行，坚如羊屎，伴有口干渴，但又不能饮，自觉有气上冲，头晕，心悸，胸满。每到夜间则上冲之势明显，头目昏眩更甚，周身轻度水肿，小便短少不利，面部虚浮，目下色青，舌胖质淡，舌苔水滑。此证为心脾阳虚，水气乘阳位。水气不化，津液不行，则大便秘结而小便不利；水气上冲，阴来阳搏而心悸，眩晕，胸满；水饮流溢，浩浩莫御，则身面浮肿。治法：温通阳气，伐水降冲。方药：茯苓 30 克，桂枝 9 克，白术 9 克，炙甘草 6 克。服 2 剂头晕、心悸与冲气均减，此为水饮得温药之运化而减轻，乃于上方更加肉桂 3 克助阳以消阴，泽泻 12 克利水以行津。服 2 剂，口干去，大便自下，精神转佳，冲气又进一步好转。转方：桂枝 9克，茯苓 24 克，猪苓 9 克，生姜 9 克，附子 9 克，白芍 9 克。服至 3 剂，诸症皆瘥，面色转红，从此痊愈。

[点评] 本案比较典型，说理也清楚，后面方子中加肉桂，主要起到健肠除矢气、降腹压以消气上冲的作用；而加泽泻，主要是要加强利水的作用；最

后的方子，则是合真武汤的用法。

案二：《伤寒论临证指要》

"文革"前，余带学生在城子矿实习。某生治一白姓妇女，患梅核气，经用《金匮》半夏厚朴汤，已三进而丝毫无效，乃转余诊。切其脉弦，视其舌苔则水滑欲滴。余辨为水气上冲，咽被水寒所痹塞而非痰气之证，乃用桂枝12克，茯苓30克，白术10克，炙甘草6克。连服5剂，咽喉通利，病已愈矣。某生讶为神，问曰：半夏厚朴汤为何无效？曰：半夏厚朴汤治痰气上凝之喉痹；苓桂术甘汤则治水气上冲之喉痹。此证脉弦、舌水而是其候，误为痰气遂有"差之毫厘，谬之千里"，某生叹服。

[点评] 这一类的喉痹，我个人在临床上也碰到过好几例，用本方加泽泻，一般三到四剂就治好了。

案三：《治验回忆录》

邻妇杨贵妹，家贫，体胖，劳于操作。感寒辄咳，夜间增剧，日久失治，身体日见消瘦。近又新产，不唯少休息，营养缺，且杂诸儿辈粗粝度日，因是面浮肿，午后潮热，不烦不渴，面唇无华，畏冷，常厚被自温。经医诊为久咳脾虚，服六君子汤；虽认血虚发热，进圣愈汤，病无进退，历时三月矣。现以病增迎诊，脉细数无力而兼滑象，舌胖白润，面浮，不烦渴，潮热如故，天明始退，日吐清涎碗许，饮食无味，尿清便和。窃思本病起于操劳，增之产后，一则肺虚痰滞，清肃之令不行，因之咳嗽多痰；一则产后血亏，劳倦伤脾，脏腑失精微之奉，经脉缺血液之濡，因而潮热；以非实热，故不渴不烦也。前医之治，补血而不祛痰，或祛痰而不补血，偏胜失宜，故而寡效。盖治痰不补血，脾燥则肝阴益伤而血加燥，热必不退；补血不治痰，则脾阳不振而湿增痰盛，咳必更剧，故痰盛血亏之证，兼治为宜。《内科秘要》之联珠饮，方中四物滋血，血补则热退；苓桂术甘汤燥脾祛痰，痰去则咳止，既不滋湿，又不伤燥，极为切合病机。方是：熟地八钱，川芎二钱，当归五钱，白芍三钱，茯苓六钱，桂枝钱半，白术四钱，炙甘草二钱。初服二剂，热减痰少，面浮肿未消，脉则略起有力，精神微振。饮食渐进，知药已中的，嘱再服原方四剂，并饮食营养，热已退尽，痰亦不多，浮肿消退。又六剂，诸症悉已，后用归芍六君子汤、圣愈汤轮服竟愈。

[点评] 本案非常精彩,是个标本兼治的好案。前面讲过,治病时不仅要看到患者的症状,还要注意患者的体气,只有两者完美结合,才能丝丝入扣。患者血虚是体气,所以用四物汤;痰多是证候,所以用苓桂术甘汤。

案四:《靳文清50年临证得失录》

鲁某,男,22岁,阳高县人。1966年来诊。气短、胸憋、心慌,劳动则加剧,休息则缓解,已不参加劳动半年,各处求医。曾到某医院诊为"心脏病"。某中医诊为"伤力"(即劳动过度所致)中西药并进,效果不显。经人介绍来诊,主症同上,纳食香,但不敢多吃,否则气更短,背部有掌大一片发凉,口干不欲饮水,大便时溏,小便正常,舌淡润,苔白,脉象弦数。辨证:脾虚气滞,饮凌心肺。治法:温阳化饮,健脾利湿。方药:苓桂术甘汤化裁。云茯苓30克,川桂枝15,苍术、白术各15克,生甘草10克,法半夏10克,广陈皮15克,生龙骨、生牡蛎各15克(杵),川厚朴15克,广藿香10克,九节菖蒲15克,车前子15克(布包),紫丹参15克。水煎服,3剂。综观全方,化饮通阳为主,镇悸、宁心、宽中下气为辅,使饮邪蠲,胸脘畅,脾运健,心悸宁,则阴霾之气消,恢复本来面目,该患者服药6剂见效,共服18剂收功。

按:在农村此病(伤力停饮)发病率颇高,大多由于饮食不当,暴饮暴食,特别是疲劳过度,天热口渴思饮,遇水则快饮不辍,脘胀已无盛水之处,仍然口渴想饮,疲惫之躯,过量进水,排泄功能衰微,不能正常排出,以致停饮,最为多见。预防之法:口渴甚,先少量进水,休息片刻再少量进饮,如斯三四次则渴解,饮水亦未过量。大脑思渴兴奋点是一次暴饮未消失,多次少量进水则兴奋点渐次消失,这也是我多年的经验。

[点评] 本案中,"气短、胸憋、心慌"和"背部有掌大一片发凉,口干不欲饮水,大便时溏,小便正常,舌淡润,苔白,脉象弦数"这些都是苓桂术甘汤的典型症状。所以,患者有心脾阳虚、水郁不行的病证,又出现这种"背寒如手大"的症状,肯定就是苓桂术甘汤证了。

二、苓桂枣甘汤证

（一）苓桂枣甘汤证的病理与症状

苓桂枣甘汤证的病理是心脾阳虚、水郁于下。

【条文】

发汗后，脐下悸者，欲作奔豚，茯苓桂枝甘草大枣汤主之。

【解读】

这条条文中所讲的症状和苓桂术甘汤的症状，是有区别的。

在苓桂术甘汤证中，患者的症状是"**心下逆满，气上冲胸**"，是典型的水郁在胃部的症状，而本条文所说的症状却是"**脐下悸**"，明显就是水郁积在脐下的地方，脐下要比胃部低了很多。

前面讲过，不管是悸动还是气上冲，都是水液在皮下运动人们所产生的感觉。"**脐下悸**"就是说，患者感觉到脐下跳动不安，这也是水液在脐下部位振动所引起的一种感觉。

当然，如果脐下积水较多，加上腹压较大的话，也会出现奔豚气。就是说，它的气上冲是从脐下的部位往上冲，这和苓桂术甘汤证是从胃的部位往上冲是不一样的。

苓桂枣甘汤证与苓桂术甘汤证，除了水郁积的地方不同之外，其他症状是相近的，所以，不再展开讲。

（二）苓桂枣甘汤的药理和运用

苓桂枣甘汤的组成：

茯苓 40 克，桂枝 20 克，大枣 8 枚，炙甘草 10 克。

方后注：以甘澜水先煮茯苓后，纳诸药再煮。作甘澜水法：取水二斗，置大盆内，以杓扬之，水上有珠子五六千颗相逐，取用之。

茯苓桂枝甘草大枣汤，即苓桂枣甘汤，它与苓桂术甘汤相比，只是把白术换成了大枣而已，所以，苓桂枣甘汤其实也是苓桂术甘汤的变方。

为什么要把白术换成大枣呢？

刘渡舟教授说："白术和大枣都具有健脾益气的作用，都可以用来治疗水气上逆的病证，但张仲景用此二药却有所不同，治疗气从'心下'上冲者用白术，治疗气从'脐下'上冲者用大枣。这是因为气从心下上冲者，病机在于脾虚不运而使水气上冲，所以用白术健脾兼能行水；至于气从脐下上冲者，关键在于其人气水相搏，小便不利而脐下悸，所以重用茯苓 30 克，桂枝 12 克，则超过其他有关方剂，然利水去邪之力大，犹恐津伤液脱，所以去白术而用大枣补脾胃、生津液，寓防于治，从临床上来讲，是很有意义的。"

大枣的功效是补胃津，把白术换成大枣，是为了防止伤津，这说明苓桂枣甘汤证的水郁程度要比苓桂术甘汤证较轻。

（三）医案点评

案一：《橘窗书影》

淀侯之臣，烟田传郎之妹，年二十余。脐下动悸，任脉循行处（经腹正中线）拘急，时时上冲于心下，发作时背弓反张，不省人事，手厥冷，呼吸欲绝，数医治疗无效。余诊之，此为奔豚病，故与苓桂甘枣汤。服之数十日，病已减七八，只腹中常剧痛，或手足抽搐。于是，兼用当归建中汤，数月而痊愈。

[点评] 本案中，患者的脐下动悸和气上冲是同时出现的。

案二：《经方临证指南》

郭某，男，56 岁。患奔豚证，发作时气从少腹往上冲逆，至心胸则悸烦不安，胸满憋气，呼吸不利，并见头身汗出，每天发作两三次，小便短少不利，有排尿不尽之感。舌质淡，苔水滑，脉沉弦无力。此水气下蓄，乘心脾阳虚而上冲。茯苓 30 克，桂枝 12 克，大枣 15 枚，炙甘草 10 克。上方服用两剂，则小便畅通，奔豚气不再发作。

[点评] 本案中，苓桂枣甘汤证的症状除了气上冲的位置不同外，其他的症状和苓桂术甘汤证是基本一样的。

三、茯苓甘草汤（苓桂姜甘汤）证

（一）茯苓甘草汤证的病理与症状

茯苓甘草汤证的病理是脾胃虚寒，水停于胃。

【条文】

1.伤寒，汗出而渴者，五苓散主之；脉浮微热，小便不利，不渴者，茯苓甘草汤主之。

2.伤寒，厥而心下悸，宜先治水，当服茯苓甘草汤，却治其厥，不尔，水渍入胃，必作利也。

【解读】

第1条条文，是拿茯苓甘草汤证和五苓散证作比较，这里提到了一个辨别点就是"渴"，渴的就用五苓散，不渴的就用茯苓甘草汤。这说明两点：

第一，茯苓甘草汤证和五苓散证的症状相似，都有脉浮微热的轻微表证和小便不利的阳郁水停的症状。

第二，茯苓甘草汤证和五苓散证的区别在于是否口渴。

对于五苓散证来说，它的口渴是因为阳虚水郁、津不上承引起的，那么，茯苓甘草汤证为什么不渴呢？

答案就在第2条条文里面。

这条条文是个倒装句，条文的真正排序应该是：

伤寒，厥而心下悸，宜先治水，却治其厥，不尔，水渍入胃，必作利也，当服茯苓甘草汤。

条文的意思是患者有"心下悸"和四肢厥冷的症状，"心下悸"是因为阳虚水郁、心下有水积所引起的，这种病证就应该先治水，就是要用温心脾行水运的方法。四肢厥冷也有可能是因为胃寒，血运不达于表而引起的，而医生却不懂这个道理，先治患者的四肢厥冷，导致患者心下部位的积水浸入了胃肠之中，从而出现"下利"的症状。

条文中的"渍"，是浸、泡的意思，"渍入"就是浸入的意思。

就是说，茯苓甘草汤证的症状和五苓散证是相近的，都有"脉浮微热，小便不利"和"心下悸""下利"，不同的则是五苓散证有"渴"的症状，而茯苓甘草汤证则没有，茯苓甘草汤证之所以没有口渴，其原因就在于"厥"上。

茯苓甘草汤证的四肢厥冷是因为胃寒引起的，胃寒的一个特点是"多唾"，就是口水多的意思，患者都口水多了，自然也就不渴了。

同时，胃寒的另一个特点就是喜"呕吐"，所以，《续药征》里面说："心下悸，上冲而呕者，此方主之，屡试屡验。"

刘渡舟教授说："张仲景用本方治疗水饮停留于胃中，阻碍气机，郁遏清阳所致的'厥而心下悸'。生姜有很好的和胃散饮作用，所以常用来治疗饮气在胃所引起的各种病证。导致水饮停留胃中的原因大致有二：一是胃阳不足，不能行散水气而致饮停，这是内因；二是短时间内多饮暴饮，使得外来之水聚于胃中而不化，这是外因。虽然内外可以相因为病，但外来之饮往往是引发疾病的主要来源。为了防止外来之饮的损伤，《伤寒论》中曾指出'欲得饮水者，少少与之，令胃气和则愈'。如若不然，因渴而暴饮，就会导致胃中停水的病变，所以，《金匮要略·痰饮咳嗽病篇》指出'凡食少饮多，水停心下，甚者则悸，微者短气'。水饮停于胃中，最突出的临床表现就是'心下悸'，此外，水饮邪气上冒清阳，还可出现头晕头痛、胸闷短气等证，也应引起临床家的注意。"

刘渡舟教授的这段话，也直接点明茯苓甘草汤证的病理有胃寒在里面，因为胃寒生水饮，所以，患者才会出现四肢逆冷和心下悸、气上冲和呕吐的症状。

（二）茯苓甘草汤（苓桂姜甘汤）的药理和运用

茯苓甘草汤（苓桂姜甘汤）的组成：

茯苓 10 克，桂枝 10 克，生姜 15 克，炙甘草 5 克。

茯苓甘草汤就是苓桂术甘汤把白术换成生姜，所以也称为苓桂姜甘汤。

生姜的功效主要就是温胃止呕和解表，这里用生姜，就有丝丝入扣的感觉了。

（三）医案点评

案一:《经方临证指南》

陈某，男，26 岁，酷日之下劳动，汗出特别多，口中干渴难忍，因而俯首水桶暴饮，当时甚觉凉爽，但不多时则感到心下胃脘部位筑筑然动悸不安，入夜也不得安寐。经多方诊治不见功效。来诊时，令其仰卧床上，用手按其心下，悸动应手；又用手震颤上腹部，可清晰地听到胃中辘辘作响。其人小便尚利，舌苔水滑，脉弦。此证主胃中有水饮。茯苓 20 克，桂枝 10 克，炙甘草 6 克，生姜汁一酒盅，2 剂。先煮前三味药，等药成后，以姜汁兑药服。服药 1 剂后，自觉热辣气味直抵胃中，而胃中鸣响悸动为甚。不多时，自觉腹中疼痛欲作泻利，急忙登厕更衣，泻出水液甚多，随之悸动明显减轻。2 剂服尽则全安。

[点评] 本案中，患者心下胃脘部有典型的胃寒水饮积聚症状，又有心悸的症状，这是典型的胃寒有水饮的茯苓甘草汤证了。

案二:《刘渡舟临证验案精选》

阎某，男，26 岁。患心下筑筑然动悸不安，腹诊有振水音与上腹悸动。三五日必发作一次腹泻，泻下如水，清冷无臭味，泻后心下悸动减轻。问其饮食、小便尚可。舌苔白滑少津，脉象弦。辨为胃中停饮不化、与气相搏的水悸病。若胃中水饮顺流而下趋于肠道，则作腹泻。当温中化饮为治。疏方：茯苓 24 克，生姜 24 克，桂枝 10 克，炙甘草 6 克。药服 3 剂，小便增多，而心下悸明显减少。再进 3 剂，诸症得安。自此之后，未再复发。

[点评] 本案中，患者的症状是心下悸、有振水音和水泻，如果光凭这些症状，用五苓散也是可以的。本案重点在于患者没有"口渴"的症状，所以选择了茯苓甘草汤。

案三:《三湘医萃医话》

叔祖静田公，……曾于炎暑之会，小憩于某翁田舍。主人肃客待茶，谈及医道，前席请曰："鄙人患鼻头出汗，有如屋漏，拭而又来，经年未愈，虽无甚痛楚，然日觉倦怠不支矣。先生方外士，得无海上方耶？"公为诊之曰："尊恙勿药可愈，但持斋三月乃已。然淡泊所不能堪也，故有术在。"乃疏茯苓甘草汤，嘱服弥月可愈。年终，得患者谢书，谓果如所断。门人请其方义。公曰："此易见也，鼻者，脾之属而肺之窍也。富裕之家，其人嗜酒而餍粱肉，乃脾经湿油上蒸使然耳，甘缓淡渗之法，不亦得乎！"

[点评] 本案光凭"鼻头出汗"这个症状，似乎并不足以证明就是茯苓甘草汤证，应该还有其他相关的症状，只是医案中没有说而已。

四、茯苓泽泻汤证

（一）茯苓泽泻汤证的病理和症状

茯苓泽泻汤证的病理是心脾阳虚兼见胃中停水，是茯苓甘草汤的进一步。

【条文】

胃反，吐而渴欲饮水者，茯苓泽泻汤主之。

【解读】

条文很简单，关于症状的描述也很简单，就是"吐"和"渴欲饮水"。

"渴欲饮水"前面讲过了，它不是热盛津伤、口渴引饮的那种"渴"，而是阳虚水郁、津停不行的"渴"，是那种口干欲饮水而又喝得不多的那种"渴"，条文中讲"渴欲饮水"，就在提示患者的病理是阳虚水郁、津停不行，是五苓散证或是苓桂术甘汤证之类的。

这里的"吐"指的是"胃反"，"胃反"就是常说的"反胃"，是指患者朝食暮吐或是暮食朝吐的一种病，是胃寒的一种表现。

《金匮要略》说："趺阳脉浮而涩，浮则为虚，涩则伤脾，脾伤则不磨，朝食暮吐，暮食朝吐，宿谷不化，名曰胃反，脉紧而涩，其病难治。"

又说："师曰：以发其汗，令阳微膈气虚，脉乃数，数为客热，不能消谷，胃中虚冷故也。脉涩者，虚也，胃气无余，朝食暮吐，变为胃反，寒在于上，医反下之，令脉反弦，故名曰虚。"

这两条条文就把"胃反"的病因是"胃中虚冷"、表现是"朝食暮吐，暮食朝吐，宿谷不化"给讲得清清楚楚了。

所以，茯苓泽泻汤证的病理是阳虚水郁、胃寒水停。

它和五苓散证、苓桂术甘汤证的不同之处在于五苓散证和苓桂术甘汤证没有胃寒水停这个病理，所以没有"胃反"的表现。

它和茯苓甘草汤证相比，虽然都有阳虚水郁、胃寒水停的病理，但是，茯苓泽泻汤证的病理，不论是阳虚水郁，还是胃寒水停，都要比茯苓甘草汤证严重得多，茯苓甘草汤证虽然也是胃寒水停，但它只表现为胃寒多唾或是胃寒而呕而已，没有茯苓泽泻汤证所出现的胃寒而"胃反"的症状，所以，茯苓泽泻汤证就是茯苓甘草汤证的加强版。

（二）茯苓泽泻汤的药理和运用

茯苓泽泻汤的组成：

茯苓 40 克，白术 15，桂枝 10 克，泽泻 20 克，生姜 20 克，甘草 10 克。

茯苓泽泻汤就是苓桂术甘汤加泽泻再加生姜而成。

这个方子和茯苓甘草汤比较一下就会发现，茯苓泽泻汤中，不仅治阳虚水郁的药物要比茯苓甘草汤多，量也大，同样，在治胃寒水停方面，生姜的用量也要比茯苓甘草汤的大，所以，茯苓泽泻汤其实就是茯苓甘草汤的加强版。

因为它是茯苓甘草汤证的加强版，病症比较严重的，所以，在临床上反而没有茯苓甘草汤证常见。

（三）医案点评

案一：《金匮要略今释》

一妇，年二十四五，患呕吐，三四日或四五日一次，发必心下痛，如此者二三月，后至每日二三发，甚则振寒昏迷，吐后发热。诸医施呕吐之治，或与驱蛔之药，无效。余诊之，渴好汤水甚，因与茯苓泽泻汤，令频服少量。自其夜病势得缓，二十余日，诸症悉退，唯腰间有水气，令服牡蛎泽泻散而愈。

[点评] 本案中患者的"呕吐"，其实就是"胃反"的一种表现，而"渴好汤水"其实就是"渴欲饮水"，所以，茯苓泽泻汤自然就是对症方药了。

案二：《成绩录》

安部侯臣菊池大夫，从候在浪华，久患胃反，请治于先生曰：不佞囊在江户得此病，其初频吐水，闻交以食，吐已乃渴。一医教我断食，诸证果已，七日始饮，复吐如初，至今五年，未尝有宁居之日。先生诊其腹，自胸下至脐旁硬满，乃与茯苓泽泻汤，数日而痊愈。

[点评] 本案中，患者有"胃反"，又有"自胸下至脐旁硬满"的水郁积症状，又有口渴症状，这些都是茯苓泽泻汤的典型症状。

五、苓术甘姜汤（肾着汤）证

（一）苓术甘姜汤（肾着汤）证的病理和症状

苓术甘姜汤证的病理是脾胃阳虚、水饮积聚于腰腹处。

【条文】

肾着之为病，其人身体重，腰中冷，如坐水中，形如水状，反不渴，小便自利，饮食如故，病属下焦，身劳汗出，衣（表）里冷湿，久久得之，腰以下冷痛，腹重如带五千钱，苓术甘姜汤主之。

【解读】

条文中，患者的主要症状是"身体重""腹重如带五千钱"和"腰中冷，如坐水中""腰以下冷痛"。

关于"身重"，前面讲过了，它是水积于肌腠之内引起的，这里的"身体重"也一样，因为水主要积在腰腹之处，所以，条文又补充说是"腹重如带五千钱"。汤本求真说："身体重，即组织中有水毒之征。"水液积聚，神经失养，患者就会觉得痛和冷，所以，条文说"腰中冷，如坐水中""腰以下冷痛"。

那么，为什么会"反不渴"和"小便自利"呢？

上面讲过，阳虚水郁、津不上承，所以，患者会出现"渴欲饮水"的症状，但是，我们也讲过，如果患者是胃寒的情况，那么患者就会因胃寒而出现"多唾"症状的影响，反而不渴了，所以，条文说"反不渴"。

"小便自利"也一样，正常情况下，阳虚水郁，一般都是小便不利的，但这里患者的病理是胃寒与脾虚同时存在，膀胱失养，控制失灵，所以出现了"小便自利"的情况，这一点，跟猪苓汤证可能出现的"小便自利"，病理相反，症状相近。

而条文所说的"身劳汗出，衣（表）里冷湿，久久得之"，则是指病因，这和前面所讲的"凡食少饮多，水停心下，甚者则悸，微者短气"一样，都是因为生活中保养不当而得病的。

对于本病来说，如果患者起居不慎、保养不当，有久居阴寒潮湿之地或冒雨涉水，以及体虚汗出不更衣，长期穿着冷湿的衣物等行为，人体受寒湿长期侵袭，血运不畅，水运不行，所以就有了腰部及腰部以下冷痛，以及身重、腹重的病理结果。

因为水饮是积于腰腹部，而不是胃里面，所以患者没有心下痞之类的症状，而且"饮食如故"，但是由于是腰腹部积水，所以，心悸和心上冲的症状也同样可能存在。

（二）苓术甘姜汤（肾着汤）的药理和运用

苓术甘姜汤（肾着汤）的组成：

茯苓 20 克，白术 10 克，干姜 20 克，甘草 10 克。

苓术甘姜汤（肾着汤）就是把苓桂术甘汤中的桂枝换成干姜而成。

因为本方的病理是脾胃阳虚，患者的表现是冷痛，而且病位在腰部及腰部以下，不关心、肺的事，所以，桂枝就可以不用。

同时，因为患者是虚寒冷痛，病位偏里，所以要用干姜温里行湿止痛。干姜与甘草同用，就是甘草干姜汤，它的功用是温里祛寒，主要用于脏器虚寒而引起的多唾、遗尿、泄泻、衄血等病症。

在这里，干姜同样不能用生姜代替，生姜走表，所以，生姜更多是用于温胃止呕，偏于胃本身；而干姜温里，所以主要用于温中回阳，更偏于全身。

金代医学家张元素把干姜的功效总结为四点：一是通心助阳；二是祛脏腑沉寒痼冷；三是发诸经之寒气；四是治感寒腹痛。这四种功效其实都是说干姜温里祛寒功效的。

理解了干姜的功效和为什么要减去桂枝，苓术甘姜汤（肾着汤）的药理自然也就明白了。本方之所以也叫肾着汤，是因为古人认为腰为肾之外府，肾受冷湿，着而不去，所以称为肾着，苓术甘姜汤也因此被称为肾着汤。

因为本方的病理是阳虚水郁、里有寒湿，所以，只要有这个病机，就可以运用本方。

《太平圣惠方》说："治肾著之为病，身体冷，从腰以下冷痛，甘草散方。"甘草散即本方加当归。

《三因极一病源论粹》说："除湿汤，治冒雨著湿，郁于经络，血溢作衄；或脾不和，湿著经络，血流入胃，胃满吐血；头痛加川芎二钱；最止浴室发衄。"除湿汤就是本方。

《方极》说："苓姜术甘汤治心下悸，小便自利，腰中冷如坐水中，若疼重，形如水状者。"

《类聚方广义》说："此方加杏仁，名肾着汤，治孕妇浮肿，小便自利，腰体冷痛，喘咳者。"

又说："治老人平日小便失禁，腰腿沉重，冷痛者。又男女遗尿，至十四五岁犹不已者，最为难治，此方加反鼻（腹蛇霜），能奏效，宜随证加附子。"

《方函口诀》说："此方一名肾着汤，用于下部腰间之水气，阴唇水肿等，有效。妇人久年腰冷带下者，加红花与之，更佳。"

（三）医案点评

案一：《古方便览》

一妇人，平生上冲甚，而有心悸之证，故先生（吉益东洞）令服苓桂术甘汤。一夜腹大痛，苦楚不可言。先生往诊之，见疼痛之状，腰部为甚，与此方一剂，顿差。

[点评] 从本案可以得知，肾着汤证也可能有气上冲和心悸的症状，而且，它和苓桂术甘汤证的区别也就在于是否里有寒湿。

案二：《金匮要略浅注》

冯某，男，54岁。患腰部冷痛，如坐水中，饮食少思，大便稀溏，舌苔白，脉象濡缓。此寒湿着于腰部肌肉之分，腰为肾之府，即《金匮》所谓"肾着"之病。治宜温中散寒、健脾燥湿，用甘姜苓术汤：干姜6克，甘草3克，茯苓10克，白术10克。服5剂，并配合温灸治疗，食欲好转，大便成条。仍用原方加党参12克，再服5剂，腰痛亦止。

[**点评**] 本案所说基本就是条文所讲。

案三:《刘渡舟临证验案精选》

迟某,男,50 岁。其病为腰腿、两足酸痛,恶寒怕冷,行路则两腿发沉。切其脉沉缓无力,视其舌硕大,苔则白滑。沉为阴脉,属少阴阳气虚也;缓为湿脉,属太阴脾阳不振也。本证为《金匮》所述"肾着"之病。为疏:茯苓30 克,白术 15 克,干姜 14 克,炙甘草 10 克。此方服至 12 剂,则两足发热,恶寒怕冷与行路酸沉、疼痛之症皆愈。

[**点评**] 本案所讲也是条文所讲。

案四:《刘渡舟临证验案精选》

白某某,女,38 岁。体肥而白带多,且有秽浊气味。久治不愈。视之皆为治湿热之药。切其脉沉缓,视其舌苔白滑不燥。疏方:白术 30 克,干姜 14 克;茯苓 30 克,炙甘草 10 克。服至 5 剂,白带减少大半,至 10 剂则痊愈。进修学生张君不解,问曰:带为湿浊之邪,味臭秽自是"湿热"所变。先生竟用"肾着汤"之温燥而又反加重干姜之剂量,而不知其理为何也?刘老曰:其人脉沉缓是为阴,是为寒湿,寒湿带下味秽,乃湿郁阳气使之然。今方祛寒湿,则使下焦阳不为湿邪所着,是以带止而味亦自除也。

[**点评**] 本案充分地展现了刘渡舟教授的功力,与那些不察体气、不加辨证、见病开方的医生有着云泥之别。

第三十七讲　阳虚水郁（三）

前面两讲先后讲了五苓散、苓桂术甘汤及它们的一些变方，本讲将重点讲苓芍术甘汤以及它的变方。

桂枝汤中桂枝与白芍之间的关系，不仅是一组对药，也是一对功用相近又相反的药。随着后面讲解的展开，大家就会发现，其实很多方子都是根据这种对应关系来组成的，下面要讲的桂枝去桂加茯苓白术汤，也就是苓芍术甘汤，就是这种对应关系的一种体现。

一、桂枝去桂加茯苓白术汤（苓芍术甘汤）证

（一）桂枝去桂加茯苓白术汤（苓芍术甘汤）证的病理和症状

桂枝去桂加茯苓白术汤证的病理是脾胃阳虚、水郁发热。

【条文】

服桂枝汤，或下之，仍头项强痛，翕翕发热，无汗，心下满微痛，小便不利者，桂枝汤去桂加茯苓白术主之。

【解读】

对于本条的注解，历来就有去桂枝还是去芍药的争议，很多医学大家都认为本条条文应该是去芍药，并且根据文义展开讲解，其实这种看法是牵强的。

因为如果本条真的是去芍药的话，那就是前面的苓桂术甘汤了，就没有必要再另立方子的名字了；其次，如果真是去芍药，那么，后面的真武汤是怎

么来的就无法解释了。所以，本条条文肯定就是去桂枝，也就是说，条文所讲的，就是苓芍术甘汤，并且与苓桂术甘汤相对应。

刘渡舟教授说："历代医家对这一条原文的认识和理解很不一致。如清人徐大椿说：'凡方中加减法，皆佐使之药，若去其君药，则另立方名，今去桂枝，而仍以桂枝为名，所不解也。'钱天来也说：'治之以桂枝去桂加茯苓白术汤，未详其义，恐后人传写之误，未可知也。即或用之，恐亦未能必效也。'而《医宗金鉴》的作者吴谦更是直接提出：去桂枝当是去芍药之误。那么，到底应该怎样认识这一问题呢？首先，应该回到桂枝汤及其加减变化的特点上。桂枝汤的最大特点就是滋阴和阳，实现这一特点的药物配伍是桂枝配芍药。桂枝和芍药，一阳一阴，在临床上具有二分法的意义。比如既有桂枝加桂汤，就有桂枝加芍药汤，那么，有桂枝去芍药汤，就应该有桂枝去桂汤。这样一来，使得阴阳相互对应，符合疾病变化及其治疗的客观规律，从这一点分析，桂枝去桂这种情况确实是存在的。其次，从桂枝去桂加茯苓白术汤的药物组成来看，不妨把它与苓桂术甘汤对应起来，以便更加清楚地认识去桂的意义。《伤寒论》中，仲景用真武汤扶阳利水，就有猪苓汤育阴利水对应之，这是因为人体水液代谢的失常关系到阴和阳两方面。那么，仲景举苓桂术甘汤通阳利水，就应该有与其相应的和阴利水的方剂。这个问题的答案就在去桂加苓术汤之中。该方的药物组成是茯苓、芍药、白术、炙甘草、生姜和大枣。从上述的药物看，不难发现，苓芍术甘四味药物正好与苓桂术甘四味药物有桂枝与芍药阴阳对应的特点，因此，不妨暂时将其称为'苓芍术甘汤'。'苓芍术甘汤'中用芍药，一方面能滋营和阴，另一方面与茯苓相配，则又有去水气、利小便的作用。所以，'苓芍术甘汤'能够和阴利水，正好与苓桂术甘汤通阳利水构成阴阳对应的关系。而其中又有生姜、大枣，则犹如苓桂术甘汤有苓桂枣甘汤、苓桂姜甘汤之变通。既然如此，仲景为什么不直接称之为'苓芍术甘汤'，反而要把它称之为'桂枝去桂加茯苓白术汤'？这里面可能有两个原因。其一，仲景文笔，条文排列往往有前后对举之法，第21条既然列出桂枝去芍药汤，所以第28条又指出桂枝汤还有去桂这一方法，使人对照看待，以见'胸满'与'心下满微痛'两证有上下之不同；其二，仲景恐后人在'头项强痛，翕翕发热'上抓住不放，而过分执意桂枝汤的解表作用，因而强调了本方必须去桂枝而留白芍。所以，读仲景书一定要能从隐藏之处求出其奥义所在。"

李克绍先生说："《医宗金鉴》认为，去桂当是去芍，理由是 21 条有'太阳病下之后，脉促胸满者，桂枝去芍药汤主之'之文，这就是牵强附会。因为第 21 条的胸满，是太阳病误下后胸阳受挫，阳欲外出而不能，郁于胸中而致满，它与 28 条水饮停聚的满根本不同，何况 21 条是胸满而不是心下满。本证是水饮结聚在心下，微肿微痛。小便不利是水饮内停的必然见证，心下满提示水饮结聚的部位。这样，把病定性定位之后，再分析翕翕发热和头项强痛的病理。不要简单地把翕翕发热和头项强痛看成太阳表证。因为水饮内结，内肿形成，影响荣卫不和，也能发热，本证翕翕发热有轻浅的低热，就是这个道理。胸中停痰的瓜蒂散证，不也是病如桂枝证而发热吗？水饮内结，阻碍经气不利，也能头项强痛，水饮内结之大陷胸丸证，不是也项如柔痉状吗？正由于翕翕发热和头项强痛，都是内部病变的外在反应，不是表证，所以服桂枝汤无效。心下满微痛，也不是胃家实，所以下之也无益。'服桂枝汤或下之'是假设之辞，之所以做出这样的假设，又提出小便不利，就是提示我们，要把一切症状从水饮上考虑。如果不是这样，只因为病人主诉有心下满，便不加分析，把'胸满者去芍药'搬来，这就是牵强附会，也包括断章取义。"

刘渡舟教授和李克绍先生的讲解，不仅讲清了桂枝去桂加茯苓白术汤，即苓芍术甘汤证的主要症状是心下满微痛、小便不利、低热和头项强痛，也讲清了这些症状背后的原因都是水郁胸胁胃脘部。

既然苓芍术甘汤和苓桂术甘汤有着相对应的关系，而它们的病理都是水郁于胸胁胃脘部，而且它们的症状又是如此相近，那么，它们之间的区别在哪里呢？

1. 心下满与心下逆满

苓芍术甘汤证的特点是"**心下满**"，而苓桂术甘汤证的特点是"**心下逆满**"，差别就在苓芍术甘汤证没有"**气逆**"，也就是"**气上冲胸**"的症状。

苓芍术甘汤证的病理是水浊积于胸胁胃脘部，水郁化热。因为它的病位在于胸胁与胃脘部，所以，患者出现了"**心下满微痛**"，而不是"**胸痛**"，水饮积聚，自然就有胀满的感觉，压迫之处，自然微痛，这一点与血郁于胸的胸痛是有较大区别的，而这种水郁于胸胁胃脘部最为严重的情况，就是十枣汤证。

因为苓芍术甘汤证和苓桂术甘汤证的病理都是心下水郁不行，所以，苓芍术甘汤证与苓桂术甘汤证相比，都有心下满的症状，从这一点看，似乎并没有什么区别。但是，这两者其实还是有区别的。苓桂术甘汤证的病理是心脾阳虚水郁，所以有"心下逆满"和"气上冲胸，起则头眩"，就是说，除了"心下满"的症状之外，还有"逆"，也就是"气上冲胸，起则头眩"的症状；苓芍术甘汤证的病理则是脾胃阳虚，所以一般没有气上逆冲胸和头眩的症状，只有"心下满"的症状，所以称为"心下满微痛"，这一点，也可以从真武汤证得到证实，就是说，如果患者有苓芍术甘汤证，同时有心阳虚的情况下，同样可能出现"气上冲胸，起则头眩"的症状。

2. 低热和小便不利

苓芍术甘汤证和苓桂术甘汤证都可能有低热和小便不利的症状。

苓芍术甘汤证的低热并不是表证的表现，而是水郁的表现，这一点和猪苓汤证、五苓散证发热病理一样，都是水郁发热；同样，小便不利也一样，是水郁不行的表现。

有的医家把这两个症状作为苓芍术甘汤证与苓桂术甘汤证的区别点，并以气外达、水下行，气化水、水化气的理论进行讲解，但我个人认为，这种说法并不能说明问题。因为苓芍术甘汤证和苓桂术甘汤证都是水郁不行，所以都可能出现低热和小便不利，而且，气化水、水化气，正说也通，反说也对，根本不能说明什么问题。

3. 头项强痛与背寒如手大

苓芍术甘汤证的特点是"头项强痛"，苓桂术甘汤证的特点则是"背寒如手大"。

前面讲过，苓桂术甘汤证是心脾阳虚，所以可能出现"背寒如手大"的症状，而苓芍术甘汤证则是脾胃阳虚，水郁于上，所以有"头项强痛"的症状。

个人认为，这才是苓芍术甘汤证和苓桂术甘汤证最容易分别的地方。

我以前治疗过一个病例，她是一个同事的老婆，原来被诊为中暑，经过多方治疗后，就剩下低热和四肢无力两个主要症状，辗转各处，一直都治不好。有一天，同事就专门问我是怎么回事，刚开始听他说是低热和四肢无力，就以为是补中益气汤证，后来仔细询问，发现患者并没有气虚的症状，反而有头项强痛、小便不利的症状，所以，就诊为苓芍术甘汤证，喝几剂药就好了。

后来，我仔细想了想，患者所说的四肢无力，应该是语言表达有误，患者应该是四肢沉重而不是无力，只是感觉上的差异和表达上的不清而已。四肢沉重是阳虚水郁、水郁于四肢所引起的，与肾着汤证的"身体重"和真武汤证的"四肢沉重"的病理都是一样的。

所以，个人认为，苓芍术甘汤证和桂枝汤证的区别，辨别点在于小便，苓芍术甘汤证是小便不利，而桂枝汤证则是小便自利。苓芍术甘汤证与苓桂术甘汤证的区别，辨别点则是在阳虚的轻重，苓桂术甘汤证阳虚较重，所以，有背寒痛的感觉；而苓芍术甘汤证则阳虚较轻，所以只有头项拘急不舒的感觉。

当然，如果患者阳虚严重，出现了真武汤证，那么，气上冲胸，头眩，后背发凉发麻发痛之类的症状，也是正常的。

所以，如果按照阳虚的轻重来排列的话，阳虚最轻的是苓芍术甘汤证，阳虚较重的是苓桂术甘汤证，阳虚最重的就是真武汤证，这样排列才最符合阴阳变化的原理。

（二）桂枝去桂加茯苓白术汤（苓芍术甘汤）的药理和运用

桂枝去桂加茯苓白术汤（苓芍术甘汤）的组成：

茯苓20克，白术10克，芍药15克，生姜15克，炙甘草10克，大枣4枚。

桂枝去桂加茯苓白术汤，也就是苓芍术甘汤，它的药物组成就是桂枝汤减去桂枝，加上茯苓、白术而成。因为阳虚不严重，所以去桂枝；因为水郁发热，所以用茯苓、白术行水燥湿；用白芍滋阴利小便；用炙甘草、大枣补胃肠阴液。

但是，如果患者有心阳虚的情况出现，譬如说，患者有手脚冷之类的症状，桂枝就可以加进去了，这样一来，也可以看成是桂枝汤加茯苓、白术的用法，桂枝加桂汤、苓桂术甘汤都可以用来治气上冲，其实道理都是一样的。

而且，前面讲过，附子强心回阳，是桂枝的进一步。如果患者阳虚的情况更严重，桂枝就要换成附子了，这就是真武汤了，理解了这些东西，自然就融会贯通了。

（三）医案点评

案一：《伤寒论临证指要》

余治刘某，女，53岁，患低热不退，体温徘徊于37.5℃左右，已两月余，兼见胃脘发满，项部拘急不适。切其脉弦，视其舌胖大，而苔则水滑欲滴，乃问其小便，自称短涩不利，而有不尽之感。余结合第28条精神，用桂枝去桂加茯苓白术汤（白芍、生姜、炙甘草、大枣、茯苓、白术），共服3剂，则小便通畅、低热等症随之而解。古人云："事实胜于雄辩。"如果离开了实践检验，只凭主观想象而奢谈原文的错误，鲜有不偾事者，则岂止"去芍"之一说哉？

[点评]本案中，患者小便不利、低热、心下满、项部拘急，苓芍术甘汤证的辨证要点就全齐了。

案二：《经方临证指南》

金某，女，42岁。患左侧偏头痛三年多，屡治不效。伴有项强，胸脘胀满不舒，小便频数短少，大便正常。脉弦紧，舌苔水滑欲滴。茯苓30克，白芍30克，白术10克，炙甘草10克，大枣12枚，生姜10克。服药6剂而愈。

[点评]本案患者的主诉是偏头痛，导致头痛的原因很多，风寒、风热、内寒、内热、血瘀、水郁等都可以导致头痛，所以，治头痛不能光凭头痛一个症状就开方吃药，要结合患者其他各个症状，那样才有针对性。

本案中，患者项强、胸满、小便不利、舌苔水滑，这些都是典型的苓芍术甘汤证症状，由此可见，此处患者的头痛是水郁所致，所以，用苓芍术甘汤治疗自然也就好了。

二、真武汤证

（一）真武汤证的病理和症状

真武汤证的病理是心脾阳虚、水郁严重。

【条文】

1.少阴病，二三日不已，至四五日，腹痛，小便不利，四肢沉重疼痛（自下利）者，此为水气，其人或咳，或小便利，或下利，或呕，真武汤主之。

2.太阳病，发汗，汗出不解，其人仍发热，心下悸，头眩，身瞤动，振振欲擗地者，真武汤主之。

【解读】

对于这两条条文，主要有四个问题：

1.真武汤证是少阴病还是少阳病?

对于真武汤证，大多数医家都把它归入少阴病类型，其理由主要有三个：一是真武汤原来就在《伤寒论》的少阴篇中；二是条文的开头就说是"少阴病"；三是真武汤里面有附子。

个人认为，真武汤证属于少阳证，严格来话，应该是少阳少阴合病。

前面讲过，水运不畅的水气病，本来就是少阳病，而条文明确说"此为水气"，因此，真武汤证真正的病理是水郁为病，应该归入少阳病的类型当中。不过，因为少阳病情况复杂，心脾阳虚水郁也是其中的一种，所以，真武汤证严格来说，应该属于少阳少阴合病，根据其真正病理，它应该属于少阳病类型之一。

真武汤证是这样，附子汤证也是一样的，它们都是苓芍术甘汤证、苓桂术甘汤证的进一步发展，都属于少阳病。因此，不管是真武汤证，还是附子汤证，只有把它们和苓芍术甘汤证、苓桂术甘汤证放在一起进行比较，才能真正理解它们的内涵所在。

2.为什么说真武汤证是苓芍术甘汤证、苓桂术甘汤证的进一步发展?

其实这个问题并不难回答，只要对比一下这三者的症状表现就知道，三者的病理是一样的，只不过是轻重不同而已。

首先，来看一下它们共同的症状。在真武汤的条文中，患者可能出现的症状有小便不利、自下利、咳、呕、发热、心下悸、四肢沉重、目眩，而这些症状，苓芍术甘汤证和苓桂术甘汤证和它的变证都有可能出现，这些都是阳虚水郁所引起的。

其次，真武汤证要比苓芍术甘汤证、苓桂术甘汤证严重得多，主要体现在下面三种症状：

（1）目眩

苓芍术甘汤证、苓桂术甘汤证都有可能出现头晕目眩的症状，但是真武汤证的表现却严重得多，真武汤证的目眩症状表现是"**头眩，振振欲擗地**"。

"**振振欲擗地**"的意思是患者晕眩、平衡感差、肌体震动摇晃要倒地，简单点说，就是患者头晕得根本就站不稳，所以这种头晕的程度远比苓桂术甘汤证的"**目眩**"和"**身为振振摇**"要强烈得多。

同样，苓桂术甘汤证的头眩则要比苓芍术甘汤证严重。苓桂术甘汤证多次提到了"**头眩**""**目眩**"和"**发汗则动经，身为振振摇者**"，而苓芍术甘汤的条文则连"**目眩**"的症状都没有提到，但是没有提到，并不代表没有，只是相对较轻而已。

就个人临床所见，这种"**振振欲擗地**"的头晕目眩症状，有点类似于现代所说的低血糖症状，患者自觉眼前一片黑暗，甚至金星乱冒，全身汗出津津，四肢乏力，无法站立，同时伴有气上冲、心乱跳似欲出的心慌、心悸症状，平时，则有肌肉跳动，以及胸背、肋下肌肉酸痛，时作时止，有游走性的，有固定不移的。

患者全身汗出津津是比较典型的表阳虚汗出，或者说是汗多亡阳的症状，而气上冲、心悸、肌肉跳动和酸痛则是比较典型的阳虚水气症状。

《医宗金鉴》对真武汤条文的注解说："心下悸，筑筑然动，阳虚不能内守也；头眩者，头晕眼黑，阳微气不能升也；身瞤动者，蠕蠕然瞤动，阳虚液固，失养于经也；振，耸动也，振振欲擗地者，耸动不已，不能兴起于地，阳虚气力不能支也。"

在这里，有一点要特别强调：真武汤证是阳虚水郁严重，不能濡养经筋和神经导致患者出现头晕、心悸、肌肉跳动等症状；在临床上，阴虚内热或热盛津伤同样会导致津液与营血不能濡养神经和经筋，从而出现头晕、心悸、肌肉掣跳的症状。因此，临床上要仔细辨别，不能一听到患者说有心悸、头晕、肌肉跳动的症状，就认为是真武汤证。一般来说，如果病理是阴虚内热，那么病人的舌象一般是舌质红瘦而干，脉象则是弦数，它的治法则是滋阴降火、息风活血；如果是热盛津伤，那么病人一般就有舌红脉数、口渴引饮等症状，而它的治法就是清热生津。就是说，这三者的辨证与治法是不同的。

《医宗金鉴》中对于真武汤证症状的描述，也是患者头晕眼黑、四肢无力、无法站立，且心下悸筑筑然、身体肌肉跳动。

（2）四肢沉重疼痛、肌肉跳动、肌肉酸痛甚至麻木不仁、腹痛

苓芍术甘汤证和苓桂术甘汤证的症状表现，最多就是四肢沉重，但是真武汤证的症状表现则是"身瞷动"和"四肢沉重疼痛""腹痛"。

阳虚水郁严重，水积于皮下，患者就会感觉肌肉在跳动，这就是"身瞷动"；同时，水气积于皮肤肌肉之间，患者就会觉得局部一处或数处出现肌肉酸痛甚至麻木不仁。这里面，有游走性的，也有固定不动的，而且最常出现在肩背、肋下。

阳虚水郁，不能濡养经筋和神经，所以，患者就会出现"四肢沉重疼痛"和"腹痛"。这里面，"四肢沉重疼痛"的主要表现是发病时多觉手脚发胀、皮肤绷紧、关节屈伸不利，眼睑多浮泡、目下隆起如卧蚕，这些都是水郁于肌表的表现，因为湿浸于外，所以表现为"四肢沉重"。这种表现的进一步发展就是水肿，所以，真武汤也是治水肿的方剂之一。

（3）颈项强痛、背寒如手大和后背寒麻痛

苓芍术甘汤证因为阳虚较轻，所以只表现为颈项强痛；苓桂术甘汤证阳虚较重，所以表现为背寒如手大；真武汤证阳虚最为严重，所以表现为后背寒麻痛。

这三个症状的轻重非常明显，也充分体现了苓芍术甘汤证、苓桂术甘汤证和真武汤证的区别。

3. 真武汤为什么是过汗的救误之方？

说真武汤是过汗的救误方法，其实就是第2条条文所讲的内容。

患者本来是表证与水气同在的病，是麻黄汤证或是大青龙汤证，可是医生在用麻黄汤或是大青龙汤的时候，药量过大，致使患者汗出太多，汗多亡阳而水气病却没有因为汗出而消失。所以，条文说"仍发热，心下悸，头眩，身瞷动，振振欲擗地者"。

这里面，“**仍**”字的意思，就说明患者在发汗后，不仅汗多亡阳，而且水气的问题还没有得到解决。

那为什么真武汤可以用来救误呢？

前面讲过，附子强心促血运、辛温振功能，能回阳救逆、散寒止痛、固表止汗，所以，对于那些内有水气又被误汗而出现亡阳症状的患者来说，真武汤就是对症的方药。

《普济本事方》说：“仲景云：脉微弱汗出恶风者，不可服大青龙汤。服之则筋惕肉瞤，此为逆也，唯真武汤可救。”

前面讲过，大青龙汤证的“**身不疼，但重，乍有轻时**”和“**溢饮**”“**身不疼，但重，乍有轻时**”是水积于肌腠之内引起的，“**溢饮**”则是水饮积于体内引起的，而这些，其实也是麻黄汤的症状，患者有表证、又有水气，如果用大青龙汤或是麻黄汤刚刚好的情况，患者就会表解水利，诸证皆愈，反之，则会出现过汗亡阳、筋惕肉瞤、振振欲擗地的真武汤证。

《伤寒论崇正编》对大青龙汤条的注解说：“救逆之法，仲圣不出方。大抵此等亡阳危证，厥逆则用四逆汤，筋惕肉瞤则用真武汤，随机应变，不可缓忽。”

黎庇留先生的意思是：亡阳病变，如果患者内没有水气，只是亡阳厥冷的话，就用四逆汤；如果患者内有水气，就要用真武汤在温阳救逆的同时行水利水，二者兼治。

《临证实验录》说：“汗不如法，损伤肾阳，气化不利，水饮泛滥证也。温肾回阳，四逆汤为优；化气利水，五苓散为先。然四逆汤回阳不利水，五苓散利水不回阳，二者兼备者，真武汤也。”

可见，对于这种“**仍发热，心下悸，头眩，身瞤动，振振欲擗地者**”的病，真武汤就是对证的方药。

可是有的医生却泥于“**发热**”是表病，还要继续发汗。《伤寒论》中，真武汤的条文后面，有一句条文说：“**若重发汗，复加烧针者，四逆汤主之。**”

《伤寒论崇正编》说：“余临证数十年，愈此不少，即其人仍发热，不必因表未解而不敢用真武汤也。且里和表自和，往往服三五剂，元阳渐复，而热因之而消退。若泥于其发热而重发汗，或加温针以冀表解，则虚者愈虚，虚极则脱，不必四肢厥逆，宜四逆汤主之。"

所以，这里的"仍发热"，症状已从表郁发热变为水郁发热，不再是表闭发热了。若用麻黄汤或是大青龙汤来发汗，表闭还有不解的道理吗？

4. 条文中"自下利"为衍文

第1条条文中主症的"自下利"应该是衍文，因为这条条文的兼症中，有"或下利"的描述，同一条条文中，不可能同时出现主证和兼症都是"下利"，而且，前面在讲苓芍术甘汤之类的水气病时，我们就知道了，水气病也可能出现下利的症状，不过不是主症，更多的是兼症，因为下利和前面举例的头痛一样，有太多的原因可以引发，所以，一般都不作为主症。

黎庇留先生的《伤寒论崇正编》里面也讲过这个问题，有兴趣的朋友可以自己找来看。

理解了以上四个问题，真武汤证就基本能掌握了。

（二）真武汤的药理和运用

真武汤的组成：

茯苓 15 克，芍药 15 克，白术 10 克，生姜 15 克，炮附子 5 克。

若咳者，加五味子 8 克，细辛 5 克，干姜 5 克；若小便利者，去茯苓；若下利者，去芍药，加干姜 10 克；若呕者，去附子，加生姜合前成 40 克。

真武汤就是苓芍术甘汤加上附子而成。

真武汤在《伤寒论》中是用于过汗救误的，但是，在临床实践中，因为阳虚水郁严重的病症较多，所以，真武汤的运用机会非常多。

临床上，真武汤主要用来治阳虚呃逆、阳虚腹胀、前列腺肥大、肾病水肿、遗精泄泻、精神异常、慢性咽炎、视物昏花、头发脱落等病症。

《来春茂医话》说："本方对于肾阳不足，不能行气化水，脾阳虚不能运化水湿所形成的诸种证候，有温阳利水的功效。根据笔者经验，初步认为凡症见面色苍白，精神倦怠，形寒肢冷，便溏尿清，食欲不振，稍劳则喘，眩晕头痛，痰饮，嗜眠自汗，脉弱无力，舌质淡胖，苔白润，口中和，皆可使用。临床常用于慢性支气管炎、支气管哮喘、慢性肠胃炎、冠心病、肺心病、风心病、慢性肾炎、耳源性眩晕症，以及妇科病，如月经失调、宫冷不孕、白带、崩漏之属于虚寒者，并用于亡阳之急救或气血俱虚者，可敛阴和阳，达阳生阴长之效，扩大了治疗范围。"

一般来说，真武汤是针对阳虚水郁的。阳虚水郁的患者一般都表现为形寒肢冷、舌淡苔白有齿痕，但是，在临床上，我们也经常碰到患者确是真武汤证，却表现出脉盛气壮、手足心热、口苦咽干、舌红苔薄。

针对这个问题，个人认为，这应该是湿郁化热，或者患者本来就是体内有热，受寒湿侵袭后，出现湿热并存的情形。对于这种情况，要根据具体的情况，用真武汤进行加减：对于舌红、口苦咽干的，一般会加入黄芩，严重的会再加入麦冬、石斛之类的药；对于舌红苔薄、小便黄赤的，一般会加入黄连，严重的会再加入竹叶、生地黄之类的药；对于头晕、燥热、手心热、汗多、牙龈肿痛这种有胃热表现的，一般会加入赭石、牛膝之类的药；对于局部皮肤如臀部出现灼热感的，就加入黑木耳。

这种加减的方法，就是"药性可以相夺，药味可以相成"的组方原理，通过加入黄芩、黄连、赭石之类的药物，来调整真武汤温热的药性，同时获得比真武汤更好的效果。

这一点和附子泻心汤中附子与黄芩、黄连、大黄同用，以及乌梅丸中附子、川椒、干姜与黄柏、黄连同用的原理相同，只是药物的主次地位不同而已。

《经方发挥》说："真武汤治疗慢性肾炎，当临床症状基本消失，只有遗蛋白尿反复出现，在此种情况下，不必要具备脉迟细、手足厥冷之虚寒脉症，即使与此相反，脉盛气壮，手足温暖，也可用此方治之，同样有效。不过需加大白芍用量，或酌加少许黄芩，以缓附子之燥热。"

关于真武汤的加减运用，白善信老先生说："余在临床应用真武汤时，值下肢寒则加肉桂，值少腹寒则加小茴香，值表阳虚则加桂枝，值心衰则加葶苈子，高血压则加怀牛膝，肝瘀血则加丹参，腹水则常以生姜皮易生姜，水肿则每加入猪苓、车前子、防己等味，颇感得心应手。"

白善信老先生的经验非常好用，个人就常用真武汤加味来治阳虚湿阻的高血压病，也取得了非常好的效果。

所以，个人认为，要想真正掌握和运用真武汤，关键是要真正懂得真武汤证的病理和真武汤的药理，对于真武汤证，还可以把它看成桂枝加茯苓白术汤证的进一步发展，这样一来，真武汤的运用范围就可以扩大很多。

苓芍术甘汤的原名是桂枝去桂加茯苓白术汤，而真武汤是桂枝去桂加茯苓白术汤再加上附子，实际是把桂枝加茯苓白术汤中的桂枝换成了附子。

前面讲过，附子强心回阳，比桂枝作用强，如果患者阳虚的情况更严重，桂枝要换成附子，这就成了真武汤。附子的功效是强心温里、固表止汗回阳，所以，真武汤就有了比桂枝汤更好的功效，同时，还有祛除水气的功效。

就是说，真武汤也具有桂枝汤的种种功效，可治疗如胃肠虚寒引起胃痛、腹痛、泄泻，以及脑供血不足引发头部晕重、疼痛等病症；同时，因为附子与白术同用，对于祛除皮间水气效果特佳，就是条文"术、附并走皮中，逐水气"所讲的内容，所以，真武汤对于胃肠虚寒兼见水肿或水气瘀积的病症，有着极好的治疗效果，而这些病都是临床上常见的病。

《黎庇留经方医案》一书中，记载了多个真武汤的医案。其中因为过服凉药，导致胃气弱极、手足无力而兼有水肿或水气瘀积症状者，都是用真武汤治的，而且，服用后，患者"胃气大增"，如"时地同，年龄同而虚实异案""久疟致虚误下案""吐利厥下案""足心痛之真武汤证案""真武汤治胁痛案""产后浮肿案""真武汤治肿案""咳证阴虚阳虚必辨案""妄用经方案""攻血热后急用真武例案""耗血阳虚误服阴药案""真武汤加味外敷阴疽案""上搭手案""腰脚挛痛案""中寒呕吐案"等案。

《黎庇留经方医案》一书，全书仅46个医案，里面用真武汤治疗的高达16个，超过全书的1/3。在读这些医案的时候，如果能理解真武汤证其实就是桂枝加茯苓白术汤证的进一步发展，这些就很容易理解了，同时，通过进一步思考，对于真武汤的加减也有更深的认识。

（三）医案点评

案一:《伤寒挈要》

李某，男，32岁。患头痛病，每在夜间发作，疼痛剧烈，必以拳击头部始能缓解，血压正常，心肺正常。西医检查未明确诊断，头痛不耐烦时，只好服止痛药片。问如何得病？答：夏天开车苦热，休息时痛饮冰冻汽水或啤酒，每日无间，至秋即觉头痛。问头痛外，尚有何症？答：两目视物有时黑花缭乱。望其面色黧黑，舌质淡嫩，苔水滑，脉沉弦而缓。此证乃阳虚水泛上蔽清阳所致，从其色脉诊可以断定。为疏：附子四钱，生姜四钱，桂枝二钱，茯苓八钱，白术三钱，炙甘草二钱，白芍三钱。共服六剂获安，又服苓桂术甘汤四剂巩固疗效而愈。

[点评] 本案和前面苓芍术甘汤证的头痛案相比较，患者的症状是非常相近的，只是这个医案的病情要比苓芍术甘汤证的那个医案重一点，这就再次证明真武汤证其实就是苓芍术甘汤证的进一步发展。

案二：《伤寒论临证指要》

张某，男，62岁，每晚则胸满憋气，后背既凉且麻，切其脉弦，视其舌水，辨为"水心病"而阳气不足。乃用桂枝 15 克，炙甘草 10 克，白术 10 克，茯苓 30 克。嘱服 7 剂。背寒与胸满俱减，照方又服 7 剂，病已近愈。因其阳气浇漓，为疏：附子 20 克，白术 20 克，茯苓 40 克，白芍 15 克，生姜 20 克，桂枝 20 克，蜜为小丸，以资巩固。

[点评] 本案中，患者有"胸满憋气，后背既凉且麻"这两个比较典型的真武汤症状。

案三：《临证实验录》

蔚某，女，34 岁。病头痛，发热恶寒，无汗骨楚，服荆防败毒散，汗大出，寒热解。翌日，眩晕，恶心，全身水肿，测得血压 170/100 毫米汞柱。心电图正常。X 线检查：右上肺结核纤维化。化验尿常规、肝功能均属正常。诊断为原发性高血压。服利血平 7 日，血压不降，心怀忧惧，冀早得愈，求服中药。患者眩晕恶心，水肿畏寒，小便不利，大便如常，四末不温，饮食不思，舌苔润滑，脉象沉细。观其脉症，此汗不如法，损伤肾阳，气化不利，水饮泛滥证也。温肾回阳，四逆汤为优；化气利水，五苓散为先，然四逆汤回阳不利水，五苓散利水不回阳，二者兼备者，真武汤也。拟：附子 10 克，白术 15 克，茯苓 15 克，白芍 10 克，生姜 10 片。2 剂。停服利血平。二诊：血压 150/100 毫米汞柱，眩晕止，胃口开，水肿全消，拟金匮肾气丸善后。按：患者素为阴虚之体，肺痨虽经治愈，而两颧仍泛潮红。此次外感风寒，荆防败毒散本属不谬，然因过汗伤阳，致邪直入少阴，呈现一派阴盛阳虚、寒水上溢之象。故予温阳化气以治。由此观之，阴虚之体亦有阳虚之变，若执定阴虚，予以滋阴，水必漫溢"三峡"矣。

[点评] 本案中，真武汤是用来救大汗亡阳的，患者阳虚和水郁两者皆重，所以，真武汤就是对证的方药。

案四:《普济本事方》

乡里有姓京者，经鬻绳为业。予年三十，初得病身微汗，脉弱恶风，医以麻黄药与之，汗遂不止，发热心多惊悸，夜不得眠，谵语不识人，筋惕肉瞤，振振动摇。医者又进惊风药。予曰:此强汗之过也。仲景云:脉微弱汗出恶风者，不可服大青龙汤。服之则筋惕肉瞤，此为逆也，唯真武汤可救。进此三服，佐以清心圆，数日愈。

[点评] 本案就是上面提到的救误之法的来源。

三、附子汤证

（一）附子汤证的病理和症状

附子汤证的病理是阳虚水郁津伤。

【条文】

1. 少阴病，得之一二日，口中和，其背有恶寒者，当灸之，附子汤主之。

2. 少阴病，身体疼，手足寒，骨节疼，脉沉者，附子汤主之。

3. 妇人怀妊六七月，脉弦发热，其胎愈胀，腹痛恶寒者，少腹如扇，所以然者，子脏开故也，当以附子汤温其脏。

【解读】

这三条条文，前两条说的基本是四逆汤证，第 3 条则有点不明所以。

四逆汤证和真武汤证的区别，一个是阳虚，一个是阳虚水郁。附子汤和真武汤相比，只是把生姜换成人参，并加大附子、白术的用量而已。以药测证，应该就是真武汤证又见血虚津伤的用法，是真武汤证的进一步发展，但是，上面这三条条文却没有提到水郁的症状，所提到的都是四逆汤证的症状，所以，这三条条文应该是在传抄的过程中内容缺失，才无法展现附子汤证的真正内容。

因此，对于附子汤证的解读，就只能以药测证，按照真武汤证的进一步发展来理解。

来春茂先生说："真武汤组成为附片、茯苓、白术、白芍、生姜。人参易生姜即附子汤。二方虽各有侧重，前者旨在温阳利水，后者倍术、附，加人参旨在温补以除寒湿。笔者常两者合用，以收相得益彰之功。"

意思就是说，附子汤证其实是真武汤证的进一步发展，如果患者寒湿更重，就可以用附子汤了。

（二）附子汤的药理和运用

附子汤的组成：

炮附子 10 克，人参 15 克，茯苓 15 克，芍药 15 克，白术 20 克。

附子汤就是真武汤加大附子、白术的用量，并把生姜换成人参，增强补血生津、温里祛湿的功效。

（三）医案点评

案一：《辽宁中医杂志》（1980 年）

王某，35 岁，经产妇。怀孕 7 个月，忽腹部疼痛，绵绵不休。经多方治疗，痛益甚。诊时已病月余，患者畏寒，腹部更甚，口中和，喜热饮，泛清涎，弦无力。先以逍遥散加味治之，无效。不得已用附子汤，处方：附子 15 克，茯苓 15 克，党参 25 克，白术 25 克，白芍 15 克。连服 3 剂而愈，至期产一男婴，甚壮。

[点评] 本案就是上面第 3 条条文的运用，患者除了有四逆汤证之外，又有水郁不行的"泛清涎，脉弦无力"的症状，加上孕妇本来就是血虚津伤的病理，所以，选用附子汤，就是对症之方药。

案二：《临证实验录》

谢某，女，28 岁，唐林村人。感冒后不欲食，本属脾虚弱，应补之益之，却以为胃中积滞，用盐卤泻之。泻后胃纳有减无增，并出现夜间不寐，迄今已 14 日矣。询知胸闷心悸，倦怠畏寒，身重跗肿，四末发冷，食后心下沉闷，大便溏，小便不利，口不干苦。视其舌，淡红无苔，切其脉，沉缓无力。诊其腹，心下痞满，无抵抗。脉症分析：温病伤阴，伤寒损阳，《素问·生气通天论》云："阳气者，若天与日，失其所则折寿而不彰。"今伤寒后阳气不足，复经攻下，阳气更虚，致水饮泛滥，凌心则神不安宅而心悸不寐；饮邪弥漫，中州无光，土不制水而水肿便溏。治当温阳健脾，化气利水，阳气旺则阴自消，脾土健则水自落。调兵遣将，真武汤、附子汤皆可胜任，然本案脉象无力，似更宜附子汤也。拟：附子10克，白术15克，茯苓15克，白芍10克，党参10克，生姜10片。2剂。二诊：夜寐可达5小时，小便增多，身重跗肿大减，畏寒亦轻，四肢转温，纳化仍差，脉舌如前。阳气恢复一分，水饮退却一分，今效于昭然，恢复健康，企踵可待。原方3剂。三诊：夜寐甘甜，纳化几近正常，令服归脾丸以善后。

[点评] 本案非常清楚地证明了附子汤证就是真武汤证的进一步发展。本案中，患者"胸闷心悸，倦怠畏寒，身重跗肿，四末发冷，食后心下沉闷，大便溏，小便不利，口不干苦"这些症状都是典型的真武汤证。这里选用附子汤是因为患者"温病伤阴，伤寒损阳"，就是说，患者有阳虚津伤的病理，人参能强心补津，所以，本案用附子汤比真武汤更为适合。

第三十八讲　胃寒水饮（一）

前面三讲讲了心、脾、肾阳虚导致水郁的各种情形，从本讲开始将讲胃阳虚，也就是胃寒生水饮的各种情形。

一、小半夏汤证

（一）小半夏汤证的病理和症状

小半夏汤证的病理是胃寒有水饮。

【条文】

1. 先呕却渴者，此为欲解，先渴却呕者，为水停心下，此属饮家，今反不渴，以心下有支饮故也，此属支饮。

2. 呕家本渴，渴者为欲解，今反不渴，心下有支饮故也，小半夏汤主之。

3. 诸呕吐，谷不得下者，小半夏汤主之。

4. 黄疸病，小便色不变，欲自利，腹满而喘，不可除热，热除必哕。哕者，小半夏汤主之。

【解读】

小半夏汤证的症状，不管是"呕家""诸呕吐"，还是"哕"，说到底都是呕吐，而它的原因就是胃寒和水饮，所以条文明确地说："心下有支饮故也。"

关于小半夏汤证，前面讲桂枝汤、半夏泻心汤的时候已经基本讲过了，这里重点要讲的是"渴"和"呕"之间的关系。

"渴"和"呕"之间的关系，第1条条文把它分为3种情况：

1.先呕后渴

条文说"**先呕却渴者，此为欲解**"，这就是第2条说的"**呕家本渴，渴者为欲解**"。

患者这种呕吐的情况，属于"上者越之"，患者经过呕吐之后，致病因素消失，因为呕吐会伤津，人体有补充津液的正常需要，所以出现渴的症状。因为这是正常的现象，所以，条文说"**渴者为欲解**"。

2.先渴后呕

条文说"**先渴却呕者，为水停心下**"，这就是后面的小半夏茯苓汤证。

患者的这种渴是因为水停心下、水郁不行所引起的，水郁不行，津不上承，所以口渴，这一点和五苓散证的口渴是一样的；而水停心下，积聚一多，就有呕吐排水的病机。

3.呕而不渴

条文说呕吐之后，"**今反不渴**"，就是"**心下有支饮**"，这就是小半夏汤证。

关于"渴"和"呕"之间的关系，有的医家在注解时，在"先"和"后"的字眼上大做文章，但是，却有点越解释越让人糊涂的感觉，个人认为，根本不必要在"先"和"后"上面做文章，只要理解了"渴"和"呕"的病理，自然就清楚了。

对于"渴"来说，一共有3种情况：

第一，人体正常需要的"渴"。前面讲桂枝汤的时候讲过，还有后面小青龙汤证要讲到的，就是"**服汤已渴者，此寒去欲解也**"，以及第1条说的"**先呕却渴者，此为欲解**"，这3种情况都是里温寒去的口渴，这种口渴是人体有补充津液正常需要的"渴"。

第二，热盛津伤、引水自救的"渴"。白虎汤方证讲到的"**身热而渴**"，和后面麦门冬汤证的"**口渴**"，这些就是热盛津伤，要引水自救的"渴"。

第三，水郁不行、津不上承的"渴"。五苓散证、苓桂术甘汤证的"**渴**

欲饮水"，以及本条的"先渴却呕者"，它们都是津不上承的"渴"。这种"渴"不是体内缺津，而是因为津不上承；是阳虚水津不运，不是热盛伤津。所以，如果过多饮水，就会导致水停于胃，而出现呕吐的症状。

对于"呕"来说，主要有6种情况：

第一，胃寒致呕。桂枝汤证的"干呕"、吴茱萸汤证的"食谷欲呕""干呕"都是这种情况。

第二，胃热津伤致呕。白虎汤类方证的"时呕""呕不能食"，还有麦门冬汤证的"干呕"都是这种情况。

第三，水饮致呕。五苓散证的"水逆"就是这种情况。

第四，胃寒兼水饮致呕。半夏泻心汤证的"呕而肠鸣"、小柴胡汤证的"心烦喜呕"，还有本条条文的"呕"，就是这种情况。

第五，胃热肠积致呕。大黄甘草汤证就是这种情况。

第六，胃寒肠积致呕。大半夏汤证就是这种情况。

只要理解了导致"渴"和"呕"的内在病理原因，自然也就理解了它们之间的关系。就是说，只要分清寒热和有无水饮的存在，自然就能对证选方了，根本就无须纠结到底是先渴后呕，还是先呕后渴。

（二）小半夏汤的药理和运用

小半夏汤的组成：

半夏18克，生姜40克。

小半夏汤只有半夏和生姜两味药。

小半夏汤证的病理是胃寒有水饮，这种呕吐的痰涎较多，所以用半夏、生姜温胃阳、除水饮、止呕吐。

和小半夏汤相近的生姜半夏散，这两个方子用药是一样的，只是用法有点不同。

【条文】

病人胸中似喘不喘，似呕不呕，似哕不哕，彻心中愦愦然无奈者，生姜半夏汤主之。

【解读】

生姜半夏散是用半夏18克，生姜汁200毫升，先煮半夏，再兑入姜汁后服用。

对于这个方子的运用，临床可能遇到的比较少，历代关于这个方子的运用也比较少，相关的注解也大都语焉不详。

个人认为，它的病理和小半夏汤证一样，都是胃寒生水饮，且水饮较多、弥漫于胸中所致，水气上冲于肺且程度不重故似喘不喘，水气积于胃脘故似呕不呕、似哕不哕，水气凌心则心中愦愦然无奈。

之所以要用姜汁，是因为姜汁比姜汤更为辛辣，更能开胃止呕。这也是遇到患者呕吐剧烈，无法喝药时，要让患者先喝点生姜汁的原因。

《类聚方广义》说："凡诸病痰饮卒迫，咽喉闭塞不得息，汤药不下咽者，非此方不能开通。当先以此方解其急，而后从容处方，加熊胆则其效尤速。又治哕逆。"

《类聚方广义》所说的就是这个意思。

（三）医案点评

案一:《刘文汉治验》

郄某，女，25岁。怀孕2个月，恶心呕吐半个月，患者时时恶心，见脏物、闻异味加重，时有呕吐。诊断为"妊娠恶阻"。予鲜生姜20克，清半夏15克（清水漂洗），水煎频服。1剂呕恶止。

[点评] 现在有的人说半夏是妊娠忌药，妇女一怀孕，就不敢用半夏。其实只要患者的病理胃寒有水饮致呕，小半夏汤是相当有效的方药。

案二:陈嘉栋先生医案（《中医杂志》1980年）

王某，女，53岁，退休工人，1963年5月10日初诊。眩晕3天，呕吐频频，呕吐物俱是清水涎沫，量多盈盆，合目卧床，稍转动便感天旋地转。自述每年要发作数次，每次长达月余，痛苦不堪，西医诊断为"内耳眩晕病"。症见形体肥胖，苔薄白而腻，脉沉软滑。此水饮停胃，浊邪僭上，清窍不清。法当和胃化饮，饮化浊降则诸症除。处方：制半夏12克，生姜10克。2剂。5月13日复诊：眩晕、呕吐均止。原方加茯苓12克，续服2剂。并予丸方

（二陈汤加白术、姜汁泛丸）常服，以求巩固。追访2年，未发作。

[点评] 本案其实是小半夏加茯苓汤证，本案中，患者"呕吐频频，呕吐物俱是清水涎沫，量多盈盆"，这就是典型的胃寒有水饮的表现。

二、小半夏加茯苓汤证

（一）小半夏加茯苓汤证的病理和症状

小半夏加茯苓汤证的病理是胃寒有水饮兼见阳虚水郁。

【条文】

1. 卒呕吐，心下痞，膈有水，眩悸者，小半夏加茯苓汤主之。
2. 先渴后呕，为水停心下，此属饮家，小半夏加茯苓汤主之。

【解读】

患者的病因是"心下痞，膈有水""水停心下"，症状就是"呕吐"，如果单从这些来看，就是典型的小半夏汤证。

但是，患者除了"呕吐"的症状之外，还有"眩""悸"和"渴"，这三个症状是比较典型的阳虚水郁症状。

对于小半夏汤证后面的医案，我们说它应该是小半夏加茯苓汤证，通过对这条条文的学习，大家就会明白了。

（二）小半夏汤加茯苓汤的药理和运用

小半夏加茯苓汤的组成：

半夏18克，生姜40克，茯苓15克。

小半夏加茯苓汤，就是小半夏汤加茯苓。

这个方子加上陈皮、甘草，就是二陈汤了。如果患者兼见肺热喘咳，二陈汤合麻杏石甘汤，再加上桑白皮，就是五虎二陈汤了。

（三）医案点评

案一:《湖北中医医案选集》

江某，年四十余岁。经常口内清水外涌，遍医无效，独高某老医书小半夏加茯苓汤与服，服下即愈。后每年必复发一二次，辄自购此方服之。其侄因其屡发屡治，屡治屡愈，遂劝其连服数剂，竟不复发。足证善用经方，其效如神。

[点评] 本案中，如果单从症状来看，应该是小半夏汤证而不是小半夏加茯苓汤证，因为医案记述较为简单，所以，应该是一些症状没有写进去。

案二:《古方新用》

牛某，男，50 岁，定西城关人，1962 年 9 月 18 日初诊。患者咳嗽，吐白色稀薄痰已 4 年余，伴有气短、气促。每遇天气变化时症状加重，平时容易感冒，病情严重时影响睡眠。西医诊断为慢性支气管炎。舌质暗，脉滑而动，辨证为痰湿阻肺，发为咳嗽。方用：半夏 12 克，生姜 12 克，茯苓 12 克。水煎分两次服。二诊：患者服上药 10 余剂后，病情好转，症状消失。第二年随访，病告痊愈，再未复发。

[点评] 本案中，患者吐的是"白色稀薄痰"，这是比较典型的胃寒有水饮，而"气短、气促"则是"悸"的表现，所以用小半夏加茯苓汤温胃除饮、行水除湿，自然也就药到病除了。

三、半夏干姜散证

（一）半夏干姜散证的病理和症状

半夏干姜散证的病理是胃寒有水饮，胃寒的程度比小半夏汤证重。

【条文】

干呕，吐逆，吐涎沫，半夏干姜散主之。

【解读】

半夏干姜散证的症状和小半夏汤证基本是一样的，只是多了个"吐逆"，这就说明它胃寒的程度比小半夏汤证重。

（二）半夏干姜散的药理和运用

半夏干姜散的组成：

半夏、干姜各等份。

方后注：杵为散，每服 2 克，浆水煎服。

半夏干姜散是由半夏和干姜组成的。

（三）医案点评

案:《国医论坛》

吴某，女，42 岁。患高血压病已 3 年，遍服中西药无显效，于 1962 年夏从南方赴京求治于秦老（秦伯未）。观其服用的中药处方，大都是生石决明、灵磁石、生龙骨、生牡蛎、杭菊花、双钩藤、生白芍、桑寄生、怀牛膝等平肝降逆辈。……患者形体肥胖，自述头晕胀痛，眩晕甚时如坐舟中，频呕吐，曾数次呕出大量痰涎。饮食欠馨，胸脘部常有胀闷感，心悸，多梦，二便尚可。舌质淡，苔薄白腻，脉象右寸关滑甚。……秦老想到我们当时正在学习《金匮要略》，遂令回忆《金匮要略·呕吐哕下利病脉证治》篇。他说，该篇载有"干呕、吐逆、吐涎沫，半夏干姜散主之"，观此患者之形证，乃中阳不足，寒饮上逆所致，且患者数所服中药多系寒凉生降之品，更伤中焦，故当温中止呕，以《金匮要略》半夏干姜散加味治之。处方：法半夏 9 克，淡干姜 9 克，云茯苓 9 克，水煎服。2 天后，亲友兴致而来，言几年来服药后从未如此舒服，因此 2 天即把 3 剂药痛快服完。嗣后以温中化饮法加减，治疗月余病愈，患者高兴返里。

[点评] 本案是小半夏加茯苓汤证，秦老把生姜换成干姜，也可以称之为半夏干姜茯苓汤。只要理解了小半夏加茯苓汤证，这个医案的用法自然也能理解和运用了。

四、干姜人参半夏丸证

（一）干姜人参半夏丸证的病理和症状

干姜人参半夏丸证的病理是胃寒有水饮兼见血虚津伤，是干姜半夏汤证的进一步发展。

【条文】

妊娠呕吐不止，干姜人参半夏丸主之。

【解读】

条文开头是"妊娠"，前面讲过，"妊娠"和"新产妇"一样，都是代表一种体质。

妇人在怀孕期间，由于胎儿的营养需求较大，也是相当于处在一种血虚津伤的病理状态中，当然，特别健壮和营养特别好的除外。

治妊娠呕吐不止，小半夏汤也是可以的，上面也举过例子，这也是我们一直强调治病时一定要注意患者体气的原因。

对于干姜人参半夏丸证来说，患者胃寒有水饮，会出现呕吐不止，这一点和干姜半夏汤散证一样，因为患者的病理是血虚津伤，所以就加了人参，理解了这一点，条文就没有疑义了。

（二）干姜人参半夏丸的药理和运用

干姜人参半夏丸的组成：

人参 15 克，干姜 15 克，半夏 30 克。

方后注：末之，以生姜汁糊为丸，如梧桐子大，饮服十丸，日三服。

干姜人参半夏丸，就是半夏干姜散加上人参，加人参是患者血虚津伤的病理所决定的。

（三）医案点评

案：林善星先生医案（《中医杂志》1964 年）

林某，26，岁。停经 2 个月，开始胃纳不佳，饮食无味，倦怠嗜卧，晨起头晕恶心，干呕吐逆，口涎增多，时或吐出痰涎宿食。根据经验自知是妊娠恶阻，认为恶阻乃妊娠常事，未加适当处理。延时将近 1 个月，渐至水饮不进，食入则吐，所吐皆痰涎清水，稀薄澄澈，动则头晕，甚则呕吐。始延诊治。诊其脉虽细，但滑象明显，面色苍白，形容憔悴，羸瘦衰弱，无力以动，闭眼畏光，面里卧，唇舌色淡，苔白而滑，口中和，四末冷，胸脘痞塞不舒，二便如常而量少。脉症合参，一派虚寒之象毕露。遂拟：干姜 4.5 克，党参 9

克，半夏4.5克。水煎，日1剂量测定。连服3剂，呕吐大减，略能进食稀粥和汤饮，再服3剂，呕吐俱停，但饮食尚少，继以五味异功散调理而安。7个月后顺产一男婴。

[点评] 本案和上面那个小半夏汤治妊娠呕吐的医案对比一下，很容易就能理解。因为患者"面色苍白，形容憔悴，羸瘦衰弱，无力以动"，这是典型的血虚津伤症状，所以要加人参。另外，个人认为，在本案中，如果加入茯苓，效果也许会更好。

五、大半夏汤证

（一）大半夏汤证的病理和症状

大半夏汤证的药理是胃寒肠积。

【条文】

胃反呕吐，心下痞硬者，大半夏汤主之。

【解读】

患者的症状是"呕吐"和"心下痞硬"。"心下痞硬"是胃寒有水饮。

比较难理解的是"呕吐"，条文中，"呕吐"前面加了"胃反"两个字，意思就是说，呕吐的病因就是"胃反"。

前面讲过，"胃反"就是"朝食暮吐，暮食朝吐"。

日本医家雉间焕说："胃反之病，因急结故大便秘结，秘闭故吐逆不止，若服蜜则急结愈，大便通，而且呕吐得止。"

近代医家唐容川说："此反胃即脾阴不濡，胃气独逆。今之膈食病是矣。或粪如羊屎或吐后微带血水。用半夏降冲逆，即是降胃，以参、蜜滋脾液以濡化水谷，则肠润谷下。"

以上两位医学家的讲解，他们的重点都是放在肠燥结上。

关于肠燥结，前面讲过，热盛津伤，肠部津液不足，是可以造成肠燥结的。

但是，肠部虚寒，也可以造成肠燥结。因为肠虚寒，蠕动减弱，肠中的大便无法及时排出，积在肠中，大便中的水分受到肠较长时间的重新吸收，也会变成燥屎积在肠中。

大黄甘草汤证的"食已即吐"和大半夏汤证的"朝食暮吐，暮食朝吐"，它们的区别是"朝食暮吐者，寒也，食已而吐者，火也"。

就是说，大半夏汤证是因为胃寒肠结引起的呕吐；而大黄甘草汤证是因为胃热肠结引起的呕吐。也就是说，"朝食暮吐，暮食朝吐"的大半夏汤证跟"食已即吐"的大黄甘草汤证相比，它们的病理性质是相反的，而且，它们的区别，并不在时间差别上，而是在寒、热的性质上。

（二）大半夏汤的药理和运用

大半夏汤的组成：

半夏85克，人参15克，白蜜200毫升。

方后注：以水和蜜，扬240遍后煎服。

大半夏汤是把干姜人参半夏汤中的干姜换成白蜜而成。

白蜜的功效是润肠通便，它和大黄的泄热通便不一样，是专门给体虚的人用的。

之所以要用半夏、人参，是因为患者的病理是胃寒体虚有痰饮，故大半夏汤证也可以看成是干姜人参半夏汤的另外一个方证。就是说，如果患者有干姜人参半夏汤证，又有大便燥结的症状，就可以用大半夏汤了。

那在大半夏汤中加入干姜行不行？

干姜的功效是温中回阳，所以，如果患者寒象明显的，当然可以；但是，如果患者的寒象不明显，干姜的温中回阳就变成燥热，燥热则伤阴，反过来就会加重肠燥结的问题，这就是为什么大半夏汤中没有干姜的原因。

患者已经有肠闭燥结的问题，虽然它是标不是本，但是，"急则先治标"，所以，如果在大半夏汤中一开始就用干姜，是违反这个原则的。所以，如果一定要用干姜的话，等患者大便通畅后，出现了肠寒腹胀，再用也不迟。

（三）医案点评

案一：张谷才先生医案（《浙江中医杂志》1990 年）

王某，男，65 岁。1976 年 5 月 27 日诊。呕吐不食，食则良久吐出，夹有痰饮，大便 10 余日未行。口干思饮，形体消瘦，已月余。在某医院做胃肠钡剂造影，诊为不完全性幽门梗阻。诊见精神萎靡，言语无力。舌质淡红而干，脉细弱。病因年高久病，胃气虚弱，脾失健运，痰饮内停，肠中津枯。欲扶其正而虑助其痰，欲祛其痰而恐津更枯，欲润其澡而惧呕更著，病极棘手，拟大半夏汤试服。方用姜半夏 15 克，红参 10 克，水煎取汁，兑服白蜜 60 克，少量多次，频频饮服。3 剂后，呕吐渐止，大便亦通，胃气复苏，肠燥得润，转危为安。继用原法调理将息，吐止便畅，体弱渐复，终获痊愈。

[点评] 本案中，患者年老体虚，胃寒肠结，用大半夏汤就是对症的方药，而像这样的患者，明显有"舌质淡红而干"的津伤症状，就不能再加干姜了。

案二：《张聿青医案》

某患，口吐涎沫，胃气虚不能约束津液也，吐沫而仍口渴，胃阴虚而求救于水也。舌萎苔黄，胃气不治而虚浊反行攒聚也。气阴益亏，又复夹浊，用药顾此失彼，且恐动辄得咎，唯仲景大半夏汤，取人参以补胃气，白蜜以和胃阴，半夏以通胃阳。处方：人参 3 克，白蜜 15 克，半夏 9 克。

[点评] 第一个医案加侧重的是患者肠部燥的问题，行文也多偏于肠结方面的叙述，而本案则更多的偏于对胃寒体虚津伤的描述。

第三十八讲／胃寒水饮（一）

第三十九讲　胃寒水饮（二）

　　上一讲讲了胃寒有水饮的小半夏汤证、小半夏加茯苓汤证、半夏干姜散证、干姜人参半夏丸证和大半夏汤证，这些方证统称为半夏汤类方证，它们最基本的病理是相同的。

　　本讲是和半夏汤类方证相近的方证和半夏汤类方证的变证。

一、橘皮汤证

（一）橘皮汤证的病理和症状

橘皮汤证的病理是胃寒有痰湿。

【条文】

干呕，哕，若手足厥者，橘皮汤主之。

【解读】

　　看到这条条文，很多人的第一反应会说，这不是小半夏汤证吗？确实有点像！再仔细看看，就会有人说，这不是四逆散证吗？也确实有点像！再仔细想想，就会有人说，这有点像吴茱萸汤证，确实也有点像！再仔细想想，还有点像四逆汤证，也确实有点像！

　　为什么会这样呢？

　　如果单从患者的症状来说，干呕、哕和手足厥冷，以上所有的方证，除了小半夏汤证没有手足厥冷之外，其他的如四逆散证、吴茱萸汤证、四逆汤证，甚至附子理中汤证之类的，都可能出现这样的症状。单从条文的症状描述来说，已经无法确定到底是哪个方证了。因此，临床碰到这样的问题，就只能在了解病理的基础上，采用排除法了。

首先，是小半夏汤证吗？肯定不是，因为小半夏汤证没有手足厥逆的症状。

其次，是四逆散证吗？患者要有口苦咽干目眩以及胸胁苦满之类的症状，如果没有，那就不是了。

第三，是吴茱萸汤证吗？吴茱萸汤证的呕吐症状极为剧烈，是"干呕，吐涎沫，头痛"和"呕而胸满"。如果患者的呕吐症状不够强烈，那就不是吴茱萸汤证了。

第四，是四逆汤证和附子理中汤证吗？这两个方证都有比较典型的少阴病的特点，就是"脉沉而迟""脉微细欲绝"以及全身性的功能低下。如果能排除这些症状，那就不是四逆汤证或是附子理中汤证了。

把小半夏汤证、四逆散证、吴茱萸汤证、四逆汤证和附子理中汤证等都排除了，那橘皮汤证的病理到底是什么呢？

橘皮汤证的病理就是胃寒兼有痰湿。胃寒有痰饮，所以患者就呕哕；因为胃寒又有湿邪，血运受寒湿的阻隔，无法顺利到达四肢，所以出现手足厥逆的症状。这种手足厥逆和四逆散证是相近的，也属于"郁厥"，都是少阳病，不过四逆散证是三焦本病，而橘皮汤证则属于寒湿不行的广义少阳病。所以，橘皮汤证也可以看成是四逆散证的对应证，就像把五苓散证看成是小柴胡汤证的对应证一样。

（二）橘皮汤的药理和运用

橘皮汤的组成：

陈皮 15 克，生姜 40 克。

方后注：下咽即愈。

橘皮汤只有两味药，即陈皮和生姜。

陈皮的药理

橘皮，也就是陈皮，性温，味辛、苦，归脾经、胃经、肺经，功效是理气健脾、调中、燥湿化痰，主治胸脘胀满、食少吐泻、咳嗽痰多，即脾胃气滞引起的脘腹胀满或疼痛、消化不良，湿浊阻中引起的胸闷腹胀、纳呆便溏，痰湿壅肺引起的咳嗽气喘。现代药理研究表明，陈皮有强心活血、促进胃肠蠕动，以及抗炎、抗溃疡等作用。

《本草经疏》说："橘皮，主胸中瘕热逆气，气冲胸中呕咳者，以肺主气，气常则顺，气变则逆，逆则热聚于胸中而成瘕。瘕者假也，如痞满郁闷之类也。辛能散，苦能泻，温能通行，则逆气下，呕嗽止，胸中瘕热消矣。脾为运动磨物之脏，气滞则不能消化水谷，为吐逆、霍乱、泄泻等证，苦温陈皮能凿脾家之湿，使滞气运行，诸证自瘳矣。"

《本草汇言》说："顾朽匏曰，橘皮总属理气之珍，若霍乱呕吐，气之逆也；泄泻下利，气之寒也；关格中满，气之闭也；食积痰涎，气之滞也；风寒暑湿，气之搏也；七情之部，气之结也；橘皮统能治之。其去白开痰，留白和脾。盖味辛善散，故能开气；胃苦开泄，故能行痰；其气温平，善于通达，故能止呕、止咳，健脾和胃者也。东垣曰：夫人以脾胃为主，而治病以调气为先，如欲调气健脾者，橘皮之功居其首焉。"

《冉雪峰本草讲义》说："专就药物论，橘皮辛温，内含挥发油，其臭芳香，功能散结开闭。脾为湿困，非香弗醒，肺为气郁，非辛旨泄。各注释为入脾入肺，颇合斯理。总以功能宣导郁结，而又性不攻破者为近是。咳病多端，当为原因治疗。凡化痰清火，温寒除湿，和表通里，均是治咳。而理气为治咳紧要部分，故橘皮为治咳紧要品物。气味虽厚，质轻气清，温而不烈，散而不破，故洁古、濒湖谓为可补可泻、可降可升，盖持之有故矣。张隐庵、陈修园谓：橘皮象形，由经络肌肉以达外。方勺《泊宅篇》二贤散、朱丹溪润下丸，谓橘皮下积通便，各具理性，亦只各得其功用之一端。大抵橘皮辛温，宜于寒湿而不宜于燥火。以治阴虚劳咳，固属孟浪，而谓虚证、热证绝对，亦属牵拘。观火逆上气，仲景用麦门冬汤，中有半夏。火逆上气非热证乎？半夏非辛温乎？知气逆之可用半夏，则知气结之可用橘皮。《本经》明言主胸中瘕热，义可深思，结散热散，精义入神。学者以药合病机，以药协方义，方为善药，讵可拘拘常解，一义胶执，而不求面面玲珑透彻也耶。"

综合以上的讲解，陈皮的功效可以总结为温胃阳、散寒湿。

1. 温胃阳

陈皮能温胃阳，即能温胃除胃寒，所以能除痰饮、止咳嗽。

2. 散寒湿

陈皮能散寒湿，所以可通阳散结、除手足厥逆。

因此，陈皮的主治是胸脘胀满、食少吐泻、咳嗽痰多、寒湿结积等都在温胃阳、散寒湿的范围内。

张锡纯先生说："半夏、橘红皆为利痰之药，然宜于湿寒之痰，不宜于燥热之痰，至阳虚生热有痰、外感温热有痰尤所当忌，究之伍药得当，半夏犹可用，是以竹叶石膏汤、麦门冬汤皆用之，至橘红则无论伍以何药皆不宜用，盖橘红为虚劳温病禁药，误用之则诸药之功皆为掩矣。故他药虽对症，服之则丝毫无功，医者往往不明所以，数更其方无效而诿为不治也。"

张锡纯先生所说的"橘红"也是陈皮，古人把留白络的通称为"陈皮"，去白络的称为"橘红"。

针对有"南张"之称的张锡纯先生所说的"橘红为虚劳温病禁药"，有"北冉"之称的冉雪峰先生则回应说："以治阴虚劳咳，固属孟浪，而谓虚证热证绝对，亦属牵拘。"

的确，陈皮一药，药性平和，把它列为禁药，确实有点孟浪，个人认为冉雪峰先生说的更为入情入理。

半夏和陈皮的药理是非常相近的。半夏温胃除痰饮，重在除痰饮；陈皮则温胃散寒湿，重在散寒湿。

因为两者的功能相近，所以，小半夏汤证和橘皮汤证的主治也很相近，半夏和陈皮就经常合用。常用的二陈汤，它的主药就是半夏、陈皮和茯苓，这是因为这三者的功效相近，又有很好的互补作用。

《金匮要略研究》说："该方虽然仅橘皮、生药二味药物，但像这样组成简单的方药，较之组成复杂的能够更加迅速奏效。"

大塚敬节的意思是，小方的组成药物较少、药少力专，如果方药对证，要比大方更容易起效果；相反，大方的组成药物较多，药与药之间会互相牵制，有时候反而会影响效果。

（三）医案点评

案：《金匮要略今释》

方舆輗云：此证虽曰手足厥，实从气逆得之，而非发于虚寒，其手足之厥，以气逆于胸膈，不行于四末故也。故其证虽似危殆，用此轻淡之药，气行则愈。尝有一男子，暑月霍乱，吐泻虽已止，干呕未止，兼发哕，手足微厥，脉细至欲绝。更医数人，凡附子理中汤、四逆加人参汤、吴茱萸汤、参附、参姜之类，殆尽其术，一不容受。余最后至，诊之，少有所见，即作橘皮汤令煮，斟取澄清，冷热得中，细细啜之。余镇日留连于病家，再四诊视，指令服药之度，移时药达，稍安静，遂得救治。

[点评] 本案中，患者就表现出类似四逆汤证的手足厥冷。

二、橘皮竹茹汤证

（一）橘皮竹茹汤证的病理和症状

橘皮竹茹汤证的病理是寒湿化热、津液不足。

【条文】

哕逆者，橘皮竹茹汤主之。

【解读】

条文非常简单，只有一句"哕逆者，橘皮竹茹汤主之"。

这样的条文，最大的可能性就是缺省，而对于缺省条文的解读，办法之一就是以药测证。

橘皮竹茹汤是由陈皮、生姜、竹茹、人参、大枣、甘草六味药组成的，可以将其分为三部分。

1. 陈皮和生姜

陈皮和生姜，就是橘皮汤，治疗胃寒有痰湿，而且，在方中，这两味药的用量也比较大，说明是主药。就是说，患者的病理之一就是胃寒有痰湿。

既然患者有橘皮汤证，那么呕、哕甚至手足厥逆的症状，就有可能存在。

2. 竹茹

竹茹的功效是涤痰开郁、清热除烦、降逆止呕，是治胃虚热呕吐的，这说明患者的病理已经从胃寒有痰湿，变成寒湿化热，即病理变成胃寒湿兼有虚热症状。

既然患者有胃热呕吐的病理，那么，竹茹的主治之一"烦乱呕逆"症状，就可能存在。

陈皮、生姜与竹茹同用，是寒热并用，属于调药性、存药用的方法。

3. 人参、大枣、甘草

这三味药，人参补虚生津，大枣补胃津，甘草补肠津，大枣和甘草的量都比较大，说明患者的津液比较匮乏，这也是从痰湿不行到寒湿化热，再到热盛伤津、津伤致烦的一个转化过程。

既然患者有津伤的病理，那么，患者出现舌红干瘦、口渴、大便秘结、小便黄短的症状，也就在情理之中。

理解了以上三点，橘皮竹茹汤证的病理和症状也就基本清楚了。

（二）橘皮竹茹汤的药理和运用

橘皮竹茹汤的组成：

陈皮40克，生姜40克，竹茹40克，人参5克，大枣10枚，甘草25克。

橘皮竹茹汤就是由陈皮、生姜、竹茹、人参、大枣和甘草组成的。

（三）医案点评

案：《福建中医药》

林某，34岁。主诉：呃逆已10余年，时好时坏，经常发作，曾经治疗无效。此次发作加剧，并伴有嗳气、恶心，时吐涎沫，睡眠不安，饮食难进，大便秘结，小溲短赤，渴欲饮，上腹部疼痛……西医诊为神经性呃逆。用青霉素、冬眠灵、葡萄糖、硫酸镁等治疗5天，呃逆不止，转中医治疗。患者呃逆频发，恶心呕吐，口渴，上腹部疼痛，大便秘结，小溲短赤，脉弦，舌质红，苔黄浊。诊为土木不和，肝阳有余，胃阴不足，肝胃火逆而致呃。拟清热养阴、和胃降逆，用橘皮竹茹汤加减：橘皮一钱五分，竹茹三钱，玉竹三钱，麦冬二钱，炙甘草一钱，石斛三钱，大枣三枚，生姜二片，柿蒂一钱五分。二诊：呃逆已减，晚能入眠，胸前痞闷。前方去大枣、生姜、柿蒂，加生栀子、豆豉除胸脘痞闷，蔻仁宽中理气，连翘清热散结。三诊：呃逆已止，诸症悉瘥，唯心中灼热，脉稍转缓，舌苔微黄。前方倍石斛以养胃阴，加知母滋阴清热泻火，连服 3 剂，痊愈出院。4 个月后追访，未再发作。

[点评] 本案中，首先，患者的病程比较长，是"呃逆已 10 余年"，患者长时间呃逆，已经具备了从胃寒有痰湿到痰湿不行，再到寒湿化热，再到热盛伤津、津伤致烦的一个转化过程所需要的时间条件；其次，患者"嗳气、恶心，时吐涎沫"，这是比较典型的胃寒有痰饮症状；第三，患者"睡眠不安，饮食难进"，这是比较典型的津伤虚热烦乱症状，这是竹茹的主治范围，也就是"烦乱呕逆"；第四，患者有"大便秘结，小溲短赤，渴欲饮"，以及"脉弦，舌质红，苔黄浊"这些津伤和湿热的症状。

综合以上四点，就是比较典型的橘皮竹茹汤证。因为患者津伤且湿热较为严重，所以，方中先是加了麦冬、玉竹、石斛等滋阴清热的药物，后来又用了栀子、豆豉、连翘、知母等清热利湿的药物。

三、半夏厚朴汤证

（一）半夏厚朴汤证的病理和症状

半夏厚朴汤证的病理是胃寒脾虚、痰湿滞留于咽部。

【条文】

妇人咽中如有炙脔，半夏厚朴汤主之。

【解读】

条文很简单，只说了患者的症状表现是"咽中如有炙脔"。

这里面，"咽中"是病位，就是咽喉。

什么是"炙脔"呢？

这里面，"炙"就是烤的意思，"脔"就是切成小块的肉的意思，因此，

"炙脔"是小块干肉的意思。"咽中如有炙脔"的意思就是患者觉得咽喉部有东西妨碍吞咽。

事实上，能妨碍患者吞咽的东西就是痰涎，这种痰涎质地黏稠，难以咳出，所以也称为"梅核气"。"梅核气"的意思是咽部有像梅核一样的东西妨碍吞咽。

因为条文只有讲述症状，而没有相关的病理讲解，所以，对于本条文的解读也只能用以药测证的方法了。

前面讲过，患者阳虚水郁，也可能出现喉部痰凝的症状，所以，喉部痰凝的咽部异物感，或者说梅核气，只是一种症状表现，要想治好病，还是要找到症状背后的病理原因。

前面讲过，如果患者是因为心脾阳虚水郁引发的梅核气，它的辨证要点是患者有水气病的症状。患者既有水气病的症状，又有梅核气的症状，属于心脾阳虚引发的梅核气，自然就要用苓桂术甘汤了，用下面的半夏厚朴汤可能就没有效果了。

那么，半夏厚朴汤证引发的梅核气，又是什么样的病理原因呢？它的辨证要点又是什么呢？

因为条文里面没说，所以只能通过方子的组成来分析了。

半夏厚朴汤一共有五味药，即半夏、生姜、茯苓、紫苏叶、厚朴。这里面，也可以看成两组药，第一组是半夏、生姜、茯苓，第二组是紫苏叶、厚朴。

1. 半夏、生姜和茯苓

半夏、生姜和茯苓，就是小半夏加茯苓汤，它的功效是温胃除水饮、健脾行水郁，主要是用来治胃寒有水饮又有阳虚水郁眩悸症的。

所以，从第一组的药理来推断，患者的病理和小半夏加茯苓汤证的病理是基本一样的，是胃寒有水饮兼见阳虚水郁。就是说，半夏厚朴汤证的辨证要点要有呕、口水多、眩晕之类的症状。

同时，半夏厚朴汤比小半夏汤多了紫苏叶和厚朴两味药。就是说，半夏厚朴汤证的病理或者症状，要比小半夏汤证复杂或是严重，否则，单用小半夏汤就可以了，也就没必要再加厚朴和紫苏叶了。

2.紫苏叶、厚朴

厚朴的药理是刺激胃、肠、支气管黏膜，有促进分泌的作用，能使附着在胃、肠、支气管壁上的附着物剥离，所以，厚朴有宽放肠壁去燥矢和祛痰平喘的功效。对于厚朴祛痰平喘的功能，周伯度先生说："半夏厚朴汤，治妇人咽中如有炙脔，非胸满，非腹满，亦无表邪，又何以用厚朴哉？夫厚朴者，消痰下气，力厚气雄，于四物外别树一帜，此厚朴所以匹半夏而并标之欤。"

所以，这里用厚朴的主要目的是消痰下气，而且，现代药理研究和实验证明，厚朴和紫苏叶能抑制喉部反射，以起到祛痰的作用。

就是说，半夏厚朴汤证的病理是胃寒脾虚、痰湿滞留于咽喉。因此，除了用小半夏加茯苓汤温胃健脾外，还加用紫苏叶和厚朴这两味药，来达到消痰下气的目的。

（二）半夏厚朴汤的药理和运用

半夏厚朴汤的组成：

半夏 30 克，生姜 20 克，茯苓 15 克，紫苏叶 9 克，厚朴 12 克。

半夏厚朴汤就是小半夏加茯苓汤，加紫苏叶、厚朴而成。

紫苏叶的药理

紫苏叶，味辛，性微温，归肺、脾经，功效是散寒解表、宣肺止咳、理气和中、安胎、解毒，主治外感风寒、恶寒发热、头痛无汗、咳嗽气喘、脘腹胀闷、呕恶腹泻、咽中梗阻、妊娠恶阻、胎动不安、食鱼蟹中毒及痈疮蛇毒等。现代药理研究表明，紫苏叶有解热、镇静、抑菌、促进肠蠕动、升血糖等作用。

《本草汇言》说："紫苏，散寒气，清肺气，宽中气，安胎气，下结气，化痰气，乃治气之神药也。一物有三用焉：如伤风伤寒，头疼骨痛，恶寒发热，肢节不利，或脚气疝气，邪郁在表者，苏叶可以散邪而解表；气郁结而中满痞塞，胸膈不利，或胎气上逼，腹胁胀痛者，苏梗可以顺气而宽中；设或上气喘逆，苏子可以定喘而下气。痰火奔迫，苏子可以降火而清痰，三者所用不同，法当详之。"

《本草正义》说："紫苏，芳香气烈。外开皮毛，泄肺气而通腠理；上则通鼻塞，清头目，为风寒外感灵药；中则开胸膈，醒脾胃，宣化痰饮，解郁结而利气滞。今人恒以茎、叶、子三者分主个症。盖此物产地不同，形状亦别，多叶者其茎亦细，而茎秆大者，则叶又少，故分析辨治，尤为精切。叶本轻扬，则风寒外感用之，疏散肺闭，宣通肌表，泄风化邪，最为敏捷。茎则质坚，虽亦中空，而近根处伟大丰厚，巨者径寸，则开泄里气用之，解结止痛，降逆定喘，开胃醒脾，固与开泄外感之旨不同。而子则滑利直下，降气消痰，止嗽润肺，又是别有意味。此今人选药之密，已与宋金元明不同，不可谓非药物学之进境者。"

《金匮要略》说："治食鱼蟹中毒，紫苏煮汁饮之。"

综合以上的讲解，紫苏叶的功效可以总结为温里解表、消痰下气、止痛解毒。

因为紫苏叶的功效与厚朴相近，两者又有很好的协同作用，所以临床常将紫苏叶和厚朴同用，治疗痰滞、腹痛、呕吐之类的病症。

现在常用鲜紫苏叶煎炒田螺、贝壳之类的海鲜，除了芳香辟腥，还取其解毒的作用。

对于半夏厚朴汤证的加减运用来说，这里用紫苏叶和厚朴的主要目的是消痰下气，所以，这里的紫苏叶可以用紫苏子来代用，厚朴也可以用和它功能相近的莱菔子代用。紫苏子、莱菔子、白芥子三者同用，就是三子养亲汤，三子养亲汤的主治就是痰壅气逆。

刘渡舟教授说："临床实践证明，用半夏厚朴汤治痰气交郁的梅核气，如不能取效时，加上桂枝，每每能收到良好的效果。"

桂枝的功效是强心促血运，有缓解支气管痉挛而排痰镇咳的功效，半夏散及汤方证中，半夏与桂枝同用，也是这个原理。

《读书教学与临证》一书中，载有徐荣斋先生从曹炳章先生那里得来的治梅核气的方子，就是含化丸，方用：净硼砂 20 克，乌梅肉 9 克，柿霜 9 克，青盐 15 克，研末为丸如樱大，随时含化，日六七丸，其方意也是从消痰化结出发。

（三）医案点评

案一：《经方临证指南》

张某，女，41岁。自觉咽喉部位有异物梗阻难忍，欲吞不下，欲吐不出，堵塞憋闷，或伴有胸满，时时嗳气，诸症以午后为甚。左脉沉右脉弦滑。此属痰凝气郁，肺气不利之证。半夏15克，厚朴15克，生姜10克，茯苓15克，紫苏10克，桂枝9克。服药5剂后，异物梗阻感减轻，因其舌质红绛而减去桂枝，加竹茹12克，竹叶6克，灯心草1克，又服5剂而愈。

[点评] 本案除了咽喉异物感之外，"时时嗳气，诸症以午后为甚"是辨证的要点，"时时嗳气，诸症以午后为甚"也是胃肠寒比较典型的表现。

案二：《续名医类案》

孙文垣治张溪亭乃眷，喉中梗梗有肉炙脔，吞之不下，吐之不出，鼻塞头晕，耳常啾啾不安，汗出如雨，心惊胆怯，不敢出门，稍见风则遍身疼痛，小腹时痛，小水淋漓而疼，脉两尺皆短，两关滑大，右关尤搏指。孙曰：此梅核气也。以半夏四钱，厚朴一钱，苏叶一钱，茯苓三钱，姜三片，水煎食后服。每用此汤调理多效。

[点评] 本案中，患者"鼻塞头晕"和"心惊胆怯"是比较典型的眩、悸的症状，加上患者有表证，就是小半夏加茯苓汤证；再加上咽部有异物感，就可以判定是半夏厚朴汤证。

四、半夏散及汤证

（一）半夏散及汤证的病理和症状

半夏散及汤证的病理是阳虚痰凝喉痛。

【条文】

少阴病，咽中痛，半夏散及汤主之。

【解读】

条文很简单，只说症状是"咽中痛"而已。

咽喉是人体黏膜最多的地方之一，如果各种原因导致咽喉得不到津液的濡润，就会出现咽喉痛的症状。如甘草汤证，就是津液不足引发的喉咙痛；桔梗汤证则是热痰瘀积于咽喉引发的喉咙痛；麻杏石甘汤证、麻黄升麻汤证是肺热津伤引发的喉咙痛；升麻鳖甲汤证的喉咙痛则是热盛津伤兼血郁不行。以上种种，不管是津液亏损、热痰瘀积，还是热盛津伤、血瘀不行，都是咽喉部的黏膜得不到足够的津液濡润而引发的咽喉痛。

这里要讲的是咽喉痛的另外一种情形，是与桔梗汤证相反的半夏汤证。

半夏汤证的咽喉痛是寒痰瘀结在咽喉部，导致咽喉黏膜得不到津液的濡润而引起的，这也是以药测证的结果。

半夏散及汤的方子也很简单，只有三味药，半夏、桂枝和甘草。半夏的功效是温胃祛痰饮，桂枝是活血祛痰止咳，甘草补充津液，这三味药合方，就是温里祛痰，所以，半夏散和汤的功效就是祛寒痰瘀结。

事实上，葛根加半夏汤和柴胡桂枝汤的组成中都含有桂枝、半夏和甘草，也就是说，方子里面含有半夏汤。我在临床中经常碰到柴胡桂枝汤证有喉咙痛的，用柴胡桂枝汤基本都是数剂而愈。而在运用桂枝汤和麻黄汤时，如果患者有喉咙痛或是胃寒痰多，就会加半夏、茯苓，这两味药加进去，这也是合用半夏汤的用法。

所以，半夏散及汤证很简单，也很常见，它一点都不神秘，可是有的医家在讲解它时，强行和少阴病联系起来讲解，讲着讲着，就变得有点神秘和难以掌握了。

个人认为，半夏散及汤证不仅不神秘，而且比较简单，大家不可能连葛根加半夏汤、柴胡桂枝汤以及麻黄汤加半夏、桂枝汤加半夏，这些相对复杂的方证都掌握了，简单的半夏散及汤证反而不能掌握吧。

（二）半夏散及汤的药理和运用

半夏散及汤的组成：

半夏、桂枝、炙甘草各等份。

方后注：别捣筛已，合治之，服 6 ～ 9 克，日三服，不能服散者，水煎 12 ～ 18 克，小冷，少少咽之。

半夏散及汤方只有三味药，就是半夏、桂枝和甘草。

（三）医案点评

案一：游建熙先生医案（《新中医》1962 年）

郑某，女，家庭妇女。身体素弱，有痰嗽宿疾。因娶媳期间，心力俱劳，引起恶寒、发热、头痛等症，咽喉疼痛尤剧，卧床不起，吞咽困难，脉象两寸浮缓，咽部颜色不变。诊断：三阳中少阴主枢，少阴之经循于咽喉，枢机失常，邪气怫逆不能外达而发生咽痛。治以《伤寒论》半夏汤原方，本方用炙甘草并有清火作用，表里兼治。嘱徐徐咽下。服 2 剂，寒热、痰嗽、咽痛等顿消。继以扶正而愈。

[点评] 对于本案，个人认为，如果用桂枝汤或是桂枝加葛根汤再加半夏，也许效果会更好。

案二：《经方临证指南》

丁某，女，36 岁。患音哑、咽喉肿痛半年多，伴有咽喉痞闷，大便偏干，小便自调。舌苔薄润滑，脉浮。证属寒遏阳郁，经脉不利，治当散寒开结。半夏 15 克，桂枝 12 克，炙甘草 6 克。服药 6 剂后，咽喉肿痛及痞闷明显减轻，已能发出声音但不清晰，上方加竹茹 6 克，又服 6 剂后，音哑已除，说话声音如常人。

[点评] 本案中，患者有"音哑"的症状，咽喉肿痛自然就会影响声音，这既常见也容易理解。

五、苦酒汤证

（一）苦酒汤证的病理和症状

苦酒汤证的病理是寒痰凝结、血瘀不行，是半夏散及汤证的进一步。

【条文】

少阴病，咽中伤生疮，不能语言，声不出者，苦酒汤主之。

【解读】

苦酒汤条文所描述的症状，是半夏散及汤证的进一步发展。

在半夏散及汤证中，患者只是"咽中痛"而已；苦酒汤证，患者则是"咽中伤生疮"和"不能语言，声不出"。

"咽中伤生疮"是咽喉肿痛严重的意思，"不能语言，声不出"就是音哑的意思，对照上面的半夏散及汤证，症状基本一样，只是程度加重了而已。

寒痰瘀结，津伤不行，久之自然血瘀不行，咽喉肿痛，肿痛严重自然就变成"疮"了。所以，苦酒汤证的病理也很简单，就是半夏散及汤证的进一步，没有一些医家所讲的那么玄乎。

（二）苦酒汤的药理和运用

苦酒汤的组成：

半夏 14 枚，鸡子 1 枚。

方后注：鸡子去黄，纳半夏、苦酒，置刀环中，安火上，令三沸，去滓，少少含咽之，不差，更作三剂。

苦酒汤的组成就是半夏、苦酒、鸡子白。

苦酒就是醋，鸡子白就是鸡蛋去掉鸡蛋黄。醋的功效是解毒敛疮、活血消肿；鸡子白的功效是润喉清咽、利窍通声。所以，苦酒汤的药理也是比较容易掌握的。

只是，如果严格按照书中的制作方法，似乎也有点难，所以，赵明锐先生就提出了改良的方法：

制半夏 10 克，水 1 碗，煎 20 分钟左右，去渣，入米醋 60mL，待半冷时加入鸡子清 2 个，搅拌，少少咽之，每日 1 剂。

赵明锐先生的方法简单易行，而且方剂的效果不受影响。

（三）医案点评

案一：郭亚宁先生医案（《陕西中医函授》1996 年）

范某，男，52 岁，陕西省咸阳市农民，1992 年 3 月 18 日以"声音嘶哑，咽中不适月余"就诊。自诉春节前夕，患感冒，又常在田间呼喊，组织村民冬灌，而渐渐声音嘶哑。现感冒已愈，唯感咽中不适，声音嘶哑，不能言语，查其咽后壁暗红，舌红，脉细数。患者年过半百，感受外邪，酿生痰浊，复因冬灌高喊损伤肺肾，使少阴阴液亏耗，咽喉失调。治宜涤痰散结，滋阴润喉。方用苦酒汤：清半夏 3 克，鸡子 1 枚（去黄），苦酒适量。用法：先以苦酒浸泡半夏，后装入鸡蛋壳内，制一带把铁环，置鸡蛋壳于铁环上，火沸 3 次，去渣含服。共用 6 剂，咽中无不适，发音清晰不哑。停药观察半年，未见复发。

[点评] 本案中，患者如果一开始就用半夏散及汤来治疗的话，也许就没有后来的苦酒汤证了。

案二：《经方发挥》

王某，男，16 岁，该患者为晋剧演员，就诊前 2 个月突然失音，语声全无，曾经喉科诊断为声带水肿，肌注青霉素、链霉素，以及服用清热消肿利咽之中药 6 剂，无疗效。经用本方（苦酒汤）1 剂后，声音豁然嘹亮，共服 3 剂痊愈，以后概未复发。

[点评] 患者咽喉疼痛可能导致失音，可是，导致咽喉疼痛的原因有很多，只有找出其背后的病理原因，才能有的放矢，取得好的疗效。

苦酒汤证讲完，胃寒有水饮的半夏类汤证也就讲完了。

第四十讲　阳虚水饮

前面几讲，先后讲了阳虚水郁的苓桂汤类方证和胃寒有水饮的半夏汤类方证，本讲讲少阳病的另一个类型，就是阳虚水饮型。

阳虚水饮型，其实就是阳虚水郁型和胃寒有水饮型的合病，有了前面阳虚水郁型和胃寒水饮型的讲解作为基础，阳虚水饮型就很容易理解了。

不过，这三者病理相近，而且相互交叉，临床上很多的症状也是相同的，因此，在临床运用时，一定要找对主症。

对于阳虚水郁的苓桂汤类方证来说，它们的主症是小便不利；胃寒有水饮的半夏汤类方证，它们的主症是呕吐；本讲的阳虚水饮型，它们的主症则是咳喘。这就是三者之间的辨证点。

一、桂枝加厚朴杏仁汤证

（一）桂枝加厚朴杏仁汤证的病理与症状

桂枝加厚朴杏仁汤证的病理是阳虚水饮，患者内则胃肠虚寒有水饮，外则表郁有太阳中风证。

【条文】

1.太阳病，下之微喘者，表未解故也，桂枝加厚朴杏仁汤主之。

2.喘家作桂枝汤，加厚朴、杏仁佳。

【解读】

条文内容比较简单，也容易理解。

第 1 条意思是患者本来就是太阳病的桂枝汤证，桂枝汤证的体气是胃肠虚寒，可是，医者不识，反以寒药下之，患者因为苦寒攻下，胃肠受损，激发痰饮，从而出现了患者外有太阳中风的桂枝汤证，又有微喘的胃寒水饮上冲证，所以，要用桂枝汤温胃肠而解表，加厚朴逐痰饮、苦杏仁降气平喘利水饮。

而第 2 条，患者的病理是胃肠虚寒有水饮，水饮上冲致喘，所以，治胃肠虚寒要用桂枝汤，治水饮致喘要用厚朴、苦杏仁，于是就有了桂枝加厚朴杏仁汤。

那胃肠虚寒为什么会有痰饮？为什么会出现咳喘呢？

这个问题前面提到过，在小青龙汤证中也要详细地讲解，所以，这里就暂时不讲了。

只要理解患者有桂枝汤证，而且是痰饮上冲这个要点，就能掌握桂枝加厚朴杏仁汤证的病理。

（二）桂枝加厚朴杏仁汤的药理和运用

桂枝加厚朴杏仁汤的组成：

桂枝 15 克，白芍 15 克，生姜 15 克，炙甘草 10 克，大枣 4 枚，厚朴 10 克，苦杏仁 8 克。

桂枝加厚朴杏仁汤就是桂枝汤加上厚朴、苦杏仁而成。

厚朴和苦杏仁这两味药合用，主要是用于水饮多而胸满，所以，临床见苔厚白腻、咳喘胸满、便溏下利者，一般都会将厚朴、苦杏仁合用。下面要讲到的厚朴麻黄汤，也是厚朴与苦杏仁合用。

因为本方既能温胃肠解表，又能逐痰饮、降气平喘利水饮，所以这个方子主要用于桂枝汤证兼见水饮致喘促的病证。

同时，因为桂枝汤有强心促血运的功效，所以，本方又可以用于心衰见表恶寒而喘促者。

（三）医案点评

案一：《普济本事方》

戊申正月，有一武臣为寇所执，置舟中航板下，数日得脱，乘饥恣食，良久解衣扪虱，次日遂发伤寒，自汗膈不利。一医作伤寒而下之，一医作解衣中邪而汗之，杂治数日，渐觉昏困，上喘息高，医者仓皇失措。予诊之曰：太阳病下之表未解，微喘者，桂枝加厚朴杏子汤，此仲景之法也。指令医者急治药，一啜喘定，再啜染染微汗，至晚身凉而脉已和矣。医曰：某平生不曾用仲景方，不知其神捷如此。予曰：仲景之法，岂诳后人也哉。人自寡学，无以发明耳。

[点评] 本案中，一开始患者的症状是"伤寒，自汗膈不利"，这就是比较典型的桂枝汤证，可是，医者不识，反用下法，所以就出现了里则胃肠虚寒，表则太阳中风未解，兼见痰饮喘促的桂枝加厚朴杏仁汤证。

案二：刘镜如先生医案（《黄河医话》）

1975 年夏，到昌邑巡回医疗，遇一青年男子，在麦收劳动后，大汗淋漓，口渴，饮大量生水，仍然热不可耐，为纳凉，跳进池塘沐浴，归后当晚，恶寒高热，咳嗽，气喘，请乡村医生注射青霉素，2 天后热退，但哮喘不止，入夜加重，曾服各种西药病未好，3 个月来靠服氨茶碱缓解症状。查看患者时见微微作喘，伴有哮鸣，面带倦容，时而轻咳，吐出少量白黏痰，舌苔薄白，脉略数。结合病史，此病系哮喘无疑。患者年轻体壮，无宿痰，病因劳动后出汗，以冷水激之而发。劳动后，腠理开，大汗出，以冷水洗澡，水寒之气从皮毛入侵，皮毛阻塞，肺气不利，上逆而致喘。《伤寒论》第 75 条说："……以重发汗虚故如此。发汗后饮水多必喘，以水灌之亦喘。"部分注家认为饮水多之喘可用小青龙汤，遂用小青龙汤 3 剂以治。3 日后患者复诊时说："服药后心中微微作悸，哮喘如故。"我反复斟酌，决定采用桂枝加厚朴杏子汤治疗，以辛温解肌，利气定喘。服 3 剂后复诊，患者症状大减，复开 3 剂，服后病愈。

[点评] 本案中，患者是在大量喝生水又跳进池塘后生病的，前面讲过，人在运动劳作时，血运趋表，体内就会出现胃肠虚寒的情况，这时候，再大量饮用生冷的东西，胃肠虚寒不足，加上生冷骤至，自然就会产生痰饮，而且患

者又跳进池塘，肌表受寒所激而表闭，所以，患者就既有桂枝汤证的病理，又有麻黄汤证的病理，出现"恶寒高热，咳嗽，气喘"的麻黄汤证并不意外。这时候，如果桂枝汤与麻黄汤合用，或是用小青龙汤，都是对证的。可是，经过医生的一系列治疗，麻黄汤证不见了，只剩下桂枝汤证和痰饮上冲的咳喘症状，自然就要用桂枝加厚朴杏仁汤了。

二、小青龙汤证和小青龙加石膏汤证

（一）小青龙汤证和小青龙加石膏汤证的病理和症状

小青龙汤证的病理是阳虚水饮，患者胃肠虚寒，水运不畅，导致寒饮内停所引发的一系列病变，它是桂枝加厚朴杏仁汤证的进一步发展。

小青龙加石膏汤证的病理是体内有积热，有小青龙汤证，与大青龙汤证内有胃肠实热、外有麻黄汤证一样。

【条文】

1.伤寒表不解，心下有水气，干呕发热而咳，或渴，或利，或噎，或小便不利、少腹满，或喘，小青龙汤主之。

2.伤寒心下有水气，咳而微喘者，发热不渴，服汤已渴者，此寒去欲解也，小青龙汤主之。

3.咳逆倚息不得卧，小青龙汤主之。

4.妇人吐涎沫，医反下之，心下即痞，当先治其吐涎沫，小青龙汤主之。

5.病溢饮者，当发其汗，大青龙汤主之，小青龙汤亦主之。

6.上气，喘而躁者，属肺胀，欲作风水，发汗则愈。

7.肺胀，咳而上气，烦躁而喘，胁下痛引缺盆，脉浮者，心下有水，小青龙加石膏汤主之。

【解读】

在这7条条文中，小青龙汤证主要有以下症状：

1.恶寒和发热

这里面，第1条就明确地说"伤寒表不解"和"发热"，就是说患者有恶寒发热的症状；第2条说"发热不渴，服汤已渴者，此寒去欲解也"，"发热不渴"属于太阳病津液未伤的情形，而"服汤已渴者"则是里温寒去的表现；第7条说"脉浮"，也说明患者表不解，就是有恶寒和发热的症状。

那第1条的"或渴"和第2条的"发热不渴"是不是相互冲突呢？

这里的"或渴"，其实是阳虚水郁的口渴，不是热盛津伤的口渴；而"发热不渴"里面所说的口渴是指热盛津伤的口渴，是一般意义上的口渴，就是说，它和"发热不渴"所说的口渴，不是同一个概念。

2. 咳和喘

第1条的"咳"和"或喘"，第2条的"咳而微喘"，第3条的"咳逆倚息不得卧"，第6条的"上气""喘"，第7条的"肺胀，咳而上气"和"喘"，以上这些条文的描述，都说明咳和喘是小青龙汤的主症。

那为什么会出现咳和喘呢？条文里作了解读，这里面，第1、2条的"心下有水气"，第7条的"心下有水"，直接指出了其病理是胃脘部有寒痰水饮，是寒痰水饮上冲于肺导致了咳和喘。

《经方实验录》说："大论中所谓'心下'即是指胃，'心下'二字当连读，成一名词，不必谓心之下，犹'胃中'二字每连用，代一'肠'字，并非谓胃之中，否则，胃之中安得有燥矢？故云'心下有水气'犹言'胃有水气'。余以自身实地经验言，尝因多进果品茶汤致咳，必设法探吐，尽出白色痰涎，咳方随止，此事实之可以证明经文者也。更考本方所用之药，属胃者多，属肺者少，故本证病理实属胃邪犯肺，加表寒以激之，若是而已。"

《经方实验录》里面的讲解，直接点明了胃部的寒痰水饮是导致咳和喘的直接原因，就是说，小青龙汤证的咳和喘是由于胃寒有水饮所引起的，也就是说，属于胃邪犯肺。

清代医学家邹润安说：《伤寒论》中凡遇咳者，总加五味子、干姜，其义甚深奥，经云：脾气散精，上归于肺。是故咳虽肺病，而其源实主于脾，唯脾家所散上归之精不清，则肺家通调水道之令不肃，后人治痰便知润肺消痰，不知润肺则肺愈不清，消痰则转能伤脾，而痰之留于肺者究莫清也。干姜温脾肺是治咳之来路，来路清则咳之源绝矣；五味能使肺气下归于肾，是治咳之去路，去路清则气肃降矣。合两药而言，则为一开一合，当开而合是为关门逐盗，当合而开则恐津液消亡，故小青龙汤及小柴胡汤、真武汤、四逆散之兼咳者皆用之，不嫌其表里无别也。"

邹润安的话绕了一大圈，其实也是胃寒生水饮影响肺而出现咳嗽的意思，干姜温胃止呕祛痰治其本，五味子温肺敛肺止咳治其标，如此而已。

那胃寒为什么会生水饮呢？

人体血运不畅、胃肠虚寒，就会导致水运不畅，水运不畅则痰饮自生，痰饮一多，就会积在胃脘部，也就是条文所说的"**心下**"，所以条文说"**心下有水气**"，就有了第4条的"**心下即痞**"症状。而这种胃肠虚寒导致胃部有水饮，就是桂枝汤证和半夏汤类方证。

这些是内因，疾病的发生除了内因，还可能有外因。那么，本病的外因是什么呢？

《经方实验录》说："余屡用本方治咳，皆有奇效。顾必审其咳属于水气者，然后用之，非以之尽治诸咳也。水气者何？言邪气之属于水者也。如本案张君因习游泳而得水气，其一例也。又如多进果品冷饮，而得水气，其二例也。又如远行冒风露，因得水气，其三例也。更如夙患痰饮，为风寒所激，其四例也。凡此种水气之咳，本汤皆能治之。"

关于外因，《经方实验录》里面提到了四种，一是涉水；二是过食生冷；三是冒风露；四是受风寒所激。这四种外因都能诱发患者发生咳嗽，但是，咳嗽发生的前提都是患者夙患痰饮。就是说，患者原来就有胃寒痰饮的病理，因为身体无病的正常人，就算遇到比这些更恶劣的外因，也是不会发生咳嗽的。

那胃寒有水饮，为什么会导致咳和喘呢？

《素问·咳论》说："其寒饮食入胃，从肺脉上至于肺则肺寒，肺寒则外内合，邪因而客之，则为肺咳。"

这句话，就是"形寒饮冷则伤肺"的意思，就是说，如果患者内则胃寒有水饮，又外受风寒所激，就很容易出现咳喘的症状。所以，如果患者只是"形寒"所导致的咳喘，即受寒所导致的咳喘，就是麻黄汤证；如果患者既有"形寒"又有"饮冷"，就是说，如果患者既内有胃寒水饮，又外受风寒所激，那就是小青龙汤证了。

临床所见，小青龙汤证的咳嗽症状，也是受寒或是遇寒就会加剧的，而且，对比一下小青龙汤和麻黄汤的组成就会发现，小青龙汤的组成已经含有麻黄汤。

不仅如此，前面讲过，桂枝汤证也可能出现咳嗽和吐稀痰的症状，那是因为胃寒有水饮所引发的，事实上小青龙汤的组成中也含有桂枝汤的成分，就是说小青龙汤的组成，不仅含有麻黄汤、桂枝汤，还有半夏干姜散、苓桂术甘汤，甚至真武汤的成分在里面。

另外，"形寒"所导致的麻黄汤证，更多的是"喘"；而"饮冷"所引发的肺部症状，即水饮上冲于肺所导致的症状，更多的是"咳"。

可见，小青龙汤证既有"咳"又有"喘"，在临床运用时，要根据"咳"和"喘"程度的不同，调整温胃祛痰药和解表药之间的比例，以求达到最适合患者病情的目的。

因此，小青龙汤证就是桂枝加厚朴杏仁汤证的进一步发展，它的病理，不论是胃肠虚寒，还是痰饮上冲，都要比桂枝加厚朴杏仁汤证重；而从另一个角度来说，桂枝加厚朴杏仁汤证是胃肠虚寒的桂枝汤证又有痰饮病，是新病，而小青龙汤证则是既有胃肠虚寒的桂枝汤证，又有肺寒的麻黄汤证，还是胃寒生水饮的干姜半夏散证，是久病。

3. 干呕、吐涎沫和心下痞

第1条的"干呕"、第4条的"吐涎沫"和"心下即痞"，这三个症状加起来，就是半夏干姜散证。

4. 渴、下利、小便不利、噎、少腹满

第1条的"或渴，或利，或噎，或小便不利、少腹满"，这些比较容易理解，因为都是阳虚水郁症状，如果患者出现这些症状，适当进行加减就可以。

5. 溢饮

第5条的"溢饮"，就是水肿，是水饮积于体内引起的。大青龙汤中含有麻黄汤，能行水消肿，小青龙汤中也含有麻黄汤，同样也能行水消肿，所以条文说"**大青龙汤主之，小青龙汤亦主之**"。

以上这些是小青龙汤证。

6. 烦躁

第 7 条是小青龙加石膏汤证，其中提到了"烦躁"，如果患者原来就内有积热，就会出现"烦躁"的症状，这一点和麻黄汤证出现内有积热而烦躁要用大青龙汤是一样的。

在一般的医书讲解中，都会把大青龙汤和小青龙汤作为对应的方剂进行讲解，通过上面的讲解，大家就应该清楚了，和大青龙汤有对应关系的是小青龙汤加石膏汤。

二者的相同点就是烦躁和表郁，不同点是大青龙汤证表郁严重、里热且没有水饮，小青龙汤加石膏汤证表郁较轻、里热且有水饮。如果表寒里热且水饮更加严重，那就是厚朴麻黄汤证。

（二）小青龙汤和小青龙加石膏汤的药理和运用

小青龙汤和小青龙加石膏汤的组成：

小青龙汤方：

桂枝 15 克，芍药 15 克，干姜 15 克，半夏 21 克，麻黄 15 克，细辛 15 克，五味子 8 克，炙甘草 15 克。

上八味，以水一斗，先煮麻黄，减二升，去上沫，纳诸药，煮取三升，去滓，温服一升。若渴，去半夏，加栝楼根三两；若微利，去麻黄，加荛花如一鸡子大，熬令赤色；若噎者，去麻黄，加附子一枚，炮；若小便不利、少腹满者，去麻黄，加茯苓四两；若喘，去麻黄，加杏仁半升，去皮尖。

小青龙加石膏汤方：

桂枝 15 克，芍药 15 克，干姜 15 克，半夏 21 克，麻黄 15 克，细辛 15 克，五味子 8 克，石膏 10 克，炙甘草 15 克。

小青龙汤就是桂枝汤、麻黄汤、半夏干姜散和细辛、五味子加减而成，这里面，桂枝与麻黄合剂以解表治咳喘，加干姜半夏散以温胃祛痰，加细辛、五味子以涤痰止咳。

小青龙加石膏汤则是小青龙汤加石膏而成。

1. 细辛的药理

细辛，味辛，性温，归心、肺、肾经，功效是解表散寒、祛风止痛、通窍、温肺化饮，主治风寒感冒、头痛、牙痛、鼻塞流涕、鼻衄、鼻渊、风湿痹痛、痰饮喘咳。现代药理研究表明，细辛有解热、镇痛、强心、平喘、抗菌、抗炎及局部麻醉的作用。

《本草经百种录》说："细辛，以气为治也。凡药香者，皆能疏散风邪，细辛气盛而味烈，其疏散之力更大。且风必夹寒以来，而又本热而标寒，细辛性温，又能驱逐寒气，故其疏散上下之风邪，能无微不入，无处不到也。"

《本经疏证》说："细辛，凡风气寒气，依于精血津液便溺涕唾以为患者，并能曳而出之，使相离而不相附，则血津液便溺涕唾各复其常，风气寒气，自无所容。如《本经》所载主治咳逆者，风寒依于胸中之饮；头痛脑动者，风寒依于脑中之髓；百节拘挛者，风寒依于骨节屈伸泄泽之液；风湿痹痛死肌者，风寒依于肌肉中之津。推而广之，随地皆有津液，有津液处，风寒皆能依附焉。故在胸为痰为滞结，在喉为痹，在乳为结，在心为癫，在小肠为水，在气分为汗不出，在血分为血不行。此《别录》之与《本经》一贯不异者也。"

《本草正义》说："细辛，芳香最烈，故善开结气，宣泄郁滞，而能上达颠顶，通利耳目，旁达百骸，无微不至，内之宣络脉而疏通百节，外之行孔窍而直透肌肤。甄权谓治嗽，去皮风湿痹，亦仍《本经》之旧。又治风眼泪下，则清阳不升之迎风流泪也。弘景谓含之去口臭，则芳香固可以辟秽，然口气多由胃火，不揣其本而齐其末，扬汤止沸，何如釜底抽薪之为愈乎。海藏谓润肝燥，治督脉为病，脊强反折。按：督脉为病，纯由精血大衰，络脉失养，以致脊强反折，谓为肝燥，未可厚非，然先天肾阴几于耗竭，大补肝肾真阴，恐亦难臻速效，细辛辛温，少少引经，以通阳气，虽无不可，然竟以辛之一字谓润肝燥，而视为此症主药，其弊何如，学者当自知之。石顽谓辛温能散，凡风寒风湿，头痛口疮，喉痹齿诸病用之，取其能散浮热，亦火郁之之义。按：所谓火郁者，有火郁结于内而外寒束之，不能透泄，则升阳所以散火，其郁得泄，而表邪自解，若本是气火上浮，而亦误投温散，则教猱升木，为祸尤烈。"

对于细辛的功效，可以总结为两点：一是温通发散；二是行水逐痰。

（1）温通发散

细辛能强心活血，又能通达全身各处，所以能散寒止痛，治血运不畅引起的皮肤发凉、四肢厥冷，以及各种风寒风湿引起的疼痛，如头痛、齿痛、风湿痹痛等。

（2）行水逐痰

细辛辛散之性，能大活水运，行水逐痰，所以能治各种痰湿阻滞引起的病证，如咳、喘、留饮、风湿、水肿等。

前面讲苓桂术甘汤证时提到的"背寒如手大"，讲真武汤证时提到的"后背发凉发麻发痛"，其实也在细辛的主治范围里面。

细辛的药理和功效，与麻黄是很相近的，都能活血运、行水运，不过，细辛的温通功效要比麻黄更强，所以，如果患者内寒更甚、痰湿更多而麻黄又力所不逮，用细辛来协助麻黄，就是最佳的选择。

不过，因为细辛辛通之性虽然能极大地活血运、行水运，但也有辛升太过的弊端，所以，如果细辛用量过大，也可能引发气上冲胸咽、头晕眩瞑、鼻衄不止之类的症状。

《本草经疏》说"凡病内热及火生炎上，上盛下虚，气虚有汗，血虚头痛，阴虚咳嗽，法皆禁用"，《得配本草》说"风热阴虚禁用"，就是这个道理。

另外，宋代以后，医家用细辛有"不过钱"的说法，这是因为细辛挥发油中含有毒成分黄樟醚，它可直接作用于中枢神经系统，先兴奋后抑制，通过对呼吸系统的抑制，逐渐使随意运动及呼吸运动减退，反射消失，最后呼吸完全被麻痹，先于心跳而停止。所以，临床用细辛单味作散末内服时，用量不宜过大，最好不要超过一钱，也就是 3 克。

《医学衷中参西录》说："细辛有服不过钱之说，后世医者，恒多非之，不知其说原不可废。凡味辛兼能麻口之药，若花椒、天雄、生半夏，大抵皆有此弊，不但细辛也。尽能麻口者，即能麻肺，肺麻则其呼吸即停矣。尝因胃中受惊，嚼服花椒约三十粒，下咽之后，即觉气不上达，移时呼吸始复常，乃悟古人谏君，恐有不测，故有捣椒目随者，由斯观之，用药可不慎哉。"

因为细辛在煎煮 30 分钟后，其毒性成分黄樟醚的含量能大大下降，不足以引起中毒，所以，如果是入汤剂的话，用量可适量加大。但是，黄樟醚对肾脏有一定毒性，肾功能不全者应慎用。

最后，细辛的日用量最好不要超过 20 克，超过的话，口唇、舌尖、趾指可能会有发麻感，不过停药后可以恢复。

个人在用细辛治手脚厥冷时，一般是 6 ～ 9 克，这样就能达到全身和手足温暖的目的。至于有的老中医用量较大，有的甚至一次超过 150 克，那是老中医们的个人经验，而且与患者的个体差异也有一定的关系。

现在很多人都受"不过钱"说法的影响，不敢用细辛，就算用量大了一点，拿到药店去抓的时候，药店的人员也会不断地提醒，这是一种情况；另一种情况就有点矫枉过正，细辛的量一下用到了大量甚至是天量。个人认为，细辛跟普通药一样，正常运用就行，如果患者寒湿重的，那就用量多一点，寒湿相对轻的，那就用量少一点。太过和不及，都不是用药的正道。

2. 五味子的药理

五味子，性温，味酸、甘，归肺经、心经、肾经，功效是敛肺止咳、涩精止泻、生津敛汗，主治久嗽虚喘、梦遗滑精、遗尿尿频、久泻不止、自汗盗汗、津伤口渴、内热消渴、心悸失眠，现代又用于无黄疸型和迁延慢性肝炎。现代药理研究表明，五味子有促进机体免疫功能、抗氧化及抗衰老、护肝、诱导肝脏药物代谢酶、镇咳祛痰、抗肿瘤、降血糖、强心、增强机体适应能力、抗溃疡、抗肾病变、抗菌等作用。

《本草求原》说："五味子，为咳嗽要药，凡风寒咳嗽，伤暑咳嗽，伤燥咳嗽，劳伤咳嗽，肾水虚嗽，肾火虚嗽，久嗽喘促，脉浮虚，按之弱如葱叶者，天水不交也，皆用之。先贤多疑外感用早，恐其收气太骤，不知仲景伤寒咳喘，小青龙汤亦用之，然必合细辛、干姜以升发风寒，用此以敛之，则升降灵而咳嗽自止，从无舍干姜而单取五味以治咳嗽者。丹溪又谓其收肺气之耗散，即能除热；潜江亦谓其滋肺以除热，补肾以暖水，而联属心肾；凡嗽在黄昏，是虚火浮入肺中，忌用寒凉，止宜重用五味以敛降，此则不合干姜，而合炒麦冬者也。"

《医学衷中参西录》说："五味子性温，五味俱全，酸咸居多。其酸也能敛肺，故《本经》谓主咳逆上气；其咸也能滋肾，故《本经》谓其强阴益精及消渴小便频数，或饮一溲一、饮一溲二。其至酸之味，又善入肝，肝开窍于目，故五味子能敛瞳子散大。然其酸收之力甚大，若咳逆上气夹有外感者，须与辛散之药同用，若干姜、生姜、麻黄、细辛诸药同用，始不至留邪。治劳咳时，但捣碎入药，少佐以射干、牛子诸药，即能奏效，不必定佐以干姜也。凡入煎剂宜捣碎，以其仁之味辛与皮之酸味相济，不至酸敛过甚致服之作胀满也。"

对于五味子的功效，可以总结为两点：一是酸敛；二是生津。

（1）酸敛

因为五味子味酸性温敛，所以能止咳、止汗、止泻、止遗精、敛瞳仁散大。

（2）生津

因为五味子能补气，所以能生津止渴，生脉饮就是用它的这个功效。

小青龙汤中用五味子有两个目的：一个是温肺止咳；另一个是监制细辛、麻黄不过于辛升外散。

小青龙汤的组成分为三部分：第一部分是温胃祛痰饮，这里面包括桂枝、白芍、干姜、半夏；第二部分是解表祛寒，这里面包括了麻黄、桂枝、细辛；第三部分是止咳平喘，这里面包括了麻黄、细辛、五味子。

为了史加便于记忆，也可以把它看成桂枝麻黄合剂加姜辛半味，即桂枝汤、麻黄汤合剂加干姜半夏散、细辛五味子，后面这四味药就是姜佐景先生所说的除痰饮水气组合——"姜辛半味"。

理解了这一点，在运用本方时，对于药物的加减和药量的轻重心里就有谱了。

《经方实验录》说："顾药量又有轻重之分，其身热重者，头痛恶寒甚者，当重用麻桂。其身微热，微恶寒者，当减轻麻桂，甚可用豆豉代麻黄，苏叶代桂枝。其痰饮水气甚者，当重用姜辛半味，因此四者协力合作，犹一药然，吾师用五味尝多至三钱，切勿畏其酸收。其咳久致腹皮挛急而痛者，当重用芍草以安之。否则，轻用或省除之，奏效如一。要之小青龙汤证，在里为水气，在表为咳（咳之前喉间常作痒），其表证之重轻，初可勿拘，其舌苔亦不必限于白腻。遑论其他或喘或渴或利或噎哉？此皆经验之谈，不必泥于书本者也。"

《经方实验录》所说的，就是本方加减运用的方法。就个人而言，如果患者是小青龙汤证而且比较轻，一般减去细辛和五味子，然后合用二陈汤或是苓桂术甘汤之类的方药，增强祛痰饮的作用，痰饮更多的，就加龙骨、牡蛎；如果是咳嗽较厉害的，就适当加入苦杏仁、百部、紫菀、白前之类的药物。

至于小青龙汤后面的加减法，与小柴胡汤、四逆散等的加减相类似。

而小青龙加石膏汤的药理也不用展开详细讲解了。

（三）医案点评

案一：《经方实验录》

张志明先生，住五洲大药房。初诊：十月十八日。暑天多水浴，因而致咳，诸药乏效，遇寒则增剧，此为心下有水气，小青龙汤主之。净麻黄钱半，川桂枝钱半，大白芍二钱，生甘草一钱，北细辛钱半，五味子钱半，干姜钱半，姜半夏三钱。二诊：十月二十日。咳已痊愈，但觉微喘耳，此为余邪，宜三拗汤轻剂，夫药味以稀为贵。净麻黄八分，光杏仁三钱，甘草八分。

[点评] 本案中，患者咳嗽的诱因是游泳，特点是遇寒则增剧，这些都是胃寒有水饮的内因引起的，所以，用小青龙汤也就药到病除了。

案二：《范文甫专辑》

朱师母，伤风骤时音哑。外感风寒，侵袭于肺，太阳之表不解，以致邪内及阴分。少阴之脉循喉咙挟舌本，太阳之脉挟咽连舌本、散舌下，厥阴之脉循咽喉之后。外邪搏之，则肺实，肺实则音哑，用小青龙汤两解表里，使风寒之邪去，则肺自用矣。又据《素问·阴阳应象大论》"因其轻而扬之"之义，小青龙汤用量除半夏9克外，余皆用0.9克，桂枝0.9克，生白芍0.9克，炙甘草0.9克，麻黄0.9克，生姜0.9克，五味子0.9克，姜半夏9克，细辛0.9克，开水泡服。

[点评] 本案与上面的医案在病理和用药方面都是一样的，不过，所用方剂的服用方法用的是煮散，和补中益气汤的煮散方法是一样的，所以，用量较小。就是说，煮散最大的优点就是节省药材。

案三：《刘渡舟临证验案精选》

孙某，女，46岁。时值炎夏，夜开空调，当风取凉，因患咳嗽气喘甚剧。西医用进口抗肺炎之药，而不见效。又延中医治疗亦不能止。马君请刘老会诊：脉浮弦，按之则大，舌质红绛，苔则水滑，患者咳逆倚息，两眉紧锁，显有心烦之象。辨为风寒束肺，郁热在里，为外寒内饮，并有化热之渐。为疏：麻黄4克，桂枝6克，干姜6克，细辛3克，五味子6克，白芍6克，炙甘草4克，半夏12克，生石膏30克。此方仅服2剂，则喘止人安，能伏枕而眠。

[点评] 本案中，患者除了有小青龙汤证之外，还有"舌质红绛""心烦"的郁热在里症状，所以，就选用了小青龙加石膏汤。

讲到这里，小青龙汤证的内容就基本讲完了，而下面的 5 个方证则是因为在使用小青龙汤之后，患者出现了一系列的变化，医生则根据患者的变化，随证用药，非常精彩。

三、桂苓五味甘草汤证

（一）桂苓五味甘草汤证的病理和症状

桂苓五味甘草汤证的病理是阳虚水郁兼见津伤咳嗽、心悸气短。

【条文】

青龙汤下已，多唾口燥，寸脉沉，尺脉微，手足厥逆，气从小腹上冲胸咽，手足痹，其面翕热如醉状，因复下流阴股，小便难，时复冒者，与桂苓五味甘草汤，治其气冲。

【解读】

本方其实是小青龙汤的救误方，细辛有温能发散、行水逐痰的作用，但是气盛味烈，疏散之力大，所以有辛升太过的弊端。如果细辛用量过大，就可能引发气上冲胸咽、头晕眩瞑、鼻衄不止之类的症状，这条条文讲的就是这种情况。

这种情况，主要表现在以下三方面：

1. 耗灼津液

因为用小青龙汤的时候，细辛的用量过大，导致耗灼津液，所以患者出现了"多唾口燥"和"小便难"的症状。"多唾"是胃寒有水饮，"口燥"是津液耗灼的表现，这两者似乎有矛盾，却又是真实存在的；而"小便难"则是津伤的表现，也是阳虚水郁的表现。

2. 激动水饮

因为细辛用量过大，激动水饮，所以患者就会觉得"气从少腹上冲胸咽""时复冒"。

前面讲过，苓桂术甘汤证是阳虚水郁，所以患者有"气上冲胸"和"目眩"的症状，"目眩"和"时复冒"都是眩晕的意思。

对于小青龙汤证来说，水饮更加严重，因此它更多的表现是咳嗽，用了小青龙汤之后，虽然咳嗽减轻，但也因为细辛的疏散作用过大，激动水饮，引发了原来就有的阳虚水郁症状，所以，就出现了苓桂术甘汤证。

3. 血液上冲

过用细辛，水液与血液上冲，就会出现"面翕热如醉状"的症状，这一点和过用细辛可以导致头晕、鼻衄是一个道理。

水液与血液上冲，血液聚于上，就会出现"手足厥逆""手足痹"之类的症状，同时，"手足厥逆""手足痹"也是阳虚郁结的一个表现。

医生在发现患者有这些表现之后，也认为是过用细辛引起的，所以，就换成了桂苓五味甘草汤。

（二）桂苓五味甘草汤的药理和运用

桂苓五味甘草汤的组成：

茯苓 20 克，桂枝 20 克，五味子 8 克，炙甘草 15 克。

桂苓五味甘草汤就是苓桂术甘汤把白术换成五味子而成。

因为患者既有阳虚水郁的症状，又有津伤和咳嗽、心悸气短之类的表现，而津伤和咳嗽、心悸气短之类的就是五味子的主治范围，所以，把苓桂术甘汤中的白术换成了五味子，就成了桂苓五味甘草汤。

（三）医案点评

案:《丁甘仁医案》

申左，咳嗽气喘，卧难着枕，上气不下，必冲而上逆，脉象沉弦；谅由年逾花甲，先后天阴阳并亏，则痰饮上犯，饮与气涌，斯咳喘矣。阅前方叠以清肺化痰，滋阴降气，不啻助纣为虐；况背寒足冷，阳气式微，藩篱疏撤，又可知也。仲圣治饮，必以温药和之，拟桂苓甘味合附子都气丸，温化痰饮，摄纳肾气。桂枝八分，云苓三钱，炙甘草五分，五味子五分，生白术五钱，制半夏二钱，炙远志一钱，炒补骨脂五钱，熟附块五钱，怀山药三钱，大熟地三钱，核桃肉一枚。

[点评] 本案中，患者既有阳虚水郁的症状，又有咳嗽气喘，所以用桂苓甘味汤治阳虚水郁兼咳嗽，用附子都气丸补阳温肾治气喘。

四、桂苓五味甘草去桂加干姜细辛汤证

（一）桂苓五味甘草去桂加干姜细辛汤证的病理和症状

桂苓五味甘草去桂加干姜细辛汤证的病理是胃肠虚寒且饮多致咳。

【条文】

冲气即低，而反更咳，胸满者，用桂苓五味甘草汤去桂加干姜细辛，以治其咳满。

【解读】

患者在用了桂苓五味甘草汤之后，阳虚的症状不见了，所以，患者"冲气即低"，而且"手足厥逆""手足痹"的症状也消失了，这说明阳虚的问题得到了解决，但是，水饮的症状却变得更加严重了，出现了"反更咳"和"胸满"的症状。痰饮多引发的咳嗽，医生自然就想到了干姜、细辛和五味子，所以，就有了"用桂苓五味甘草汤去桂加干姜细辛，以治其咳满"的记载。

（二）桂苓五味甘草去桂加干姜细辛汤的药理和运用

桂苓五味甘草去桂加干姜细辛汤的组成：

茯苓 20 克，炙甘草 15 克，五味子 8 克，干姜 15 克，细辛 15 克。

本方其实就是桂苓五味甘草汤，减去桂枝，加上干姜、细辛而成。

（三）医案点评

案：程祖培先生医案（《广东医学》1964 年）

廖某，男，55 岁。发热，喘咳，多痰。患者平素痰多，时有喘咳，2 天前受凉，喘咳复作，痰多稀白，不能平卧，伴有寒热，脉浮滑略数，舌苔白滑。麻黄 9 克（去节），桂枝 9 克，白芍 9 克，细辛 3 克，炙甘草 6 克，干姜

9克，法半夏9克，五味子6克，北杏仁9克，1剂。复诊：热退，喘稍平，精神较好，仍不思食，痰多。茯苓12克，炙甘草9克，干姜9克，细辛6克，五味子12克，2剂。三诊：胃口稍好，痰亦减少，喘咳平，苔白，脉缓。茯苓24克，桂枝尖24克，白术12克，炙甘草12克。连服6剂，症状消失。

[点评] 本案中，患者一开始就是外有表证、内有痰饮且胃肠虚寒的小青龙汤证，所以，方用小青龙汤加杏仁，就是桂枝与麻黄合剂加姜辛半味；服用小青龙汤之后，患者表解喘稍平，因为表已解，所以，小青龙汤已不再适应了，现患者胃肠寒仍在，故"仍不思食"，且仍痰多，即是胃肠虚寒而饮多致咳的桂苓五味甘草去桂加干姜细辛汤证；服用桂苓五味甘草去桂加干姜细辛汤后，胃肠已温，喘咳已平，干姜、细辛、五味子就没有存在的必要了，所以，就改用苓桂术甘汤健脾祛痰了。

这个医案完整地体现了从小青龙汤证变为桂苓五味甘草去桂加干姜细辛汤证、再变为苓桂术甘汤证的过程，也证明了之前所说，这些方证都是小青龙汤证的后续变化。

五、桂苓五味去桂加姜辛夏汤证

（一）桂苓五味去桂加姜辛夏汤证的病理和症状

桂苓五味去桂加姜辛夏汤证的病理是水饮咳嗽兼见胃寒呕逆。

【条文】

咳满即止，而更复渴，冲气复发者，以细辛、干姜为热药也，服之遂当渴，而渴反止者，为支饮也。支饮者，法当冒，冒者必呕，呕者复内半夏，以去其水。

【解读】

用了干姜、细辛、五味子之后，咳嗽和胸满虽然好了一点，但是患者又出现了"气上冲"和"眩冒""呕吐"的症状，所以条文说，"冲气复发者""支饮者，法当冒"和"冒者必呕"。

如果患者仅仅是出现了"气上冲"和"眩冒"症状的话，也许医生会想到是阳虚水郁，可能会再一次使用桂苓五味汤。

但是，这一次，患者除了"气上冲"和"眩冒"的症状之外，还有"呕"的症状，这就表明患者不是阳虚水郁，而是胃寒有水饮了。既然是胃寒有水饮，而且还有眩冒的症状，自然就要用半夏、干姜和茯苓了，同时，因为患者的咳嗽和水饮还没有完全好，所以，五味子和细辛还是要用的，这就有了下面的桂苓五味去桂加姜辛夏汤了。

（二）桂苓五味去桂加姜辛夏汤的药理和运用

桂苓五味去桂加姜辛夏汤的组成：

半夏 21 克，干姜 15 克，茯苓 20 克，甘草 15 克，五味子 8 克，细辛 15 克。

桂苓五味去桂加姜辛夏汤就是半夏干姜散加茯苓，再加五味子、细辛而成，也是桂苓五味甘草去桂加干姜细辛汤再加上半夏。

（三）医案点评

案：《经方实验录》

叶瑞初君，丽华公司化妆部。初诊：二月十七日，咳延 4 个月，时吐涎沫，脉右三部弦，当降其冲气。茯苓三钱，生甘草一钱，五味子一钱，干姜钱半，细辛一钱，制半夏四钱，光杏仁四钱。二诊：二月十九日。两进苓甘五味姜辛半夏杏仁汤，咳已略平，唯涎沫尚多，咳时痰不易出，宜与原方加桔梗。茯苓三钱，生草一钱，五味五分，干姜一钱，细辛六分，制半夏三钱，光杏仁四钱，桔梗四钱。佐景按：……叶君咳见痰中带血，乃惧而就师诊。服初诊方凡 2 剂，病即减轻，服次诊方后，竟告霍然。

[点评] 本案中，患者的表现就是比较典型的胃寒有水饮，兼见咳嗽的症状，胃寒有水饮是半夏干姜散加茯苓的治疗范围，而咳嗽和痰饮多则是五味子和细辛的主治。

六、苓甘五味加姜辛半夏杏仁汤证

（一）苓甘五味加姜辛半夏杏仁汤证的病理和症状

苓甘五味加姜辛半夏杏仁汤证的病理是胃寒有水饮，出现呕逆、咳嗽，而且水肿、手脚厥逆。

【条文】

水去呕止，其人形肿者，加杏仁主之。其证本应内麻黄，以其人遂痹，故不内之。若逆而内之者，必厥。所以然者，以其人血虚，麻黄发其阳故也。

【解读】

条文说"水去呕止"，表面上讲应该说是水饮和呕吐的症状消失了，但是从后面的用药可以发现，其实患者的病理是依然存在的；不仅如此，还出现了水肿和手足厥冷的症状。

麻黄汤、大青龙汤、小青龙汤，这些药方都可以治水肿，而治水肿的主药就是麻黄，所以，条文说"其证本应内麻黄"，那为什么这里又不用麻黄，而用了和麻黄功用相近的苦杏仁呢？条文里面说"以其人遂痹"，而且，这种手脚厥冷是因为"其人血虚"引起的，这一点和血虚津伤的人禁止发汗，是同一个道理。

所以，这里就不能用麻黄了，而是用了苦杏仁。如果患者没有血虚津伤的症状，那么，是不是就可以用麻黄了呢？

答案是当然可以了。如果患者痰饮更盛而出现咳而胸满、水肿、喉中不利，不仅要用麻黄，而且要用苦杏仁，还要用厚朴，这就是厚朴麻黄汤了。

（二）苓甘五味加姜辛半夏杏仁汤的药理和运用

苓甘五味加姜辛半夏杏仁汤的组成：

茯苓 20 克，甘草 15 克，五味子 8 克，干姜 15 克，细辛 15 克，半夏 21 克，苦杏仁 8 克。

（三）医案点评

案：《橘窗书影》

和泉屋清兵卫之母，年五十余，曾下血过多，以后面色青惨，唇色淡白，四肢浮肿，胸中动悸，短气不能行步，时下血。余与六君子汤加香附子、厚朴、木香，兼用铁砂丸。下血止，水气亦减。然血泽不能复常。秋冬之交，咳嗽胸满甚，遍身红肿，倚息不能卧。一医以为水肿，与利水之剂，无效。余诊之曰：恐有支饮，先制其饮，则咳嗽浮肿，自得其道；因与苓甘姜辛夏仁黄汤加葶苈，服之二三日，咳嗽胸满减，浮肿忽消散。余持此案治水肿数人，故记以示后学。

[点评] 本案中，患者的体质就是血虚津伤的体质，像这种人是不能用麻黄剂的，而且患者原来就有"四肢浮肿，胸中动悸，短气不能行步，时下血"，这是比较典型的水气水饮病，而后来出现的"咳嗽胸满甚，遍身红肿，倚息不能卧"则是在原来的基础上有所加重，患者既有胃寒水饮，又有咳嗽、气喘、水肿，这些就是苓甘五味加姜辛半夏杏仁汤的主治范围了，案中加了葶苈子，它的功效主要是行水祛饮。

至于方中说是用了苓甘姜辛夏仁黄汤，这个方剂其实就是苓甘五味加姜辛半夏杏仁汤再加了大黄，而从加了大黄来看，患者应该有肠滞或是胃热上冲的症状。

七、苓甘五味加姜辛夏仁黄汤证

（一）苓甘五味加姜辛夏仁黄汤证的病理和症状

苓甘五味加姜辛夏仁黄汤证的病理是胃寒有水饮兼肠滞或胃热上冲，出现呕逆、咳嗽、水肿。

【条文】

若面热如醉，此胃热上冲熏面，加大黄以利之。

【解读】

这个条文是紧跟着上面条文的，只是多了一个"面热如醉"的症状，而从这个症状来说，就是胃热上冲的表现，所以条文说"此胃热上冲熏面"，在方剂中加了大黄。

陆渊雷先生说："姜、辛之热，逐寒饮也。寒饮或在胃中，或在胸膜支气管中，决不在于肠。非谓肠部不得有饮，饮而咳者，其饮决不在肠。大黄之作用，则专在于肠，故能不妨姜、辛之热。且药性之所谓寒热，多非温度高低之谓，故寒热药同用，不可与冷热水同用等视之。以大黄治面热如醉，仍使肠部蠕动亢进，引起肠腹部充血，以平面部之充血，所谓诱导法也。抑古人谓面属阳面，亦自有帮。凡大便不通而引起皮肤病者，必在面部。故酒齇粉刺之类，利其大便则愈。"

陆渊雷先生的话有两个意思：第一个意思就是干姜、细辛与大黄同用，是寒热并用，就是调药性存药用的意思；第二个意思就是大黄治胃热上冲是用了诱导法，祝味菊先生在《伤寒质难》也曾对诱导法作了大篇幅的讲解，有兴趣的可以自己找来看。

在临床上，这种胃热上冲而引发的"**面热如醉**"症状，我碰到过好几例，都是用大黄泡水治愈的。我也曾用大黄泡水治过一例过服人参引发的全身烘热者，其实道理都是一样的。

（二）苓甘五味加姜辛夏仁黄汤的药理和运用

苓甘五味加姜辛夏仁黄汤的组成：

茯苓 20 克，甘草 15 克，五味子 8 克，干姜 15 克，细辛 15 克，半夏 21 克，苦杏仁 8 克，大黄 15 克。

苓甘五味加姜辛夏仁黄汤的组成，其实就是苓甘五味加姜辛半夏杏仁汤加上大黄而成。

（三）医案点评

案：刘立新先生医案（《成都中医学报》1982 年）

王某，女，55 岁，住重庆市中区街 11 号，解放碑日杂商店营业员，于 1977 年 5 月来门诊。主症：咳嗽喘累，临冬复发，冬至加重，惊蛰减轻，如此反复发作 10 余年。曾于市属某医院多次住院治疗，诊为"①慢性支气管炎；②阻塞性肺气肿；③肺心病？"。经西药治疗，当时好转，如遇外邪病又复发，家人为之苦恼。此次复发，除上症状外，还有面热如醉，大便三日求解，即有解者，大便如羊矢状。每解便之后，喘累加重，脉细数，舌苔薄白，质红津乏。据此脉证，系水饮犯肺，通调失司，故大便秘，以苓甘五味加姜辛半杏大黄汤泄热消饮以治之。药用：茯苓 15 克，甘草 3 克，五味子 9 克，干姜 9 克，细辛 3 克，半夏 9 克，苦杏仁 12 克，大黄 9 克（泡开水送服），加合瓜蒌 18

克。服 1 剂后，大便已解，面热如醉消失。前方去大黄，加北沙参 24 克，再服 2 剂各症均减。后以生脉地黄丸调理善后而愈。

[点评] 本案中，首先，患者经常受外邪而引发疾病，也就是患者有小青龙汤证的内在病理因素，即胃肠虚寒而痰饮较盛；其次，因为患者现在没有表证，所以不能用小青龙汤，而应当温胃祛痰饮以止咳喘，患者喘咳较盛，选用苓甘五味加姜辛半夏杏仁汤，这些都是在情理之中的；第三，因为患者出现便秘且面热如醉的症状，这是典型的胃热上冲的情况，所以，就在上面的方子里加了大黄泡水服用；第四，服用上药之后，大便畅通，面热如醉消失，马上减去大黄，患者有脉细数、舌苔薄白，质红津乏的津伤症状，又加入了沙参；最后，因为患者久病阴虚，改用生脉地黄丸调理善后，这是"急则治其标，缓则治其本"。整个医案的辨证思路非常清晰。

八、射干麻黄汤证

（一）射干麻黄汤证的病理和症状

射干麻黄汤证的病理是阳虚水饮积聚，是小青龙汤证的进一步发展。

【条文】

咳而上气，喉中水鸡声，射干麻黄汤主之。

【解读】

患者的病理特点是"咳"和"上气"。"上气"就是喘，这是水饮上冲于肺的表现，而它的表现特点则是"喉中水鸡声"。这是因为水饮较多，积在气管之中，人呼吸气息的进出，通过气管而出现的特有声音，这也是判断痰涎较盛的一个标准。

痰多积聚而出现"喉中水鸡声"，而且咳嗽而喘，从这一点上看，它的病理就是在小青龙汤证的基础上更进一步发展了。

（二）射干麻黄汤的药理与运用

射干麻黄汤的组成：

射干 15 克，紫菀 15 克，款冬花 15 克，麻黄 20 克，细辛 15 克，半夏 21

克，生姜20克，五味子8克，大枣3枚。

射干麻黄汤是由射干、紫菀、款冬花、麻黄、细辛、半夏、生姜、五味子、大枣等九味药组成的。

1. 射干的药理

射干，味苦，性寒，归肺经，功效是清热解毒、消痰、利咽，主治热毒痰火郁结、咽喉肿痛、痰涎壅盛、咳嗽气喘。

《本草纲目》说："射干，能降火，故古方治喉痹咽痛为要药。孙真人《千金方》治喉痹有乌翣膏。张仲景《金匮玉函》方治咳而上气，喉中作水鸡声，有射干麻黄汤。又治疟母鳖甲煎丸，亦用乌扇烧过，皆取其降厥阴相火也。火降则血散肿消，而痰结自解，癥瘕自除矣。"

《本草经疏》说："射干，苦能下泄，故善降；兼辛，故善散。故主咳逆上气，喉痹咽痛，不得消息，散结气，胸中邪逆。既降且散，益以微寒，故主食饮大热。《别录》、甄权、《日华子》、寇宗奭、洁古（诸家所）主，皆此意也。丹溪主行太阴、厥阴之积痰，使结核自消甚捷。又治足厥阴湿气下流，因疲劳而发为便毒，悉取其泄热散结之力耳。射干虽能降手少阳，厥阴相火，泄热散结消肿痛，然无益阴之性，故《别录》云久服令人虚。"

所以，射干的功效是消痰利咽。

2. 紫菀的药理

紫菀，味苦，性温，归肺经，功效是温肺、下气、消痰、止咳，主治风寒咳嗽气喘、虚劳咳吐脓血、喉痹、小便不利。

《本草正义》说："紫菀，柔润有余，虽曰苦辛而温，非爆烈可比，专能开泄肺郁，定咳降逆，宣通室滞，兼疏肺家气血。凡风寒外束，肺气壅塞，咳呛不爽，喘促哮吼，及气火燔灼，郁为肺痛，咳吐脓血，痰臭腥秽诸证，无不治之。而寒饮蟠踞，浊涎胶固喉中如水鸡声者，尤为相宜。唯其温而不热，润而不燥，所以寒热皆宜，无所避忌。景岳谓水亏金燥，咳嗽失血者，非其所宜；石顽谓阴虚肺热干咳者忌之；盖恐开泄太过，重伤肺金，又恐辛温之性，或至助火。要之虚劳作嗽，亦必有浊痰阻塞肺窍，故频频作咳，以求其通，不为开之，咳亦不止，以此温润之品，泄化垢腻，顺调气机，而不伤于正，不偏于燥，又不犯寒凉遏抑、滋腻恋郁等弊，岂非正治？且柔润之质，必不偏热，较之二冬、二母，名为滋阴，而群阴腻滞，阻塞隧道者，相去犹远。唯实火作咳，及肺痈成脓者，则紫菀虽能泄降，微嫌其近于辛温，不可重任，然借为向导，以捣穴犁庭，亦无不可。总之，肺金窒塞，无论为寒为火，皆有非此不开之势。"

《药品化义》说："紫菀，味甘而带苦，性凉而体润，恰合肺部血分。主治肺焦叶举，久嗽痰中带血，及肺痿，痰喘，消渴，使肺窍有清凉沛泽之功。……用入肝经，凡劳热不足，肝之表病也；蓄热结气，肝之里病也；吐血衄血，肝之逆上也；便血溺血，肝之妄下也；无不奏效。因其体润，善能滋肾，盖肾主二便，以此润大便燥结，利小便短赤，开发阴阳，宣通壅滞，大有神功。同生地、麦冬入心，宁神养血。同丹皮、赤芍入胃，清热凉血。其桑皮为肺中气药，紫菀为肺中血药，宜分别用。"

《本草通玄》说："紫菀，辛而不燥，润而不寒，补而不滞。然非独用、多用不能速效，小便不通及溺血者服一两立效。"

综合以上讲解，紫菀的功效可以总结为润肺止咳、通利二便。

3. 款冬的药理

款冬，味辛、微苦，性温，归肺经，功效是润肺下气、止咳化痰，主治新久咳嗽、喘咳痰多、劳嗽咯血。

《药品化义》说："冬花，味苦主降，气香主散，一物而两用兼备。故用入肺部，顺肺中之气，又清肺中之血。专治咳逆上气，烦热喘促，痰涎稠黏，涕唾腥臭，为诸证之要剂，如久嗽肺虚，尤不可缺。"

《本经疏证》说："紫菀、款冬花，仲景书他处不用，独于肺痿上气咳嗽篇，射干麻黄汤中用之。射干麻黄汤，即小青龙汤去桂枝、芍药、甘草，加射干、紫菀、款冬花、大枣也。紫菀、款冬虽不得为是方主剂，然局法之转移，实以紫菀、款冬变。故《千金》《外台》凡治咳逆久嗽，并用紫菀、款冬者，十方而九，则子此方亦不可不为要药矣。然二物者，一则开结，使中焦之阴化血，一则吸阴下归，究之功力略同，而其异在《千金》《外台》亦约略可见。盖凡吐脓血失音者，及风寒水气盛者，多不甚用款冬，但用紫菀。款冬则每同温剂补剂用者为多，是不可得其大旨哉。"

《本草正义》说："款冬花，主肺病，能开泄郁结，定逆止喘，专主咳嗽，性质功用，皆与紫菀绝似。所以《本经》主治，亦复多同，于寒束肺金之饮邪喘嗽最宜。然气味虽温，润而不燥，则温热之邪，郁于肺经而不得疏泄者，亦能治之，又如紫菀开肺，寒热皆宜之例。特比之紫菀，究是辛温一筹，则火邪郁结，如肺痈成脓，痰红臭秽之候，自当有所顾忌。甄权竟谓其主肺痿肺痈，而景岳、石顽从而和之，殊是未妥。且石顽亦谓阴虚劳嗽忌之，以其性温也，何独于肺痈而不畏其温？要之，其功用大纲，多似紫菀。"

所以，款冬和紫菀的功效相近，都是润肺化痰的。

射干麻黄汤和小青龙汤相比：有五味药是相同的，它们是麻黄、细辛、半夏、生姜、五味子；有几味药是不同的，小青龙汤的组成有桂枝、白芍，射干麻黄汤有射干、紫菀和款冬，小青龙汤有甘草，而射干麻黄汤则有大枣。

所以，射干麻黄汤和小青龙汤是非常相近的。小青龙汤用桂枝、白芍，一个原因是患者原来就是胃肠虚寒，另一个原因就是表证较重，所以需要麻、桂合用来发表；而射干麻黄汤就不一样了，它的表证较轻或者基本没有表证，更多表现为痰饮，所以，它要减去温胃肠的药，增加祛痰的药物，而这些药物就是射干、紫菀和款冬。

关于本方的运用，《方函口诀》说："此方用于后世所谓哮喘，水鸡声，形容哮喘之呼吸也。合射干、紫菀、款冬之利肺气，麻黄、细辛、生姜之发散，半夏之降逆，五味子之收敛，大枣之安中，成一方之妙用。"

（三）医案点评

案：《经方实验录》

冯世觉，七月廿一日，自去年初冬始病咳逆，倚息，吐涎沫，自以为痰饮。今诊得两脉浮弦而大，舌苔腻，喘息时胸部间作水鸡声。肺气不得疏畅，当无可疑。昔人以麻黄为定喘要药，今拟用射干麻黄汤。射干四钱，净麻黄三钱，款冬花三钱，紫菀三钱，北细辛二钱，制半夏三钱，五味二钱，生姜三片，红枣七枚，生远志四钱，桔梗五钱。

[点评] 本案中，患者的"咳逆，倚息，吐涎沫"症状和小青龙汤证相近，只不过患者表现出"喘息时胸部间作水鸡声"的痰饮重症，所以曹颖甫先生在射干麻黄汤的基础上，又加了桔梗、远志两味祛痰药。

九、厚朴麻黄汤证

（一）厚朴麻黄汤证的病理和症状

厚朴麻黄汤证的病理是内有痰饮，兼表寒里热，是小青龙加石膏汤证的进一步发展。

【条文】

咳而脉浮者，厚朴麻黄汤主之。

【解读】

这个条文很简单，只是提到了"咳"和"脉浮"，所以，条文明显存在缺省。

日本医学家丹波元简认为，《千金要方》里面的记载，即"咳而大逆上气，胸满，喉中不利，如水鸡声，其脉浮者，厚朴麻黄汤主之"才应该是真正的原文。

《千金要方》里面的条文，不仅内容比《金匮要略》里面的条文充实，而且，如果用"以药测证"的方法来反推，也是对得上的，所以，《千金要方》里面的条文才应该是真正的条文。

那为什么说它的病理是内有痰饮，兼表寒里热呢？

厚朴麻黄汤是由麻杏石甘汤加上半夏干姜散、细辛、五味子和厚朴、小麦组成的，所以，厚朴麻黄汤可以分为以下两部分：

1.麻杏石甘汤加小麦

麻杏石甘汤是治表寒里热的，所以，患者有恶寒头痛、脉浮之类的表证，或是水肿的症状，还有烦躁、口渴、小便黄赤的内热症状，这些都是正常的。

而小麦是除热止渴的，所以，这里用小麦，一方面是为了帮助麻杏石甘汤中的石膏清里热、除烦躁，另一方面是为了补血补液以安中补正。

2.干姜、半夏、细辛、五味子和厚朴

干姜、半夏、细辛和五味子，这个组合是治胃寒痰多引发咳嗽、气喘的，这四种药物同时使用，也说明了患者体内痰饮是比较多的，这一点也可以从上面讲的那些方证中得到证实。所以，患者有"咳而大逆上气，胸满"的症状，也就在情理之中了。

而厚朴的作用是消痰下气，在这里是专门针对"喉中不利，如水鸡声"而添加的，这一点和半夏厚朴汤中厚朴的作用是一样的。

所以，厚朴麻黄汤证跟小青龙加石膏证是基本一样的，只是痰饮的程度更加重，出现了"胸满"和"喉中不利，如水鸡声"的症状。

而且，这个方子的出现，也证明了如果患者没有血虚津伤的症状，是可以用麻黄的。

对比一下苓甘五味加姜辛半夏杏仁汤和厚朴麻黄汤，就会发现它们治痰饮引发咳嗽气喘的药物是一样的，都是姜、夏、辛、味，治水肿的药也近似，一个是苦杏仁，一个是麻黄和苦杏仁，所以，厚朴麻黄汤和麻黄汤、麻杏石甘汤、大青龙汤、小青龙汤等一样，都可以治水肿，而治水肿的药物，就是麻黄和苦杏仁。

（二）厚朴麻黄汤的药理和运用

厚朴麻黄汤的组成：

麻黄 20 克，苦杏仁 15 克，石膏 18 克，干姜 10 克，半夏 21 克，细辛 10 克，五味子 8 克，厚朴 25 克，小麦 30 克。

（三）医案点评

案：《治验回忆录》

朱某。患咳嗽，恶寒头痛，胸满气急，口燥烦渴，尿短色黄，脉浮而小弱。据证分析，由邪侵肌表，寒袭肺经，肺与皮毛相表里，故恶寒而咳；浊痰上泛，冲激于肺，以致气机不利，失于宣化，故胸满气促；烦渴者为内有郁热，津液不布，因之饮水自救；又痰积中焦，水不运化，上下隔阻，三焦决渎无权，故小便色黄而短；脉浮则属外邪未解，小弱则为营血亏损，显示脏器之不足，如此寒热错杂内外合邪之候，宜合治不宜分治，要不出疏表利肺降浊升清之大法。因处于《金匮》厚朴麻黄汤。其方麻、石合用，不唯功擅辛凉解表，而且祛痰力巨；朴、杏宽中定喘，辅麻、石以成功，姜、辛、味温肺敛气，功具开合；半夏降逆散气，调理中焦之湿痰；尤妙在小麦一味补正，斡旋其间，相辅相需，以促成健运升降诸作用。但不可因麻黄之辛，石膏之凉，干姜之浊，小麦之补而混淆杂乱目之。药服三剂，喘满得平，外邪解，烦渴止。再二剂，诸羔如失。

[点评] 本医案中，患者外有表证，内有郁热和痰饮，所以，用厚朴麻黄汤就是对证的方药。

十、桂枝去芍药加麻附细辛汤证

（一）桂枝去芍药加麻附细辛汤证的病理和症状

桂枝去芍药加麻附细辛汤证的病理是阳虚里怯兼有水饮。

【条文】

师曰：寸口脉迟而涩，迟则为寒，涩则为血不足，趺阳脉微而迟，微则为气，迟则为寒，寒气不足，则手足逆冷，手足逆冷则营卫不利，营卫不利则腹满肠鸣相逐，气转膀胱，营卫俱劳，阳气不通即身冷，阴气不通则骨痛，阳前通则恶寒，阴前通则痹不仁，阴阳相得，其气乃行，大气一转，其气乃散，实则矢气，虚则遗溺，名曰气分。

气分，心下坚大如盘，边如旋杯，水饮所作，桂枝去芍药加黄辛附子汤主之。

【解读】

条文中提到了两大类症状：

1. 手足逆冷、腹满肠鸣、身冷、骨痛、恶寒、痹不仁

以上这些是比较典型的少阴病的阳虚症状，对于这一类病的治法，就要用桂枝去芍药加附子汤、四逆汤之类的桂附汤类，这个后面再详细讲。

2. 心下坚大如盘，边如旋杯

这种症状是比较典型的胃中有水饮的表现，也就是下面要讲的枳术汤证。

桂枝去芍药加麻附细辛汤，它并不是用桂枝去芍药加附子汤，再合枳术汤，而是桂枝去芍药加附子汤合麻附细辛汤。所以，个人认为这个条文的原文是抄错了，正确的条文应该如下：

气分，心下坚，水饮所作，桂枝去芍药加黄辛附子汤主之。

就是说，"坚大如盘，边如旋杯"是衍文，是后人在抄写的过程中窜入

正文的。因为只有这样理解，条文的描述和用药才能真正对应得上。

如果条文是"气分，心下坚，水饮所作，桂枝去芍药加黄辛附子汤主之"，那么意思就非常明确了，就是患者既有少阴病的症状，又有寒痰水饮的症状。所以，在用桂枝去芍药加附子汤的同时，加上麻黄、细辛温通行水除饮，才是真正的"药证相符"。

这也解释了为什么方子不是桂枝去芍药加附子汤合枳术汤，而是桂枝去芍药加麻附细辛汤的问题。

这种阳虚里怯兼有水饮的病证，轻的就是麻黄附子细辛汤证，因为它更多的表现是少阴病，所以放在少阴篇里面讲解，而把桂枝去芍药加麻附细辛汤放在这里讲，是因为它的水饮表现更重要一些。就是说，麻附细辛汤证和桂枝去芍药加麻附细辛汤证一样，都属于少阴和少阳合病。

桂枝去芍药加麻附细辛汤，可以看成桂枝去芍药加附子汤，再加麻黄、细辛。

桂枝去芍药加附子汤的主治是阳虚血郁、脉促胸满，就是说，它的主治类似于条文中"手足逆冷""腹满肠鸣""身冷""骨痛""恶寒""痹不仁"之类的症状，不过程度没有这么严重，因为条文中提到了阳虚症状较为严重，而且又有水饮的症状，所以，就加了麻黄和细辛，通过辛通发散的方法，达到温阳祛水饮的目的。

最后，这个方子的名字有点乱，有的书称为"桂枝去芍药加麻附细辛汤"，有的则称为"桂枝去芍药加黄辛附子汤"，有的则称为"桂姜草枣黄辛附子汤"。

个人认为，"桂枝去芍药加麻附细辛汤"这个名字比较合适，这个名字准确地说出了方子的特点，因为它本来就是"桂枝去芍药加附子汤"和"麻附细辛汤"的合方，它和麻附细辛汤证的病理一样，只不过病的轻重和症状各有所偏重而已。

（二）桂枝去芍药加麻附细辛汤的药理和运用

桂枝去芍药加麻附细辛汤的组成：

桂枝15克，生姜15克，甘草15克，大枣4枚，炮附子5克，麻黄10克，细辛10克。

方后注：服后汗出，如虫行皮中，即愈。

桂枝去芍药加麻附细辛汤就是"桂枝去芍药加附子汤"和"麻附细辛汤"的合方。

《勿误方函口诀》说："兹有一奇说，仙台工藤球乡曰，凡大气一转为治万病之秘诀，而血症之治尤为重要。昔年一妇人劳咳，咯血气急，肌热如烫手，肌肤尽削，脉细数。余视为死症。一病自荐治之，桂姜枣草黄辛附汤（即本方）竟得痊愈。余极为敬佩。以此发明'大气一转'之理，得治乳岩、舌疽及诸翻花疮（癌瘤）等十数人。翻花疮用黄辛附汤之意，盖因阴阳相离，气无所统制，血肉失和，渐为痼疾，遂致血出。据《金匮要略》云：'阴阳相得，其气乃行，大气一转，其气乃散。'故拟用此方也。一妇人患乳癌，结核处口糜烂，见有翻花之兆，时时出血，至戊午初春，其疼痛益甚，结核增长，卧床不起。正月二十八日与黄辛附汤，服四五日，疼痛减轻，结核缩小，起床工作如平日。凡一切阴阳不相得而为劳咳者，因咯血吐血，致颜面苍白，若不可为，与此汤，每得起死回生之效。余之实践心得，不限于此汤。凡应用古方时，体会其原意，则变化无穷，得其妙哉。"

《中医实践经验录》说："肝硬化是现代医学病名。我治此症分别病体伤阳与伤阴之不同，辨证诊治。此病初起腹胀满闷，常用《金匮》桂甘姜枣麻辛附子汤，运大气法，流通全身气血，使癥积逐渐软化消散，再用柔肝养血，扶助元阳以培本。待其病体自己发挥抗病能力，再从张洁古养正积自除治则，取缓和见功，不用克削元气的泻药，时时注意保障元气，使病有出路。"

又说："至于臌胀病治法，我有两句经验总结的歌括：见臌休治臌，首要运大气。臌胀病原因甚多，主要靠病人元气能运行，我经多年实践体会，认为见臌休治臌，调其肝脾气，首要运大气。《金匮要略》水气门桂姜枣草麻辛附子汤，我治肝硬化腹水初起用之，有特效，就是推动病人本身元气，驱病邪从小便出，病治愈后无后遗症。临床实践证明，运大气治臌有效，深佩喻嘉言在《医门法律》中的论述。用运大气治水方法，唯恐足太阴脾之健运失职，手太阴肺之治节不行，足少阴肾之关门不开，并其膀胱之气化不行。仲景所用方药，立无过之地，可信。"

《勿误方函口诀》和魏长春先生所说的运大气流通全身气血的方法，其实就是强心活血利水的方法，人体全身每个部位都需要血液的营养和津液的濡养，如果人体某个部位的血液或是津液的供应不足，那个地方就会出问题，人体就会生病，而血液和津液的运行和供应恢复正常，病也就好了。

龚子非先生说："又万县市已故老中医陈汉平，善治水肿，夹热者用越脾加术汤，偏虚寒者用桂甘姜枣麻辛附子汤加补骨脂、马蔺子，曾亲见其治肾性水肿、营养不良水肿、肝硬化腹水，屡治屡效，患者服药后皆有明显的尿量增加，肿势随减，由此不难看出，该方之利尿作用值得研究。"

日本医学家前田文良常用这个方子治脓漏，即上颌窦炎、蓄脓症，且说不论轻重缓急皆以此方为佳。

（三）医案点评

案一：《福建中医医案医话选编》

陆某，女，24岁。全身浮肿，面色苍白，恶寒，四肢冰冷。脉象沉迟，舌苔白腻，渴不多饮。此证系阴盛阳微，水气泛滥，病名阴水。盖患者脾肾阳气素虚，水湿内蕴，脾主健运，肾主排泄，脾虚不能制水，肾虚不能排水，故水聚而成胀也。治宜消阴救阳，驱寒逐水，主以桂枝去芍加麻辛附子汤：桂枝三钱，麻黄二钱，甘草二钱，细辛一钱，附子二钱，生姜二钱，大枣十枚。连服二剂。二诊：服药后得微汗，四肢转温，恶寒亦减，药已中肯，当乘胜再追，用前方再服一剂。三诊：恶寒已罢，小便通利，脾胀减小，脉象转缓，阳气亦有渐升之象，前方再服一剂量测定。四诊：上部浮肿已消，腹胀再出减少，两足仍浮，后以鸡鸣散、实脾饮出入治愈。

[点评] 本案中，患者的病就是少阴少阳合病，所以就要少阴和少阳合治，温阳利水，病就好了。

案二：《门纯德中医临证要录》

约1953年，广灵山庄的王姓副书记心下憋满而痛，脸面青黄，形体消瘦，先服我20剂药没有治愈。脉沉细，我触其也是心下痞硬，也像枳术汤证"心下坚，大如盘，边如旋盘"，但此人脉沉细，分析是寒饮造成的，符合桂枝去芍药加麻辛附子汤之证，即《金匮要略》所云："气分，心下坚，大如盘，边如旋杯，水饮所作，桂枝去芍药加麻辛附子汤主之。"遂处此方。服一剂后，患者说："服此方感觉辣辣的，第二天早里便下很多凉粉样杂物。"我再触其心下已柔软不疼了。

【点评】本案中，患者"脉沉细"就是典型的少阴病脉，加上"心下憋满而痛"的"心下坚"症状，就是桂枝去芍药加麻附细辛汤证。

十一、枳术汤证

（一）枳术汤证的病理与症状

枳术汤证的病理是胃中水饮积聚严重。

【条文】

心下坚大如盘，边如旋杯，水饮所作，枳术汤主之。

【解读】

前面讲过，"心下"就是胃脘部，"大如盘，边如旋杯"就是说，胃脘部膨大坚满如盘，边缘是圆形，这种情况就是胃中水饮积聚严重，导致胃部扩张膨大，因为只有胃部膨大，才会出现"大如盘，边如旋杯"这种形状。

这种情况和桂枝去芍药加麻辛附子汤证是不一样的，桂枝去芍药加麻辛附子汤证是胃脘部有痰饮，而不是在胃中，所以，它更多表现为"心下憋满而痛"，而不是"大如盘，边如旋杯"。"大如盘，边如旋杯"其实是五苓散证的水痞。

为了证明上面的观点，可以从枳术汤的药理来看一下。

枳术汤只有枳实和白术两味药，枳实能消痰下气，又有增强胃肠收缩功能的作用，而白术则是健脾利水，二者合用，既能增强胃肠的收缩功能，又能通利水运祛除胃中积水，所以，服药后才会出现方后注所说的"服后腹中软，即当散也"。胃中的积水一旦消散，胃部回缩，自然也就"腹中软"了。

按照正常的排序，枳术汤证应该是和五苓散证之类放在一起讲的，因为要和桂枝去芍药加麻附细辛汤证相对比，所以，就把它拉到这里。

对于本方的运用，《孙朝宗临证用药心得》说："枳术汤，乃补脾消痞之良方……用此方时，当以枳实为主，用量要大于白术，余临床治之多例患者，而多获良效。再观张元素易此汤为丸而治脾胃虚弱，白术用量又倍于枳实以治饮食停滞、食阻气机、不思饮食、脘腹胀闷。李东垣又把他老师这一方法，转载于他的《脾胃论》一书中，极力崇而推之，并根据这一方法的配伍机制，化裁出了枳术类方。如枳术丸：枳实一两，白术二两，以'治痞，消食强胃'。橘皮枳实丸：橘皮、枳实各一两，白术二两，以治'老幼元气虚弱，饮食不消，脏腑不调，心下痞闷'。半夏枳术丸：半夏、枳实、白术各二两，以治'因冷食内伤'。木香枳术丸：木香三钱，干姜五钱，枳实一两，白术一两五钱，以'破除寒滞气，消寒饮食'。木香人参生姜枳术丸：生姜二钱五分，木香三钱，人参三钱五分，陈皮四钱，枳实一两，白术一两五钱，以'开胃健食'。和中丸：木香二钱五分，枳实、炙甘草各三钱半，槟榔四钱五分，陈皮八钱，半夏、厚朴各一两，白术一两二钱，以治'病久虚弱，厌厌不能食，而大便或秘或溏，此胃气虚弱也，常服则和中理气，消痰去湿，厚肠胃进饮食。'后世以枳术名方者日多，如枳实柴胡汤、枳连导滞汤、枳术散、枳壳汤、枳实疏肝散、枳术丸、枳实平胃散、枳实理中汤。"

（二）枳术汤的药理和运用

枳术汤的组成：

枳实 35 克，白术 10 克。

方后注：服后腹中软，即当散也。

枳术汤只有枳实和白术两味药。

（三）医案点评

案:《河南中医》

患者冯某，女，50 岁，1973 年 4 月 10 日初诊。心下坚满如大盘已 4 年。视其局部皮色不变，而略高于四周腹壁，触之聂聂而动，面无病色，月经尚正常，脉沉滑。脉沉主里，滑为水气内停。据脉证拟用《金匮》枳术汤，行气散结，健脾消水。处方：炒枳实 12 克，白术 12 克。4 剂。4 月 14 日复诊：已觉心下舒软，与四周腹壁平。继服上方 4 剂，病瘥。

[点评] 本案中，患者是比较典型的胃部膨大，而且充满水饮，所以，用了枳术汤，病就好了。

第四十一讲　阳虚水滞

阳虚水饮型的病理是少阴和少阳合病，它的特点是水饮上冲而出现咳嗽。阳虚水滞型也是少阴和少阳合病，它的特点则是阳虚血郁、水郁痰滞而出现的一系列功能性紊乱，如遗精、盗汗、惊悸、痰喘、头晕、脱发甚至衄血，以及妇人半产漏下之类的慢性病。

这种慢性病的特点是阴阳两虚，不仅有物质性的不足，也有功能性的不足，但更多的是功能性紊乱，这一类疾病，古代一般列入虚劳的范围。

一、桂枝加龙骨牡蛎汤证

（一）桂枝加龙骨牡蛎汤证的病理和症状

桂枝加龙骨牡蛎汤证的病理是阳虚水滞，功能紊乱。

【条文】

夫失精家，少腹弦急，阴头痛，目眩，发落。脉极虚芤迟，为清谷、亡血、失精。脉得诸芤动微紧，男子失精，女子梦交，桂枝加龙骨牡蛎汤主之。

【解读】

这条条文的后面附了天雄散的方子。所以，对于这条条文作注解的医学家们基本都认为条文有误，这里面主要有两种看法：

第一种，认为正确的条文应该如下：

夫失精家，少腹弦急，阴头痛，目眩，发落。脉得诸芤动微紧，男子失精，女子梦交，桂枝加龙骨牡蛎汤主之。

就是说，"脉极虚芤迟，为清谷、亡血、失精"这一句是衍文，是后人的注解窜入正文的。

这种说法是非常有道理的，因为"脉极虚芤迟，为清谷、亡血、失精"这句话，跟前后都不搭，所以是后人的注解，或是传抄错误，窜到条文里面，是有可能的。

不过，这种说法有个缺点，就是前后条文的文意并不顺畅，前面说是"失精家"，后面又来个"男子失精，女子梦交"，前后文义不属。

因此，就有了下面的第二种看法，认为正确的条文应该如下：

夫失精家，少腹弦急，阴头痛，目眩，发落，桂枝加龙骨牡蛎汤主之。

就是说"脉极虚芤迟，为清谷、亡血、失精"和"脉得诸芤动微紧，男子失精，女子梦交"这两句都是衍文，都是后人的注解窜入正文所致。

这种看法，其实也是有问题的。虽然文义是通顺了，可是却药证不相符了。

而对于桂枝加龙骨牡蛎汤后面所附的天雄散，一般的注解都认为有方无证，不过，也都基本认为是桂枝加龙骨牡蛎汤证的进一步发展。

对于这条条文，个人的看法：这里面最大的可能性是条文在传抄的过程中出现错误，条文的排列顺序出错了，正确顺序应该是下面这样子的：

1. 脉极虚芤迟，为清谷、亡血、失精。

2. 脉得诸芤动微紧，男子失精，女子梦交，桂枝加龙骨牡蛎汤主之。

3. 夫失精家，少腹弦急，阴头痛，目眩，发落，天雄散主之。

如果条文是这样排列，那么，文义就非常通顺了，同时，既符合从一般到特殊、病情从轻到重的规律，也符合药证统一的原则。

这三句条文，第一句是总纲，第二句说桂枝加龙骨牡蛎汤是治"男子失精、女子梦交"的，而第三句的天雄散则是进一步，是治"失精家"的。

这里面，"失精"就是遗精，是指患者在没有性交的情况，精液自行外泄的一种病理状态，而"家"前面讲过了，它代表的是一种体质，是一种长期形成的病理状态，"失精家"和"失精"相比，无论是生病时间的长短，还是患者的病理状态，都要严重很多。

如果用桂枝加龙骨牡蛎汤来治"失精家"的病证，难免有病重药轻的感觉，而用天雄散就不一样了；同理，如果用天雄散来治"失精"，就会有病轻药重的感觉。

理清了条文的顺序，下面就可以逐条讲解了。

【条文】

脉极虚芤迟，为清谷、亡血、失精。

【解读】

这条条文单从文意来说并不难理解，就是说，如果患者出现了"虚""芤""迟"的脉象，那么就有可能是下利清谷、亡血过多或是遗精这三种病。

这里面，虚脉是指脉象浮大无根，芤脉是指脉象中空外实，迟脉是指脉象迟缓无力，这三者都是阳虚血少的脉象表现。患者的病理是阳虚血少，所以，就有可能出现下利清谷、亡血、失精这三种病。

类似的还有4条条文：

1. 寸口脉浮而迟，浮即为虚，迟即为劳，虚则卫气不足，劳则荣气竭。

2. 脉弦而大，弦则为减（紧），大则为芤，减（紧）则为寒，芤则为虚，虚寒相搏，此名为革，妇人则半产漏下，男子则亡血失精。

3. 夫男子平人，脉大为劳，极虚亦为劳。

4. 脉沉小迟，名脱气，其人疾行则喘喝，手足逆寒，腹满，甚则溏泄，食不消化也。

【条文】

脉得诸芤动微紧，男子失精，女子梦交，桂枝加龙骨牡蛎汤主之。

【解读】

这里的"芤"和"微紧"，说的就是"革"脉，这种脉象所主的病就是上面条文所讲的"妇人则半产漏下，男子则亡血失精"，这和第2条的"男子失精，女子梦交"意思相近，但是范围更广，不过，它们的病理是一样的，都是阳虚血少。

关于"动"脉，条文说：

若数脉见于关上，上下无头尾，如豆大，厥厥动摇者，名曰动。寸口脉动而弱，动即为惊，弱则为悸。

这种脉象也是典型阳虚血少的表现，所以，患者才有"惊""悸"的表现，它所主的病也是下利清谷、亡血过多、遗精以及妇女半产漏下。

也许有人会问，桂枝加龙骨牡蛎汤证的病理是阳虚血少，那就是少阴病了，而不是阳虚水滞的少阴少阳合病。

如果只是单纯的阳虚血少，那就是小建中汤证了，而不是桂枝加龙骨牡蛎汤证了，桂枝加龙骨牡蛎汤证的病理是阳虚水滞。

什么是阳虚水滞呢？

前面讲过，血不利则为水，患者体内虚寒不足，血运不畅，影响水运，因此水运也跟着不畅了，水运不畅，水液滞留于身体各处。阳虚血瘀、水郁不畅，就会导致身体功能紊乱，因此，遗精、盗汗、惊悸、痰喘、头晕、脱发、衄血、妇女半产漏下之类的慢性病也就出现了，这就是阳虚水滞。

因为阳虚水滞属于慢性病，古人把它归入"劳"病的范围。它的症状很多，大致可以分为三类：第一类，阳虚血少，体内虚寒；第二类，水运不畅，水液滞留；第三类，阳虚血少，水液滞留。

1. 阳虚血少，体内虚寒

阳虚血少，体内虚寒，主要表现为以下症状：

（1）手足逆冷：患者阳虚血少，体内虚寒，所以表现为恶寒怕冷、四肢不温。

条文"手足逆寒，腹满，甚则溏泄，食不消化也"中的"手足逆寒"就是这种情况。

（2）下利清谷：患者血运不畅、胃肠虚寒，所以就表现为食不消化、溏泄，也就是"下利清谷"。"清谷"就是泻出不消化食物的意思。

条文"手足逆寒，腹满，甚则溏泄，食不消化也"中的"腹满，甚则溏泄，食不消化也"就是这些情况。

（3）面色苍白：患者胃肠虚寒，消化不良，从而也导致患者的营养不良，所以，就会面色苍白。

条文"**男子面色薄者，主渴及亡血，卒喘悸，脉浮者，里虚也**"中的"**面色薄**"就是这个意思。

（4）肌肉瘦削：患者如果长期营养不良，那么，体虚乏力，肌肉瘦削，行走不便，就是意料之中了。

条文"**劳之为病，其脉浮大，手足烦，春夏剧、秋冬瘥，阴寒精自出，酸削不能行**"中的"**酸削不能行**"就是这个意思。

（5）衄血：阳虚血少，体内虚寒，就会出现血管虚寒不能统血的情况，所以，亡血、衄血也是有可能出现的。

条文"**男子脉虚沉弦，无寒热，短气里急，小便不利，面色白，时目瞑，兼衄，少腹满，此为劳使然**"中"**兼衄**"就是这种情况。

《类聚方广义》说："禀性薄弱之人，色欲过多，则血精减耗，身体羸瘦，面无血色，身常有微热，四肢倦怠，唇口干燥，小腹弦急，胸腹动甚，其穷不死何待。常服此方，严慎闺房，保啬调慑，则可以肉骨而回生。"

《类聚方广义》说的就是阳虚血少的情况。

这第一类的病证就是小建中汤证，小建中汤是桂枝汤加饴糖而成。所以，这一类的症状是桂枝汤的主治范围，是太阴病的范围。

2. 水运不畅，水液滞留

水运不畅，水液滞留，主要表现为以下症状：

（1）小便不利和少腹满：三焦水运不畅，水液滞留，那么短气里急、小便不利、少腹满的症状就有可能出现了。

条文"**男子脉虚沉弦，无寒热，短气里急，小便不利，面色白，时目瞑，兼衄，少腹满，此为劳使然**"就是这种情况。

（2）喘和悸：水液滞留，水饮积于心下，如果受风寒所激，那么喘、悸的症状也就可能出现。

条文"**脉沉小迟，名脱气，其人疾行则喘喝，手足逆寒，腹满，甚则溏泄，食不消化也**"就是这种情况。

（3）头晕目眩：水液滞留，水浊积于脑部，影响神经，就有可能出现头晕目眩的症状。

条文"夫失精家，少腹弦急，阴头痛，目眩，发落"中的"目眩"就是这种情况。

（4）脱发：水液滞留，水浊积于头皮腠理之处，毛发失养，就可能出现大量脱发的情况。

条文"夫失精家，少腹弦急，阴头痛，目眩，发落"中的"发落"就是这种情况。

3.阳虚血少，水液滞留

阳虚血少，水液滞留，主要表现为以下症状：

（1）自汗：阳虚水郁，营卫不调，患者就有可能出现自汗的症状。

桂枝汤证的自汗，因为水液滞留的情况不严重，所以更多表现为发热、自汗，是一种全身性的自汗。而桂枝加龙骨牡蛎汤证的自汗，因为水液滞留的地方不同，所以，它的自汗表现更多的表现为局部自汗，而且汗量相对较多，这是两者的区别。

（2）盗汗：一般来说，白天未经活动而自然绵绵出汗的就是自汗，而入睡后出汗，醒来即止的，就是盗汗。

自汗的原因，更多的是营卫不和，是人体通过自我调节，使血运、水运加速，以求达到解除肌表血运不畅的目的，所以桂枝汤和桂枝加龙骨牡蛎汤都可以用来治自汗。

而盗汗则是人入睡之后，肌腠放松，毛窍开启，积于腠理之处的水液自然溢出，就成了盗汗。导致盗汗的原因有两个：一是肌表血运不畅，导致毛窍不能正常开启关闭；二是阴虚内热，热迫汗出。

所以，如果患者没有内热的话，就可以用桂枝加龙骨牡蛎汤温通表里，收敛止汗，条文"男子平人，脉虚弱细微者，善盗汗也"就是这种情况。

如果患者是阴虚内热，就可以用桂枝加龙骨牡蛎减去桂枝。如果内热更为严重的话，桂枝加龙骨牡蛎汤就不仅要减去桂枝、生姜，还要加入如桑白皮、桑叶、生地黄之类的药物。

如果患者出汗严重，可以根据病情，加入如金樱子、浮小麦、糯稻根、麻黄根之类的药物。

如果患者是心阳虚，就要用桂枝甘草龙骨牡蛎汤或是桂枝去芍药加龙骨牡蛎汤。

以上三种变化，不仅用于治自汗、盗汗，用于治遗精、遗尿等也一样。简单点说，阳虚水郁，营卫不调的，用桂枝加龙骨牡蛎汤；水郁而阴虚内热的，用桂枝去桂加龙骨牡蛎汤；水郁而心阳不足的，用桂枝去芍药加龙骨牡蛎汤。

（3）遗尿：人体血运、水运不畅，膀胱括约肌因得不到血与津的营养，就会出现松弛的病理，加上患者体内有水液滞留，水运不畅，所以，就可能出现日间小便频数、夜间遗尿的症状。

这种遗尿是阳虚水滞型，也是条文中"小便不利"的情况之一。

临证时一定要注意和猪苓汤证、当归贝母苦参丸证的下焦湿热型遗尿，五苓散证的阳虚水郁型遗尿，四逆散证的三焦水郁型遗尿，以及甘草干姜汤证的虚寒型遗尿区分开来。

（4）遗精、梦交：人体血运、水运不畅，不能营养宗筋，所以，男性患者就可能出现龟头寒冷、阳痿不举的症状。

条文"夫失精家，少腹弦急，阴头痛，目眩，发落"中的"阴头痛"就是这种情况。

水运不畅，刺激神经中枢，且膀胱括约肌放松，所以，男性患者梦交而精自出，即梦遗，女性患者也可以因为同样的原因而出现梦交的症状。

条文"男子失精，女子梦交"就是这种情况。

一般来说，有梦而遗精的，称为梦遗；无梦而遗精，甚至清醒时遇见女色则精液立即滑出的，称为滑精。就是说，这二者都属于遗精：梦遗相对较轻，而且也经常兼有内热，如乌梅丸证；滑精则症状重，且更多地表现为纯粹的虚寒，如桂枝加龙骨牡蛎汤证和天雄散证。

对于遗精这个症状来说，一般的症状就称为遗精，严重的即长期遗精，就称为"失精家"。

（5）半产、经漏、带下：条文说"妇人则半产漏下"，这里面，"半产"是指患者习惯性流产的症状，这种病一般是妇人血运、水运不畅，体内胎儿得不到血与津液的濡养所引起的。

而"漏"则是经漏，是指患者的月经滴滴答答，次数频繁，甚至全月皆用卫生棉的一种症状。

"下"则是指带下，是指患者带下频繁、白带量多的一种病理情况。

以上三种情况，都是因为患者体内血运、水运不畅，即阳虚血少、水液滞留所引起的。临床运用，一般用桂枝加龙骨牡蛎合芎归胶艾汤，效果是比较好的。

（二）桂枝加龙骨牡蛎汤的药理和运用

桂枝加龙骨牡蛎汤的组成：

桂枝 15 克，芍药 15 克，生姜 15 克，甘草 10 克，大枣 4 枚，龙骨 15 克，牡蛎 15 克。

桂枝加龙骨牡蛎汤的组成很简单，就是桂枝汤加上龙骨、牡蛎两味药而成。

桂枝加龙骨牡蛎汤的药理，简单点说，就是用桂枝汤温胃肠、促血运、活水运，用龙骨、牡蛎行水消痰、敛汗止遗、止血止漏，达到通调血运、水运，消除功能紊乱的目的。

本方在临床上运用非常广泛，遗尿、遗精、阳痿、易疲、梦交、白带淋沥、自汗、盗汗、虚寒腹泻、视力疲劳、脱发等，只要确认病理是阳虚水滞，就可以运用本方来进行治疗。

日本医家大塚敬节在《金匮要略研究》一书中，用了较大的篇幅讲了他用本方的经验，主要是用于阳痿、遗精、性欲低下、易疲劳及脱发等，他的腹诊经验是患者有少腹弦急、脐下腹正中线有格楞格楞感觉的条索状正中芯。正中芯是指位于腹正中线的纵向笔芯样条索状物，出现在脐下提示肾虚、脐上提示脾虚。

《方极》说："桂枝加龙骨牡蛎汤，治桂枝汤证，而胸腹有动悸者。"

这里面，"胸腹有动悸"是因为体内有水饮引起的，所以也容易理解。

《小品方》中把桂枝换成附子，并且加入白薇，就成了二加龙骨汤，主治虚劳发热自汗、遗精梦交、吐血咯血等病。

《外台秘要》说："小品龙骨汤，疗梦失精，诸脉芤动，心悸，少腹急，隐处寒，目眶痛，头发脱落。"

这说明二加龙骨汤证就是桂枝加龙骨牡蛎汤证的进一步发展，已经和天雄散证接近了。

（三）医案点评

案一：《王修善临证笔记》

一人梦遗，以致精神困惫，予以桂枝加龙骨牡蛎汤 3 剂愈。桂枝、生龙骨、生牡蛎、炒白芍、生姜（切）各 9 克，炙甘草 6 克，大枣 4 枚，水煎空心服。

案二：《岳美中医案集》

李某，年 46 岁，男性，于 1972 年 6 月 11 日就诊。患项部自汗，竟日淋漓不止，频频作拭，颇感苦恼，要求治疗。诊其脉浮缓无力，汗自出。分析病情，项部为太阳经所过，长期汗出，系经气向上冲逆，持久不愈，必致虚弱。因投以张仲景之桂枝龙骨牡蛎汤，和阳降逆，协调营卫，收敛浮越之气。先服 4 剂，自汗止，再服 4 剂，以巩固疗效。

案三：《经方实验录》

季左，十月十二日，夜寐喜盗汗，脉阳浮阴弱，宜桂枝加龙骨牡蛎汤。川桂枝四钱，生白芍三钱，生草一钱，龙骨四钱，左牡蛎一两，生姜八片，红枣十二枚。

佐景按：《要略》云"男子平人，脉虚弱细微者，喜盗汗也"。《诸病源候论·虚劳盗汗候》云："盗汗者，因眠睡而身体流汗也，此由阳虚所致，久不已，令人羸瘠枯瘦，心气不足，亡津液也。诊其脉，男子平人脉虚弱微细，皆盗汗脉也。"丹波氏云："《金鉴》云，此节脉证不合，必有脱简，未知其意如何，盖虚劳盗汗，脉多虚数，故有此说乎？"吾师则曰：此证桂枝加龙骨牡蛎所得而主之也。如本案所示，即其一例。服药后，每每周身得微微热汗出，此后即不盗汗矣。余用本方者屡，得效与治失精同。吴兄凝轩昔尝患盗汗之恙，医用浮小麦、麻黄根、糯稻根以止其汗，顾汗之止仅止于皮毛之里，而不止于肌肉之间，因是皮毛作痒异常，颇觉不舒。后自检方书，得本汤服之，汗止于不知觉之间云。本汤既可治盗汗，又可治遗精，更可治盗汗之兼遗精者，所谓虚劳人是也。

[点评] 以上三个医案，分别治遗精、自汗、盗汗，这三者表面上不一样，其实病理却是一样的。

姜佐景先生在按语中提到的"盖虚劳盗汗，脉多虚数"一句，其实是指阴虚内热的盗汗，和桂枝加龙骨牡蛎汤证的盗汗是有一定差别的。

案四:《橘窗书影》

幕府集会酒井六三郎，年十八，患遗尿数年，百治罔效。余诊之，下元虚寒，小便清冷，且脐下有动，易惊，两足微冷，乃投以桂枝加龙骨牡蛎汤，兼服八味丸，日而渐减，服半年而痊愈。桂枝加龙骨牡蛎汤本为治失精之方，一老医用此治愈老宫女之屡小遗者，和田东郭用此治愈高规老虑之溺闭，服诸药不效者。余用此治遗尿，屡屡得效，古方之妙，在乎运用，当精思之。

[点评] 本案中，用桂枝加龙骨牡蛎汤治疗遗尿，服用的时间比较长，而我用这个方治过一例，却是 3 剂而愈，这里面可能与病情的轻重或患者的日常生活调摄有关。

《经方实验录》说:"窃念遗尿之病，世多此疾，而无此方，在小儿则为司空见惯，在大人亦为秘密暗疾，故世少特效方，此亦破题儿之治证也。俄顷，悟得《金匮》桂枝加龙骨牡蛎为治男女失精梦交之良方，昔有人施治于膀胱咳证，且日人以此汤疗久年遗尿，每得特效……考遗尿证系肾脏泌尿作用兴奋，膀胱尿道括约肌麻痹而弛缓，致患尿意频数。投此汤，大枣、甘草正能缓和肾脏泌尿之兴奋，桂枝、生姜含有挥发油，能直达生理变常之所在地——病处——刺激括约肌之麻痹，使之兴奋，同时以龙骨、牡蛎含有石灰质，芍药含有单宁酸，能为之收敛，遗尿病遂由是而愈。此汤能愈失精者，亦从而知之矣。(录《苏州国医杂志》)余亦曾仿此用本汤治高年妇人遗尿，其结果大致甚佳。惜其报告系由人辗转传来，故不甚详明耳。读者如遇此证，大可一用此汤，盖以补治虚，以涩治遗，乃吾中医之大法，复何疑为?"

姜佐景先生里面所说的"膀胱咳"就是咳则遗尿，这也是膀胱括约肌松弛的一个比较典型表现，妇女生产之后，这种病就比较多见。

咳则遗尿，一般的辨证就是气虚，用补中益气汤和肾气丸加减，或者用止嗽散加减，都有一定的效果。但是，如果患者属于阳虚水滞，用桂枝加龙骨牡蛎汤效果最好。

案五:《伤寒论临证杂录》

30 年前，瑞安县仙岩树丰村妇女刘某，每于上床就寝时，甫合眼，即觉一陌生男子徐徐而来，强与交合，几乎夜夜如此，以致不敢入睡。鄙人给服桂枝加龙骨牡蛎汤略作加减，仅 3 剂，持续数月之梦交即灰飞烟灭。古方之疗效，真令人惊叹。

[点评] 类似上面的医案很多的医书都有记载，可见这类病也是相当常见的。

《类聚方广义》说:"妇人心气郁结，胸腹动甚，寒热交作，经行常愆期，多梦惊惕，鬼交漏精，身体渐就羸瘦。其状恰似劳瘵，孀妇室女，情欲妄动不遂者，多有此症，宜此方。"

对于梦交的"狐魅"病，傅再希老先生有个治验，就是用珠兰根洗净，略为捣碎，用纱布托住，放入妇女下身。

二、天雄散证

（一）天雄散证的病理和症状

天雄散证的病理是阳虚水郁严重，是桂枝加龙骨牡蛎汤证、二加龙骨汤证的进一步发展。

【条文】

夫失精家，少腹弦急，阴头痛，目眩，发落，天雄散主之。

【解读】

条文中的症状，如"阴头痛""目眩""发落"，上面已经基本讲清楚了，而"失精家"长期遗精的结果，就是条文"男子脉浮而涩，为无子，精气清冷"，就是说，患者可能出现阳痿以及"精气清冷"，即精子活动力不足，从而导致不能生育。

而"少腹弦急"，一般的解释都是下腹部腹直肌拘挛硬急，不过，胡天雄先生却另有看法。

胡天雄先生说："《金匮》血痹虚劳篇'夫失精家,少腹弦急',弦急二字,人多不解。所谓少腹弦急,乃指少腹筋脉时作一抽之痛,此种疼痛,不必限在少腹,或在左,或在右,或前连阴茎,或后连谷道,总缘肝气不舒、木郁风动所致。久病遗精之人,确有此症。余年轻时病此,深有体会,因叹仲景审证之精且详也。"

前面讲过,精液是人体津液的一种,个人认为,对于桂枝加龙骨牡蛎汤证来说,因为遗精的程度和阳虚的程度还不是很严重,所以,少腹腹肌由于津液的缺失相对拘急紧张,也是正常的。

如果是长期的遗精,就是条文所说的"失精家",那么,津液缺失严重,血与津不能濡养经筋,再加上阳虚不足,阴寒内盛,胡天雄先生所说的少腹经筋抽痛,也是情理之中的事。这一点和乌头汤证的"**寒疝腹中绞痛,贼风入攻五脏,拘急,不得转侧,发作有时,使人阴缩,手足厥逆**"是相近的。

（二）天雄散的药理和运用

天雄散的组成:

天雄（炮）45 克,桂枝 90 克,白术 120 克,龙骨 45 克。

方后注:上四味,杵为散,酒服 0.75 克,日三服,不知,稍增之。

天雄散是由天雄、桂枝、白术、龙骨四味药组成的,这四味药中,天雄就是大乌头,而乌头就是附子的母根,所以,它的药理其实和附子是一样的,只是药力更加雄厚。

陆渊雷先生说:"天雄与附子、乌头,实为一物。考诸本草,则天雄独擅强阴之效。《广雅》云:奚毒,附子也,一年为侧子,二年为乌喙,三年为附子,四年为乌头,五年为天雄。时珍云:天雄有二种,一种是蜀人种附子而生出长者,或种附子而心变成长者。故《别录》注乌喙云,长三寸以上者名天雄,也也。《别录》云:天雄,长阴气,强志,令人武勇,力作不倦。大明云:助阳道,暖水脏,补腰膝,益精。"

天雄和附子是一样的,都有着较强的毒性,因此,这个方子用作药散服用是相当危险的。《金匮要略研究》里面就有因为服用天雄散而中毒死亡的记載，所以，要想安全，天雄散应当改为汤剂更为合适，因为长时间的煎煮能够去除乌头碱的毒性。另外，现在的药店里，天雄似乎比较少见，运用时一般改用附子。

《类聚方广义》说："天雄散，治老人腰冷，小便频数，或遗溺，小腹动悸者。"

又说："阴痿病，脐下有动，或兼小便白浊者，严禁入房，服此方不过一月，必效，为汤用，反良。"

所以，天雄散的主治和桂枝加龙骨牡蛎汤是一样的，只不过病情更加严重而已。

这里面也提到了"为汤用，反良"，就是说，改用汤剂后，效果更好，而且能降低中毒的概率。

（三）医案点评

案一：龚子夫先生医案（《江西中医药》1993 年）

李某，男，32 岁，已婚，干部。1989 年 12 月 7 日初诊。患者因房劳，反复遗精已 2 年余。近因出差过劳，病情加重。睡后无梦而遗，每周 3～4 次，严重时临厕努便也会滑出清稀的精液。伴有头昏乏力，腰酸膝软，形寒肢冷，腰及小腹、前阴不温，尿频尿清，舌质淡胖嫩，有齿痕，苔白滑，脉沉细弱，尺脉尤甚。此为肾阳虚损，精关不固。治宜温肾益气，涩精止遗。以天雄散加味：附片 10 克（先煎），白术 15 克，肉桂 6 克（后下），煅龙骨 15 克，补骨脂 10 克，覆盆子 10 克，淫羊藿 10 克，芡实 20 克。日 1 剂，水煎服。服药 10 剂后，遗精基本控制，每周仍有 1～2 次，头昏乏力，形寒消失，但仍觉小腹冷，前阴不温。服药见效，继服 7 剂，病已痊愈，舌质淡胖嫩已转正常，脉沉细见起，尺仍弱。原方进 7 剂，以资巩固，后随访未见复发。

[点评] 本案中，患者就是比较典型的阳虚遗精，而且症状比较严重，所以，就选用了天雄散加味。同样，如果患者出现阳虚阳痿，轻的可以用桂枝加龙骨牡蛎汤，重一点的就可以用二加龙骨汤，严重的就可以用这个方子。

案二:《吕长青医案》

李某，男，26 岁，1983 年 3 月 12 日就诊。患者婚后 4 年未育，精液常规检查：精子计数 2500 万/毫升，活动力为 40%，外生殖器检查未见异常，性生活正常。伴头晕耳鸣，神疲肢倦，舌淡苔薄白，脉沉细无力。经服天雄丸，每次 1 丸，日 3 次，两个疗程后复查，精液各项指标恢复正常，不久其妻怀孕，后产一男婴。按语：由散改丸，作用温和而持久。现代药理研究证明，本方可增强睾丸的生精功能，提高精子活力，使精子不液化或液化不良得到改善。

[点评] 本案就是条文"男子脉浮而涩，为无子，精气清冷"最好的说明，也证明了天雄散证就是桂枝加龙骨牡蛎汤证的进一步发展。

案三:《古方新用》

姜某，男，24 岁，通谓县城关人，1954 年 5 月 8 日初诊。患者眼球疼痛、羞明，眼部无充血现象，伴有滑精，已 2 年余，脉沉迟。辨证为虚寒性眼痛。方用：天雄 9 克，白术 24 克，桂枝 18 克，生龙骨 9 克，共为细末，每服 3 克，日服 2 次，开水冲服。二诊：患者服上药一料后，诸症消失。但数月之后该病又复发，继服上药，并嘱其节制房事。而后，观察数月，再未复发。体会：眼疾，古人有八廓五轮之分，《内经》又有"五脏之精华上注于目"之说。该患者眼疾伴有滑精，知其为肾精不能上注于目，故而羞明。脉又见沉迟，证为虚寒。本方为治疗阳虚而阴精不固之方，故用之获效，也是病在上而取诸下之意。

[点评]《眼科奇书》说："凡男子眼流脓泪，及内障一切眼病之虚症，必有遗精症。先将遗精症治好，然后治眼病。如不然，难以见效。"

这个医案所讲的和《眼科奇书》说的是一致的，都是阳虚而阴精不固的意思。

三、桂枝甘草龙骨牡蛎汤证

（一）桂枝甘草龙骨牡蛎汤证的病理与症状

桂枝甘草龙骨牡蛎汤证的病理是心阳虚兼有痰饮水滞。

【条文】

火逆下之，因烧针烦躁者，桂枝甘草龙骨牡蛎汤主之。

【解读】

这里面，"火逆"是指误用"火灸"法的意思，"逆"就是误治的意思。

关于火逆，条文说：

脉浮，宜以汗解，用火灸之，邪无从出，因火而盛，病从腰以下必重而痹，名曰火逆。

条文所说"火逆"就是误用"火灸"去治太阳病，从而导致汗不得出，滞于肌表，从而出现"腰以下必重而痹"的水郁滞症状，这一点和大青龙汤证以及真武汤证有"身重"和"四肢沉重"的症状，道理是一样的。

本条条文中，有"火灸""下之""烧针"三种治疗方法，而症状却只提到了"烦躁"一种。所以，要想真正地理解条文的意思，就要先了解"火灸""下之""烧针"这3种治疗方法。

这里面，"下之"就是攻下的方法。

"火灸"的原意就是用火烘烤，它是我国比较原始的一种物理疗法，是通过温热刺激的方法来达到温里驱寒的目的。

《五十二病方·癃》中第十七治方就是"令病者背火灸之"的"火灸"疗法，不过，现代这种方法已经基本没用了。

"烧针"就是烧热其针而取其汗，所以，桂枝加桂汤的条文里面就有"烧针令其汗"的说法。

《素问·玉机真脏论》说："风寒客于人，使人毫毛毕直，皮肤闭而发热，当是之时，可汗而发也，或痹不仁肿痛，可汤熨及火灸刺而去之。"

不管是"火灸"还是"烧针"，都是古代治疗表受风寒的方法，其目的都是想通过温热刺激，达到温里出汗而解表的方法。

理解了"火灸"和"烧针"的意义，条文说"因烧针烦躁者"，"烧针"的作用就是使患者发汗。如果汗出过多，就会亡阳，从而出现桂枝甘草汤证，就是"发汗过多，其人叉手冒心，心下悸，欲得按者，桂枝甘草汤主之"。所以，患者有"叉手冒心"和"心下悸"的症状，自然就不在话下了。

条文中提到了"烦躁"，它和小柴胡汤证的"胸中满而烦"，以及柴胡加龙骨牡蛎汤证的"胸满烦惊"是一样的，都是因为水运不畅，导致人体的神经得不到津液的濡养引起的，也属于情志病，说的也是患者出现抑郁不舒、闷闷不乐或疑虑重重的症状。

事实上，柴胡加龙骨牡蛎汤的药方组成中，就已经含有桂枝甘草龙骨牡蛎汤，理解了这一点，就会理解和掌握这两个方子的运用。

《伤寒论临证杂录》说："以上两方（指桂枝甘草龙骨牡蛎汤、桂枝去芍药加龙骨牡蛎救逆汤）均为治疗神经衰弱特别是心脏神经官能症的有效方剂。该病的症状多为心悸易惊，焦虑烦躁，胡思乱想，失眠健忘，胸闷气短，以及头痛眩晕、肢体麻木等，但体检未能发现器质性病变，且其症状时轻时重，常与精神状态、情绪波动密切相关。"

《伤寒论临证杂录》里面所讲的"烦躁"症状，就是比较典型的水运不畅引发的症状，它和胃热上冲、热灼神经引发的"烦躁"症状是有区别的。

综合以上讲解，桂枝甘草龙骨牡蛎汤病理就是心阳虚兼有痰饮水滞，它的主要症状就是"叉手冒心""心下悸"和"烦躁"。

（二）桂枝甘草龙骨牡蛎汤的药理与运用

桂枝甘草龙骨牡蛎汤的组成：

桂枝 15 克，甘草 15 克，牡蛎 10 克，龙骨 10 克。

方后注：为末，煮去滓温服。

桂枝甘草龙骨牡蛎汤就是桂枝甘草汤加上龙骨牡蛎而成的，桂枝甘草汤是治汗出过多引发心阳虚而出现心悸、叉手自冒心的方子。而龙骨、牡蛎的作用是行水运、治痰饮兼定惊镇静除烦的药物。所以，这个方子是比较容易理解，只要患者有心阳虚及痰饮水滞的病理，就可以运用。

《经方发挥》说："本方具有潜阳、镇惊、补心、摄精之作用，用于临床可治疗心悸、虚烦、脏躁、失眠、遗精、阳痿等证，并可治由心阳虚损所引起的其他一些病证。"

桂枝甘草龙骨牡蛎汤和桂枝加龙骨牡蛎汤相比，最大的差别就是前者没有芍药。

前面讲过，芍药能助静脉血归心，所以在《伤寒论》《金匮要略》中，凡症见胸满者就不用芍药，这是因为胸满多是血瘀于胸部，这时用芍药反而能加重胸满的症状。

对于心阳虚来说，患者是心功能不足，就是说，患者心功能不足导致血运趋表的功能不足，患者有阳虚怕冷、手足逆冷、胸满、心悸等症状，所以，要用药增强心脏的功能，使血运趋表，而芍药的功能却是相反的，这里就不能有芍药。这一点就是条文"**脉促胸满者，桂枝去芍药汤主之**"的内容。

（三）医案点评

案一：《经方发挥》

殷某，女，28岁。患者心悸易惊，稍劳则惕惕而动，并喜手按其胸，时有虚烦，已有2年之久。近一年来上症增重，昼轻夜重。睡眠后惊悸而醒。神志迟钝，记忆力锐减，失眠，自汗，胃纳不佳，手足易冷。曾多次用西药调治及服用中药安神养血之品不效。就诊时病情日渐加重，且常恐惧不安，天黑后一人不敢外出，在家中常幻听到有人呼唤她的名字，如无人伴随时呼唤之声越来越大，惊惕更甚，以致每晚不敢独自在家。诊脉细而弱，考虑为心阳虚衰所致，给予桂枝甘草龙骨牡蛎汤2剂，服后自觉心悸善惊大有好转。又连服5剂，诸症悉愈。后宗此方配制丸药服1个月之久，以后概未复发。

[点评] 本案中，"心悸易惊，稍劳则惕惕而动，并喜手按其胸"是典型的桂枝甘草汤证；"时有虚烦"则是龙骨、牡蛎的主治范围；后面的症状，是心阳虚及痰惊的进一步发展；而案中的"自汗"及"手足易冷"也是阳虚的表现，这一点和桂枝加龙骨牡蛎汤证是一样的。

案二：《经方发挥》

曹某，男，20岁，未婚学生。由手淫引起梦遗1年多，起初3～5日遗精一次，后发展到每日遗精，虽服过不少滋补固涩药品，但效果不佳。伴有头晕、眼花、心悸、失眠、精神不振、潮热、自汗、盗汗、面色㿠白、肌肉消瘦、腰腿疼困、乏力等症，脉细缓无力，舌光无苔。予以桂枝甘草龙骨牡蛎汤为主加减出入，日服1剂，共治疗不到2个月，诸症悉愈，观察2年并未复发。

[点评] 本案所讲与桂枝加龙骨牡蛎汤证是基本一样的。

案三：《伤寒论类方法案汇参》

王孟英治温敬斋之妻，九月间忽然四肢麻木，头晕汗淋，寻不能言，目垂遗溺，横身肤冷。孟英视之，脉微弱如无，乃虚风内动而阳浮欲脱也。先令煮水待药，法桂枝甘草龙骨牡蛎汤之意，加西洋参、黄芪、茯苓、木瓜、附子九味，煎数沸，遂陆续灌之，未终剂，人渐苏。盖恐稍缓则药不能追也。

[点评] 本案中没有提到疾病的原因，但是患者的四肢麻木应该是条文"用火灸之，邪无从出，因火而盛，病从腰以下必重而痹，名曰火逆"中所讲的"火逆"症状，这是一开始汗不得出的结果，至于案中后面所讲的自汗、遗尿等症状，就是阳虚水郁的症状。

因为阳虚水郁特别严重，所以就有了后面的西洋参、附子、北黄芪、木瓜、茯苓等加味。

四、桂枝去芍药加蜀漆牡蛎龙骨救逆汤证

（一）桂枝去芍药加蜀漆牡蛎龙骨救逆汤证的病理与症状

桂枝去芍药加蜀漆牡蛎龙骨救逆汤证的病理是心阳虚兼有痰饮水滞严重，是桂枝甘草龙骨牡蛎汤证的进一步发展。

【条文】

1. 伤寒脉浮，医以火迫之，亡阳，必惊狂，起卧不安者，桂枝去芍药加蜀漆牡蛎龙骨救逆汤主之。

2. 太阳病，以火熏之，不得汗，其人必躁，到经不解，必清血，名为火邪。

3. 火邪者，桂枝去芍药加蜀漆牡蛎龙骨救逆汤主之。

【解读】

这3条条文，其实讲的也是"火灸"的后果和治法。

"火灸"的后果有两种：一是"亡阳"；二是"火邪"。

"亡阳"，就是汗出过多，就是第1条的内容。

上面讲了，汗多亡阳，就是桂枝甘草汤证，所以，患者就有可能出现"叉手冒心"和"心下悸"的症状，这一点和桂枝甘草龙骨牡蛎汤证是一样的。

而条文提到的"必惊狂""起卧不安"则是"烦躁"的进一步发展。

上面讲了，桂枝甘草龙骨牡蛎汤证除了桂枝甘草汤证之外，就是"烦躁"；而桂枝去芍药加蜀漆牡蛎龙骨救逆汤证的症状，除了桂枝甘草汤证之外，还有的症状则是"必惊狂，起卧不安"，单从症状的表现来说，就要严重多了，所以说，桂枝去芍药加蜀漆牡蛎龙骨救逆汤证就是桂枝甘草龙骨牡蛎汤证的进一步发展。

"火邪"，就是第 2 条的内容。它的症状表现是"不得汗，其人必躁，到经不解，必清血"。也就是说，是汗不得出、热迫血行而引起的"清血"，"清"通"圊"，"清血"也就是便血。而这种汗不得出、热迫血行引发便血的病理，其实和桂枝甘草龙骨牡蛎汤证所出现的"用火灸之，邪无从出，因火而盛，病从腰以下必重而痹，名曰火逆"症状，病理是一样的，只是表现不同而已。

（二）桂枝去芍药加蜀漆牡蛎龙骨救逆汤的药理和运用

桂枝去芍药加蜀漆牡蛎龙骨救逆汤的组成：

桂枝 15 克，生姜 15 克，大枣 4 枚，炙甘草 10 克，龙骨 20 克，牡蛎 25 克，蜀漆 15 克。

桂枝去芍药加蜀漆牡蛎龙骨救逆汤就是桂枝汤减去芍药，再加上龙骨、牡蛎和蜀漆而成，就是桂枝甘草汤合蜀漆散，它也可以看成桂枝甘草龙骨牡蛎汤加蜀漆、生姜、大枣。

蜀漆的药理

蜀漆，就是常山的苗，味苦、辛，性温，有毒，归心包经、肝经，功效是破血行水、消痞截疟，主治与常山相近，是消癥瘕积聚。现代药理研究表明，蜀漆是治疟的特效药之一。

《神农本草经》说："主疟及咳逆寒热，腹中癥坚痞结，积聚邪气蛊毒。"

《药征续编》说："凡仲景之治动也，共活法有三：有胸腹之动，则以牡蛎治之；有脐下之动，则以龙骨治之；有胸腹脐下之动剧，则以蜀漆治之。此为仲景治动之三活法矣。故仲景之方，有以蜀漆配之牡蛎者，或有配之龙骨者，或有配之龙骨、牡蛎者，是又仲景用蜀漆之法也。本论不载此法者，盖属脱误，故晋、唐以来，无有知蜀漆之功者。"

刘渡舟教授说："蜀漆乃常山之苗，其功能与常山相似，有较强的催吐祛痰作用。用量一般在 3 ～ 5 克，但还要注意先煎，以减少其对胃肠的刺激而消除致吐等副作用。如果药店不备蜀漆，也可用常山代替。"

《冉雪峰本草讲义》说："唯时贤许小士氏透辟发挥，铲去过去思想之旧基，启发未来研究之新径，新义独标，陈言务去，诚难能而可贵。许说侧重疟病立论，其纲要：一、本品（蜀漆）能中和麻拉利亚原虫在血中分泌之毒素，并有扑灭疟原虫之可能性。二、本品有刺激淋巴，尽量吸收毒素，及排除毒素等抗毒作用。三、本品为治疟特效药，疟愈则淋巴生理恢复，仍营其吸收人体水分杂质之工作，痰之来源，不治可愈。凡此均深一层立论。夫疟由安俄裴雷斯毒蚊，传播麻拉利来原虫，产生毒素，刺激人体，疟因以作。此为科学研究，吾何间然。本品中含秘鲁培林，能制止分泌，减少毒素排泄，有根本退热之可能性，如许上说种种功用，亦合科学的药学原理，吾亦何间然。唯疟之主要证在寒热，而寒热中之特殊证，在休作有时，准以中医数千年来之经验，及愚个人数十年之阅历，确有不关病因，因风、因寒、因暑湿、因痰郁、因食滞，而寒热往来，休作有时者，且参错繁颐，无乎不有，事实俱在，讵容或诬。病源既非由于一途，治疗即不能局于一个，若必谓疟病心由毒蚊毒虫毒素，而治疗亦拘拘解毒抗毒之一法，是泥守一端之学理，而抹杀整个之事实，则其间不合理之治疗横生，得毋笃信细菌太过之故与。再疟菌非此能寒热，休作有时，所以致此者，刺激淋巴病变故也。然谓此种病菌毒素，能刺激淋巴，而他种毒素，即不能刺激淋巴，即淋巴本体病变，亦不能发现寒热体作有时等症象，此岂复有理由可说。可知有有毒菌之疟，有无毒菌之疟。本品能治无菌之疟，也能治有菌之疟，会而通之，斯学理更上一层楼矣。"

冉雪峰先生的这段话是说，蜀漆既有活三焦水运、除痰祛饮的作用，又有扑杀疟原虫的作用，所以，冉雪峰先生说蜀漆"能治无菌之疟，也能治有菌之疟"。

综合上面的讲解，蜀漆的功效可以总结为除痰祛饮和截疟，它除痰祛饮的功效比龙骨、牡蛎还要强，所以，当患者痰饮更盛的时候，就可以选用蜀漆。

同时，因为蜀漆有刺激胃肠且有致吐作用，所以，又在桂枝甘草龙骨牡蛎汤的基础上，加入生姜、大枣，顾护胃肠。

所以，桂枝去芍药加蜀漆牡蛎龙骨救逆汤证就是桂枝甘草龙骨牡蛎汤证的进一步，之所以要去芍药，理由跟桂枝甘草龙骨牡蛎汤不用芍药一样。

因为蜀漆有毒而且气味较差，如果确实不想使用的话，可以用赭石、远志、石菖蒲、郁金、桔梗之类的药物代替。

本方除了用于心阳虚痰郁重症之外，还可以用于便血、烧伤等的治疗。

《金匮要略研究》说："因火邪而出现便血症状，不可当作瘀血进行处置，而是使用桂枝救逆汤治疗。所以灸的反应性热、浴室眩晕、取暖炉烘烤后头痛、烧烫伤等由于温热导致的病证，应当使用桂枝救逆汤。……藤平健先生用该方治疗雷击后全身烧伤的危重患者取得明显效果，虽然蜀漆难以服用，但患者却说药液味道好喝。我考虑，方药与证相合时，药液味道则好喝。如果感觉在喝药，没有感觉到好喝，则不能说是方药与身体状况完全符合。另有人报道对于烧烫伤以黄芪代蜀漆合用该方，认为黄芪对烧烫伤有益，或直接使用桂枝加龙骨牡蛎汤，均有良效。"

（三）医案点评

案一：《伤寒一得》

1963年春，余从刘绍武师临证，有路姓中年患者求诊。每日午后先微恶寒，旋即热作，并汗自出，历两小时许，热、汗渐止，心中怵惕，惴惴不安，多方求治，未曾一效。脉之，则三五辄一止。与柴胡加龙骨牡蛎救逆汤。患者持方既走，师忽悟曰："此桂枝去芍药加蜀漆牡蛎龙骨救逆汤证也，数载难逢之良机，岂可失之。"遂追返，改投此方，曰："此方虽与当证相合，然非常用者，效与不效，必来复诊。"越二日，路欣然而至，曰："药一帖，次日即发热汗出俱止，惊悸亦大减。"脉之，仅稍涩。继服两剂，后未再作。三年之疾，一旦霍然，药中肯綮，效若桴鼓，由是更知经方之妙，不可胜言。

[点评] 本案中，患者是心阳虚有痰饮而引发的疟疾，蜀漆能截疟，所以能治"每日午后先微恶寒，旋即热作，并汗自出，历两小时许，热、汗渐止"的疟疾；而"心中怵惕，惴惴不安"就是典型的心阳虚表现，所以，桂枝去芍药加蜀漆牡蛎龙骨救逆汤是对证的方药。

案二：《经方临床指南》

董某，男，28岁。因精神受到刺激而犯病，心中烦躁不安，或胆怯惊怕，或悲伤欲哭，睡眠不佳，伴有幻听、幻视、幻觉"三幻症"，胸中烦闷难忍。舌苔白厚而腻，脉弦滑。辨为肝气郁滞，痰浊内阻而上扰心宫。桂枝6克，生姜9克，蜀漆4克（以常山代替），龙骨12克，牡蛎12克，黄连9克，竹茹10，郁金9克，石菖蒲9克，胆南星10克，大黄9克。服药2剂，大便作泻，心胸顿觉舒畅。上方减去大黄，又服3剂，突然呕吐痰涎盈碗，从此病证大为减轻。最后用涤痰汤与温胆汤交替治疗而获痊愈。

[点评] 本案中，患者"心中烦躁不安，或胆怯惊怕，或悲伤欲哭，睡眠不佳，伴有幻听、幻视、幻觉'三幻症'，胸中烦闷难忍"，就是条文所说的"心悸""烦躁""必惊狂"和"起卧不安"；因为患者的痰饮症状更为严重，所以减去大枣、甘草，又加入了郁金、石菖蒲、胆南星等涤痰药。

第四十二讲　痰饮瘀滞

前面先后讲了阳虚水郁型、胃寒水饮型、阳虚水饮型和阳虚水滞型四种少阳病，这四种类型的少阳病，虽然都有各自的特点，但有一个共同的特点，就是阳虚。

本讲是少阳病的另一个类型，就是痰饮瘀滞型。这个类型根据痰饮瘀滞位置的不同，分为三种：一是痰饮瘀于上焦部的泽漆汤证、木防己汤证与木防己去石膏加茯苓芒硝汤证；二是痰饮瘀于中焦部的十枣汤证、甘遂半夏汤证；三是痰饮瘀于下焦部的己椒苈黄丸证、大黄甘遂汤证。

一、泽漆汤证

（一）泽漆汤证的病理和症状

泽漆汤证的病理是痰饮积于上焦部水道内外，是射干麻黄汤证的进一步发展。

【条文】

咳而脉浮者，厚朴麻黄汤主之。脉沉者，泽漆汤主之。

【解读】

在条文中，泽漆汤证和厚朴麻黄汤证是相对应的，这说明两者的症状非常相近，区别在于一个是"脉浮"，一个是"脉沉"。

厚朴麻黄汤证的真正条文："咳而大逆上气，胸满，喉中不利，如水鸡声，其脉浮者，厚朴麻黄汤主之。"就是说，它的病理是内有痰饮，兼表寒里热，因为有表证，所以才表现为"脉浮"。

而泽漆汤证的脉象是"脉沉"，就是说，泽漆汤证并没有表证，而是比较纯粹的痰饮病，这就是两者的区别。

泽漆汤证和厚朴麻黄汤证非常相近，那么，就肯定有"咳而大逆上气，胸满"的症状了。

而"喉中不利，如水鸡声"的症状是厚朴的药征，而泽漆汤中没有厚朴，所以这个症状应该不存在。

可见，泽漆汤证和厚朴麻黄汤证一样，也应该是条文缺省，那么，泽漆汤证的真正条文应该是什么呢？

通过《脉经》中"寸口脉沉，胸中引胁痛，胸中有水气，宜服泽漆汤"的记载，结合《金匮要略》的条文，个人认为，泽漆汤的真正条文内容应该如下：

咳而大逆上气，胸中引胁痛，胸中有水气，其脉沉者，泽漆汤主之。

就是说，《金匮要略》中厚朴麻黄汤证、泽漆汤证的条文应该如下：

咳而大逆上气，胸满，喉中不利，如水鸡声，其脉浮者，厚朴麻黄汤主之。

咳而大逆上气，胸中引胁痛，胸中有水气，其脉沉者，泽漆汤主之。

这样一比较，泽漆汤证的病理和症状就比较清楚了，它的病理就是"胸中有水气"，也就是痰饮积于上焦水道，症状是"咳而大逆上气"和"胸中引胁痛"，也就是咳、喘和胸满、胸痛。因此，泽漆汤证和厚朴麻黄汤证相比，咳、喘和胸满、胸痛是一样的，但是多了痰饮积聚的压迫性疼痛，就是"胸中引胁痛"，这一点和十枣汤证的"心下痞，硬满，引胁下痛"是一样的，只不过位置不同而已。

痰饮瘀积，久则化热，所以患者就可能出现口渴、痰黄而稠之类的症状。

同样，痰饮瘀积，水道不行，患者出现小便不利，面目与四肢浮肿之类的症状，也是情理之中。

（二）泽漆汤的药理与运用

泽漆汤的组成：

泽漆 45 克，紫参（一作紫菀）8 克，白前 8 克，黄芩 5 克，桂枝 5 克，人参 5 克，半夏 8 克，生姜 8 克，甘草 5 克。

泽漆汤是由泽漆、紫参或紫菀、白前、黄芩、桂枝、人参、半夏、生姜、甘草等药组成的。

在正式讲泽漆汤的药理之前，有两个问题要先解决：一是方中的泽漆，是大戟苗，还是猫儿眼睛草？二是方中的紫参，是草药石见穿，还是紫菀？

第一个问题，关于泽漆，历代医家在注解时，主要有两种见解：

（1）泽漆是大戟苗

持这种见解者认为泽漆是大戟苗，如果没有泽漆的话，也可以用大戟来代替，例如：

《本草经集注》说："泽漆，即大戟苗也，生时摘叶，有白汁，故以为名。"

《金匮要略论注》说："故以泽漆之下水，功类大戟者为君，且邪在荣，泽漆兼能破血也。"

大戟的功效是逐水通便、消肿散结，主治水肿胀满、痰饮积聚、胸膈胀满、胁肋隐痛、痈肿疗毒、二便不通。从这一点来看，它与泽漆汤证的病理是非常吻合的。

不过大戟有毒，而且毒性较大，所以，用量一般都较小。泽漆汤方中，泽漆的用量原文是 3 斤，煮取五升后一次服用五合，也就是说，一次相当于 3 两的量。

前面讲过，汉代一两相当于现在的 15 克多一点，就是说，一次要服用 45 克以上，这一点与大戟的一般用量 0.5 ~ 3 钱，也就是 1.5 ~ 10 克，是相差非常远的。

所以，泽漆是大戟苗的说法应该是错的。

（2）泽漆是猫儿眼睛草

持这种见解者认为泽漆是猫儿眼睛草，而不是大戟苗，例如：

《本草纲目》说："《别录》、陶氏皆言泽漆是大戟苗，《日华子》又言是大戟花，其苗可食。然大戟苗泄人，不可为菜。今考《土宿本草》及《宝藏论》诸书，并云泽漆是猫儿眼睛草，一名绿叶绿花草，一名五凤草。江湖原泽平陆多有之。春生苗，一科分枝成丛，柔茎如马齿苋，绿叶如苜蓿叶，叶圆而黄绿，颇似猫眼，故名猫儿眼。茎头凡五叶中分，中抽小茎五枝，每枝开细花青绿色，复有小叶承之，齐整如一，故又名五凤草，绿叶绿花草。掐一茎有汁粘人。"

胡天雄先生在《泽漆治结核性腹膜炎》一文中说："友人蔡君培升治一妇女病大腹水肿，医院已确诊为'结核性腹膜炎'，久治无效，奄奄待毙，脉息微弱。君以鲜泽漆一把，煎水与服，一服而小便利，即觉症状松减，微弱之脉反有力，三四服后，患者觉四肢发麻，仍主以泽漆，而辅以参、术、半边莲、赤小豆、仙鹤草之属，病以告愈。考泽漆为大戟科植物，泽漆全草土名猫儿眼睛草，俗以大戟苗当之（误），大戟乃峻泻之物，服此一把，至少不下 30 克，非久病体弱之人所可姑试。文献记载：《金匮》有泽漆汤治咳而上气脉沉者；《千金方》有泽漆汤，合鲤鱼、赤豆、人参、茯苓、生姜、麦冬、甘草共八味，治水气通身洪肿，四肢无力，腹中胀满，眼不得视者；《圣济总录》有泽漆汤，合桑白皮、郁李仁、白术、杏仁、橘皮、人参共七味，治水肿盛满，气急喘嗽，小便涩赤如血者；《圣惠方》则单用泽漆十斤，酒熬如稀汤，以治水气。总以上诸方，知泽漆之主要作用在祛水气，与《神农本草经》以之治'大腹水气、四肢面目浮肿'恰相吻合。余以为泽漆既治结核性腹水，则结核性胸膜炎之渗出旺盛者，当亦可用，《金匮》泽漆汤治咳而脉沉，亦恐与此有关。至于外用治瘰疬溃烂，治疮癣，治神经性皮炎，则药物之特性使然，有待进一步研究也。"

所以，泽漆应该是猫儿眼睛草，而不是大戟苗。

第二个问题，泽漆汤中是用石见穿还是紫菀？

对于这个问题，也有两种看法：

（1）紫参是紫菀

在《千金要方》里面，泽漆汤的组成加减中没有紫参，只有紫菀，同时紫参大家都不知道具体是什么药物，虽然《神农本草经》里面有记载紫参"味苦寒无毒，主心腹积聚，寒热邪气，通九窍，利大小便"，但这里面并没有提到有治咳喘的功效。所以，大家认为《千金要方》中泽漆汤的记载是对的，就是说泽漆汤中是紫菀而不是紫参，紫参有可能是传抄的错误。

（2）紫参是石见穿

近现代，有的学者提出紫参就是石见穿。

《金匮诠释》说："紫参今称石见穿，是否即张仲景所用之紫参还需进一步考证，如属一物用其功能活血散坚。此二药都属攻破之品，今人有用于治癌，那么古人也治癌，亦在事理之中。"

个人的看法更倾向于紫菀，因为泽漆汤的主治是胸中有水气和咳逆上气，治胸中有水气的主药是泽漆，而治咳逆上气的主药就是紫菀和白前。不仅如此，《金匮要略》中"下利肺痛，紫参汤主之"条文中的紫参，也应该是紫菀。

《王修善临证笔记》说："患者刘某，在矿山工作。1967年夏季劳动几天，觉胸胁隐痛，呼吸维艰。经本单位医院一度治疗罔效。后经放射透视，发现肺部密度增大，右肺叶两片粘连。急转太原等地治疗，数处检查，所见皆同，拟施手术治疗。该人年近花甲，身体又弱，执意不欲。本人1966年曾患便秘来隰院住院，就诊于余，对中医颇有信心。这次患病，复有感想，于同年冬季带诊断资料二次来隰治疗。观其形体消瘦，面色泛白，语言低微，少气无力。据云：右胸胁腔内，隐隐作痛，饮食虽好，饭后就觉胀痛。右臂乏力，不能仰面向右侧卧，稍稍咳嗽，胁肋就疼。切其脉，气口稍大而数，是肺有虚热所致。何则？肺主气，司呼吸，为娇嫩之脏，郁热甚，则不行下降之令，酿成等等见证。治宜润肺利气，处以紫菀汤：紫菀30克，枳壳6克。水煎服。服药后次日早晨，咳嗽几声，忽然吐出痰血约一碗许，气息奄奄。护士惊慌来告，答曰无恐。顷刻呕吐自止，至中午到余诊室，问敢否再服，诊之，嘱照前方再服2剂。服毕，痰血全无，觉有好转。将息几日，经本院透视，五个肺叶均蠕动起来，密度大减，粘连现象排除，从此诸恙逐渐寻瘳。休养两月余，恢复健康，欣然出院。按：紫菀肺家药，辛而不燥，润而不寒，补而不滞，虽入至高，善于达下。佐以枳壳，宽畅利气，使气利热解，清肃之令下行则得矣。先哲云：紫菀非多用、独用，不能速效。诚然。"

这个医案中紫菀的功用，放在泽漆汤中是非常吻合的。

综上，泽漆就是猫儿眼睛草，紫参应该是紫菀，写成紫参有可能是传抄的错误。

泽漆的药理：泽漆，即猫儿眼睛草，味辛、苦，性微寒，有毒，归大肠、小肠、肺经，功效是利水消肿、化痰止咳、散结，主治胸腹水肿、四肢面目浮肿、痰饮喘咳、瘰疬、癣疮瘙痒、疟疾、菌痢、结核性瘘管、骨髓炎。现代药理研究表明，该药有较强的利尿消肿、镇咳、祛痰、镇痛作用。同时，泽漆的乳状汁液对皮肤、黏膜有很强的刺激性。接触皮肤可致发红，甚至发炎溃烂；如果误服鲜草或乳白汁液，口腔、食管胃黏膜均可发炎、糜烂，有灼痛、恶心、呕吐、腹痛、腹泻水样便，严重者可致脱水，甚至出现酸中毒。但临床用其煎液内服，即使剂量大至150克，也未见明显毒性反应，可能是因为有毒成分不溶于水。

黄吉赓教授也曾对泽漆煎剂毒理做过深入研究，他认为泽漆入汤剂比较安全，常用30～60克，甚至更大，除个别患者有消化道反应外，其他副作用罕见。

白前的药理：白前，味辛、苦，性微温，归肺经，功效是泻肺降气、下痰止嗽，主治肺实喘满、咳嗽、多痰、咯血、胃脘疼痛。现代药理研究表明，白前有很好的祛痰作用。

《本草正义》说："白前，专主肺家，为治咳嗽降气之要药。《别录》谓其微温，以其主治寒嗽，则能疏散寒邪，其性质必含温养之气也。然白前治嗽，亦不专于寒嗽一面，即痰火气壅，上逆咳嗽，亦能定之，则又有似乎寒降，是以苏恭竟作微寒。然其所以能止嗽者，则在于平逆顺气，使膈下之浊气不上凌而犯肺金，斯肺气得顺其清肃之性，而咳自除，此以静肃为用，必不可遽谓其温。且古今主治，恒用之于火气逆升之症，无不应手，自当以苏恭微寒之说为长。且寒邪寒饮之咳，辛温开肺，别有专司，固非白前之长技，特微寒顺气，非如沙参、知母之寒凉直折，亦非如桑根皮、枇杷叶之清降遏抑，故为定咳止嗽之主药，而绝无流弊。虽不见于《本经》，而《别录》主胸胁逆气，咳嗽上气，甚至称其治呼吸欲绝，可见其清肃肺家，功效卓绝。"

《本草衍义》说："白前，保定肺气，治嗽多用。以温药相佐使，则尤佳。"

《诊暇录稿》说："咳嗽其为病也，有内外之别，外因风寒暑湿燥火，内因七情饥饱之伤，固尝就其病因而分治之。然诸咳皆能动气上逆，洄溪有言：曰嗽夜嗽，必致震荡不宁，故于治咳各法之外，当略佐轻灵平气之味，如白前、蛤壳、旋覆花等，每见其功，进言之，白石英、苏子、青铅亦也，分其虚连闰，酌夺用之。曾治常熟邵君，始为风寒作咳，凡一切解表化痰畅肺之味，备尝之矣。咳经九旬余，不能痊愈，至为困惫。即于方中加白前一味而咳顿止，可见方之验与不验，亦在纤微间耳，可不审乎？"

综合上面的讲解，白前的功效可以总结为下气平喘、除痰止咳。

对于泽漆汤的组成，可以看成三部分：第一部分是主药泽漆，它的功效是利水消肿；第二部分是紫菀、白前，它们的功效是止咳化痰、下气平喘；第三部分是黄芩、桂枝、人参、半夏、生姜、甘草，它们的功效是清郁热兼温里补津、除饮止呕，这个部分其实是小柴胡汤减去柴胡，加上桂枝而成。

泽漆汤的组成，泽漆、紫菀、白前、黄芩都容易理解，桂枝、人参、半夏、生姜、甘草这个组合的使用，又是为什么呢？

其实这个问题并不难回答，因为要形成泽漆汤证，患者一定属于久病的范围，只有长期湿阻不行，才可能形成上焦痰饮瘀滞。而长期湿阻不行的内因，就在于脾胃虚弱，因为只有脾胃虚弱，运化失职，才会导致水湿滞留，变生他病。

唐福舟先生说："湿之根本在于中焦脾胃，其健而运时，湿不得留滞，健运失职则化湿留饮，兼有外邪时，可为湿温、寒湿，不兼外邪者，亦可为寒湿。古人云：脾为生痰之所，肺为储痰之器。痰由湿化，故又云：湿遇寒则成饮，遇热则凝痰。脾属土，土克水，脾能渗湿，脾虚反为湿困，故有寒湿困脾之说。"

所以，方中的泽漆、紫菀、白前、黄芩都是治标之药，而桂枝、人参、半夏、生姜、甘草才是治本之药，这一点和小柴胡汤的药理是一样的。

因为本方能除痰饮、祛郁热，兼有健脾祛湿的功效，所以，海崇熙先生说："凡非表邪而由宿痰蓄饮作祟所致的肺系急重病证，皆可投本方。"

运用本方进行治疗时，寒盛的可加麻黄、桂枝；热盛的可加地龙、黄芩；肺气不足的可加玉屏风散；肺阴伤的可加生脉散；脾胃虚弱的可加香砂六君子；肾虚的可加补肾药，而且方中泽漆的用量可达 30 ～ 150 克。

（三）医案点评

案一：《成都中医学院学报》（1978年）

曾某，男，五十余岁，农民。形体尚壮实。三年来长期咳嗽，吐泡沫痰夹少量稠黏痰，时作喘息，甚则不能平卧，咳喘冬夏均有发作，无外感时也可突然发作，面目及四肢凹陷性浮肿，饮食尚佳，口渴喜饮（不分冷热）口腻，大便时干时稀，小便短少，曾服小青龙、射干麻黄、杏苏散、苓甘五味姜辛汤等，均无显效，时作时止，舌苔薄白有津，舌根微黄，脉不浮而见沉滑。诊为肺胀，水饮内停，气郁化热。投泽漆汤原方：泽漆五钱，半夏四钱，紫菀四钱，生姜三钱，白前四钱，黄芩三钱，泡参四钱，桂枝三钱，甘草三钱。一剂咳吐涎痰明显减少，腹泻二次。再进四剂，诸症痊愈。观察三年未复发。

[点评] 本案中，患者的病期长达三年，就有了气郁化热的病理，所以，患者出现了舌根微黄的症状；患者外无表证，所以，出现了脉不浮而见沉滑、无外感时也可突然发作的症状，这是和小青龙证、厚朴麻黄汤证的辨别点；而咳嗽，吐泡沫痰夹少量稠黏痰，时作喘息，甚则不能平卧，则是胸部积有痰饮的"咳而大逆上气"表现；面目及四肢凹陷性浮肿的症状，则是痰饮积聚、水运不行的表现。这些症状表现就是海崇熙先生所说的"凡非表邪而由宿痰蓄饮作祟所致的肺系急重病证，皆可投本方"。所以，在这里用泽漆汤就是对证的方药。

案二：《金匮名医验案精选》

张某，女，72岁，1987年10月25日诊。患慢性支气管炎伴肺气肿10年，素日气短，劳则作喘。旬日前，贪食肥厚，复勉强作劳，遂扰动宿疾，咳痰肿满，气急息迫，某医院诊为肺源性心脏病，于西药治疗1周罔效。刻诊：面晦紫虚肿，咳逆气促，鼻张抬肩，膈膨胀，不能平卧，痰涎壅盛，咯吐不爽，心慌不宁，颈静脉怒张，肝肋沿下3厘米，伴明显压痛，剑突下上腹部动悸可见，下肢呈凹陷性水肿，小便不利，大便数日未行。唇青紫，口干不欲饮，舌质紫暗，苔白厚，脉沉有结象。辨属痰饮潴留，胸阳阻遏，气滞血瘀，肺病累心。治宜开结降逆，决壅逐水。拟泽漆汤原方：泽漆30克，紫菀、白前、生姜各15克，半夏、党参、桂枝、黄芩、炙甘草各10克。5剂，煎服。

二诊：药后诸症明显好转，泻下黏浊物甚多，脉转缓，续予原方5剂。三诊：咳平喘宁，肿消痰却，肝大缩回，小便通利，纳谷馨，改拟金水六君煎调理，连进月余，病情稳定。经询访，年内未再反复。按语：本例虽年高气衰，然由内伤饮食，引动伏邪，浊饮迫肺，酿成邪实标急之候，故以泽漆汤首应其急。本方虽为逐水之剂，但实具敦土生金之妙。邪却后，以金水六君煎善后，俾土生金，金生水，肺脾肾三脏根本得固，故获长治久安之效。

[点评] 本案与上案非常相似，海崇熙先生说泽漆汤"实具敦土生金之妙"，其实也是桂枝、人参、半夏、生姜、甘草这个药物组合的功效。

二、木防己汤证与木防己去石膏加茯苓芒硝汤证

（一）木防己汤证与木防己去石膏加茯苓芒硝汤证的病理与症状

木防己汤证的病理是痰饮积于上焦部水道内外，且已化热入里，证兼见肺胃积热，是泽漆汤证的进一步发展。

木防己去石膏加茯苓芒硝汤证的病理，是痰饮积于上焦部水道内外，已化热入里，兼见肠有积滞，是木防己汤证的进一步发展。

【条文】

膈间支饮，其人喘满，心下痞坚，面色黧黑，其脉沉紧，得之数十日，医吐下之不愈，木防己汤主之。

虚者即愈，实者三日复发，复与之不愈者，宜木防己汤去石膏加茯苓芒硝汤主之。

【解读】

患者的病理是"膈间支饮"，而症状是典型支饮症状，也就是"其人喘满，心下痞坚"。

"面色黧黑"是水病既久的典型表现。

古人称黑色为水色，一般来说，患者长期面色暗黑，就是有肾病或是水病，陆渊雷先生也说，其面色黧黑，则是水病的通常证候。

不过，这种症状一定要有一个较长的时间才能形成，所以，水湿积久，势必化热入里，就像桂枝汤证化热入里变成了白虎汤证。在这里，泽漆汤证化

热入里，就变成了木防己汤证。

上面讲了，泽漆汤是由泽漆、紫菀、白前和黄芩、桂枝、人参、半夏、生姜、甘草组成的；而木防己汤，它是由防己和桂枝、人参、石膏组成的。木防己汤中，主药防己的功效和泽漆汤的主药泽漆相近；桂枝与人参这两味药两个方子都有；相差的只是泽漆汤用的是黄芩，木防己汤用的是石膏而已，而石膏清肺胃热的能力则要比黄芩强得多。

那为什么说木防己去石膏加茯苓芒硝汤证是木防己汤证的进一步发展呢？

前面讲过，一般来说，病的传变有三个规律，就是由表入里、由寒转热、由上而下，就像桂枝汤证转为白虎汤证、白虎汤证转为承气汤证一样，木防己汤证的肺胃热也可以转为肠热，从而出现肠部积热的情形。

胃热已平，肠热已兴，所以要去石膏，而加入茯苓、芒硝，这就是为什么条文说"**虚者即愈，实者三日复发**"。

这里面的"**虚**"指的是肠中无积，而"**实**"指的是肠有积滞。

当然，如果患者胃热未平，石膏还是可以用的，如果患者肠滞严重，就要合用大承气汤了，而不是简单地加茯苓、芒硝了。条文说的"**支饮胸（腹）满者，厚朴大黄汤主之**"和己椒苈黄汤证就是这种情况。

对于木防己汤证和木防己去石膏加茯苓芒硝汤证来说，它们的病理都是痰饮瘀积，所以，患者除了上面讲的症状之外，最常出现的另一个症状就是水肿，这也比较容易理解。

同时，因为木防己汤证的病理是胸有痰饮，且见胃肠积热，所以，嗜酒或胃素蕴热的患者，最有可能出现木防己汤证。

（二）木防己汤与木防己去石膏加茯苓芒硝汤的药理和运用

木防己汤与木防己去石膏加茯苓芒硝汤的组成：

木防己汤方：

木防己 24 克，石膏 120 克，桂枝 15 克，人参 30 克。

木防己汤去石膏加茯苓芒硝汤方：

木防己 15 克，桂枝 15 克，人参 30 克，茯苓 30 克，芒硝 15 克（后下）。

方后注：微利则愈。

木防己汤和木防己去石膏加茯苓芒硝汤由木防己、石膏、桂枝、人参和茯苓、芒硝几味药组成。

防己的药理：防己，味苦、辛，性寒，归脾、肾、膀胱经，功效是利水消肿、清热除湿、祛风镇痛，主治风湿性关节炎疼痛、湿热肢体疼痛、水肿、小便不利、脚气湿肿。现代药理研究表明，防己有镇痛、消炎、降压、抗过敏等作用。

《本草崇原》说："防己气味辛平，茎空藤蔓，根纹如车辐，能启在下之水精而上升，通在内之经脉而外达，故《金匮要略》云：膈间支饮，其人喘满，心下痞坚，面色黧黑者，其脉沉紧，得之数十日，医吐下之，不愈，木防己汤主之。又云：风水脉浮身重，汗出恶风者，防己黄芪汤主之。皮水为病，四肢肿，水气在皮肤中，四肢聂聂动者，防己茯苓汤主之。《千金方》治遗尿小便涩，三物木防己汤主之。而李东垣有云：防己乃下焦血分之药，病在上焦气分者禁用。试观《金匮》诸方所治之证，果在气分乎？血分乎？抑在上焦乎？下焦乎？盖防己乃行气通上之药，其性功与乌药、木通相类，而后人乃以防己为下部药，不知何据。东垣又云：防己大苦寒，能泻血中湿热，比之于人，则险而健者也，幸灾乐祸，能为乱阶，然善用之，亦可敌凶突险，此瞑眩之药也。故圣人存而不废噫。《神农》以中品之药为臣，主通调血气，祛邪治病，无毒有毒，斟酌其宜，随病而用。如防己既列中品，且属无毒，以之治病，有行气清热之功。险健为乱之说，竟不知从何处得来，使后人遵之如格言，畏之若毒药，非先圣之罪人乎。东垣立言，多属臆说，盖其人富而贪名，又无格物实学。李时珍乃谓千古而下，唯东垣一人，误矣。"

《冉雪峰本草讲义》说："防己类似木通，冲动力尤大，能逐潴积之水，而为己土之捍御，防制崩溃，故名防己。然实疏泄，而非填补，实苦渗，而非滑泻，在逐水药队中，别具一格。……三焦者，决渎之官，水道出焉，而司其锁钥者，肺也、脾也、肾也。故昔贤谓肺为水之上源，脾为水之中枢，肾为水之关闸。防己能防己土水邪之侵袭崩坏，为轴心的，执中以运两头，不必拘拘言治下，亦不必拘拘言治上。水病有虚实，水邪泛滥，潴塞充积者，实也。脾阳下陷，转输无权者，虚也。仲景用防己，有合苈、黄、椒目者，有合桂、芪、白术者，其补泻盖各有间矣。泻是防己土，补亦是防己土，东垣之说，即仲景之意也。"

《药征》说："防己有利尿之功，房雄曰：可作镇痛药，治疗偻麻质斯（类风湿性关节炎）有功效，又作利尿药，治疗水肿膀胱热和痛风等病证。"

综合以上讲解，防己的功效可以总结为健脾利水、清热行湿止痛。

理解了防己的功效，木防己汤化痰利水、清热补虚散饮，与木防己去石膏加茯苓芒硝汤化痰利水、清热除积的功效也就清楚了。

陆渊雷先生说："二方皆以利小便为治。去石膏加苓硝汤，治急性肾炎之尿闭，奇效。肾炎往往引起全身水肿、胸水及胸膜炎，合方药病理证候而考之，此条是慢性胸膜炎及胸水也。其水在胸膜腔内，故吐下之而不愈。上迫肺叶，故喘满；下贮于胸膜腔之底，故心下痞坚。其面色黧黑，则水病通常证候也。"

汤本求真说："余用本方治浮肿性脚气，及心脏瓣膜病代偿功能障碍性水肿，得捷效。因木防己利水之力极强，且桂枝、人参又能强心促血运，故临床每加川七、丹参、郁金、蒲黄、木香、白及之属治心脏内膜积水、心脏血压不稳定、三尖瓣脱垂、室中隔缺损等症。"

（三）医案点评

案一：《治验回忆录》

刘翁茂名，年近古稀，酷嗜酒，体肥胖，精神奕奕，以为期颐之寿可至。讵意其长子于1946年秋因经商折阅，忧郁以死，家境日转恶化，胸襟以而不舒，发生咳嗽，每晨须吐痰数口，膈上始宽，但仍嗜酒，借资排遣。昨日饮于邻居，以酒过量而大吐，遂病。胸膈痞痛，时吐涎沫，医用涤痰汤有时少安，旋又复作，渐至面色黧黑，喘满不宁，形体日瘠，神困饮少，犹能饮，因循数月，始觉不支，饬价邀治。翁于吾为近戚，义不可却，买舟同往，至则鱼跃三更矣。翁见欷歔泣下，娓娓谈往事不休。诊脉沉弦无力，自言膈间胀痛，吐痰略松，已数日未饮酒，食亦不思，夜间口干燥，心烦难寐，如之何而可？吾再三审视，按其心下似痛非痛，随有痰涎吐出；再从其脉沉弦与胸胀痛而论，实为痰饮弥漫胸胃之间而作痛。又从病理分析，其人嗜酒则湿多，湿停于胃而不化，水冲于肺则发喘，阴不降则阳不升，水势泛滥故面黧，湿以久郁而化热，津不输布故口渴。统而言之，乃脾湿不运，上郁于肺所致。若言水治理，如用小陷汤清热化痰，则鲜有健脾利水之功；如用苓桂术甘汤渐阳燥湿，则乏清热之力，欲求其化痰利水清热诸作用俱备，莫若《金匮》之木防己汤。方中防己转运胸中之水以下行，喘气可平；湿久热郁，则有石膏以清之；又恐胃气之伤，阳气之弱，故配以人参益气，桂枝温阳，以补救石膏、防己之偏寒而助成其用，乃一攻补兼施之良法，极切合于本证者。方是：防己、党参各四钱，石膏六钱，桂枝二钱，另加茯苓五钱，增强燥脾利水功能而大其效。三剂喘平，夜能成寐，舌现和润，胸膈略舒，痰吐亦少，尚不思食。复于前方中去石膏，增佛手、砂仁、内金调气开胃。又四剂各症递减，食亦知味，精神转佳，唯膈间略有不适而已。吾以事不能久留，书给《外台》茯苓饮调理而归。然病愈至斯，嗣后谅无变化，定可逐步而安。

[点评] 本案中，患者嗜酒，一开始只是胸有痰饮，即案中所说的"胸襟以而不舒，发生咳嗽，每晨须吐痰数口，膈上始宽"，胸有痰饮，所以"胸膈痞痛，时吐涎沫，医用涤痰汤有时少安，旋又复作"，水病既久，则"渐至面色黧黑"，加上嗜酒的人胃肠多湿热，这就是典型的"膈间支饮，其人喘满，心下痞坚，面色黧黑"的木防己汤证。

案二:《张志民医案》

张女士，1940 年 5 月 2 日诊。小产之后，腹胀大，系正虚水气内停，月经照行，脉沉弦，舌苔黄白相间，大便时闭，治当益气利水，宜木防己去石膏加茯苓芒硝汤。木防己 9 克，桂枝 12 克，甘草 9 克，党参 9 克，赤苓、白苓各 12 克，芒硝 9 克，白术 12 克，冬葵子 12 克，杏仁 12 克，冬瓜子 12 克。服药 5 剂，二便微利，腹胀大减，唯睡时仍有水声辘辘作响，脉弦，苔白，再当益气利水。上方去芒硝、冬葵子、冬瓜子，加生薏苡仁，再服 5 剂而愈。

[点评] 本案中，患者腹胀大、睡时水声辘辘作响是典型水饮瘀滞出现的水肿症状；大便时闭，苔黄白相间则是肠热有积滞的表现；因为患者水肿症状较重，所以，张老先生又合用了葵子茯苓散。

三、十枣汤证

（一）十枣汤证的病理和症状

十枣汤证的病理是痰饮积于中焦水道内外。

【条文】

1. 太阳中风，下利，呕逆，表解者，乃可攻里，其人漐漐汗出，发作有时，头痛，心下痞，硬满引胁下痛，干呕，短气不恶寒者，此表解里未和也，十枣汤主之。

2. 脉沉而弦，悬饮内痛，病悬饮者，十枣汤主之。

3. 咳家其脉弦，当有水，十枣汤主之。

4. 夫支饮家，咳烦胸中痛，不卒死，至一百日或一岁，宜十枣汤。

【解读】

这4条条文说的都是痰饮积于中焦的症状，这里面以第1条说得最清楚，就是"心下痞，硬满引胁下痛"，这是比较典型的痰饮积于中焦症状。

"心下"就是胃的位置，而"硬满引胁下痛"就是痰饮瘀积严重所引发的症状。

痰饮积于中焦，就会觉得两胁作胀，按之作痛，夜间平卧的时候，也有可能水声辘辘然，振荡于其间。

洪子云先生说："余在临证发现，病者主诉心下痞者甚多，而诉心下硬满者极少……然细查病体，则恍然有悟。即医者以手切患者心下，觉抵抗力较强，若有硬满之状。同时病者称心下痛者极少，而称牵连胸胁痛者多，若积饮较重者，或有窒息感，故知'硬满引胁下痛'是他觉证。"

日本医学家汤本求真说："用本方，以心下痞硬满之腹诊，弦或沉弦之脉，为主症，频发咳嗽，或牵引痛，为副证。咳嗽之原因，不问其在支气管，抑在胸膜心脏，神经痛不问其在肋间抑在四肢，本方悉主之。其治咳嗽及牵引痛，固由诸药协力之功，亦在君药为大枣也。"

除了"心下痞，硬满引胁下痛"这个典型症状之外，十枣汤证还可能有以下的症状：

1. 咳、喘

第 3 条的"咳家"、第 4 条的"咳"就是这种情况。

"家"代表的是一种体质，是一种长期存在的病理状态，因此，"咳家"就是指长期咳喘的患者。从这一点来看，患者的病理状态存在的时间较长。

而患者出现"咳"的原因，就和泽漆汤证的病理是一样的，都是水饮上冲所引发的。

中焦积饮严重，自然就会上及上焦，所以，患者出现和泽漆汤证一样的咳、喘症状；病情严重的时候，患者出现肺气不利、气短而喘、咳逆不得息，甚至叠被数层而倚方可合目片刻也是可能的。

2. 烦、悸

中焦痰饮积聚，津液无法正常濡养神经，就可能出现烦躁的情况；水气凌心，就可能出现心悸的情况。

3. 水肿、不便不利

中焦痰饮积聚，水积不行，严重的就会影响下焦，这时就可能出现小便不利以及水肿的情况。

至于其他如呕、汗、头痛、寒热如疟的症状，都是三焦水郁、正邪相争引起的，并不是十枣汤证的最主要症状。

（二）十枣汤的药理和运用

十枣汤的组成：

芫花，甘遂，大戟各等份。

方后注：分别捣为散，以水一升半，先煮大枣肥者十枚，取八合去滓，纳药末，强人服 1.5 克，羸人服 0.75 克，温服之，平旦服，若下之病不除者，明日更服加 0.75 克。得快利后，糜粥自养。

十枣汤由甘遂、芫花、大戟、大枣四味药组成。

1. 甘遂的药理

甘遂，味苦、性寒，有毒，归肺、脾、肾、膀胱、大肠、小肠经，功效是泻水逐肿、消肿散结，主治水肿、腹水、留饮结胸、癫痫、喘咳、大小便不通。它是大戟科植物甘遂的块根。现代药理研究表明，它能刺激肠管，促进肠蠕动，产生泻下作用，且有利尿、镇痛的作用。

《本草经疏》说："甘遂，其味苦，其气寒而有毒，善逐水。其主大腹者，即世所谓水蛊也。又主疝瘕腹满、面目浮肿及留饮，利水道、谷道，下五水，散膀胱留热，皮中痞气肿满者，谓诸病皆从湿水所生，水去饮消湿除，是拔其本也。甘遂性阴毒，虽善下水除湿，然能耗损真气，亏竭津液。元气虚人，除伤寒水结胸不得不用外，其余水肿鼓胀，类多脾阴不足，土虚不能制水，以致水气泛滥，即刘河间云诸湿肿满属脾土，法应补脾实土，兼利小便。不此之图，而反用甘遂下之，是重虚其虚也。水既暂去，复肿必死矣。必察病属湿热，有饮有水，而元气尚壮之人，乃可一施耳，不然祸不旋踵矣。"

2. 大戟的药理

大戟，味辛苦，性寒，有毒，归肺、脾、肾经，功效是泻水逐饮、消肿散结，主治水肿、胸腹积水、痰饮积聚、二便不利、痈肿、瘰疬。现代药理研究表明，它能刺激肠管，促进肠蠕动，产生泻下作用，且有利尿、镇痛的作用。

《本草经疏》说："大戟，苦寒下泄，故能逐诸有余之水。苦辛甘寒，故散颈腋痈肿。又：大戟，阴寒善走而下泄，洁古谓其损真气，故凡水肿不由于受湿停水，而由于脾虚，土坚则水清，土虚则水泛滥，实脾则能制水，此必然之数也。今不补脾而复用疏泄追逐之药，是重虚其虚也，宜详辨而深戒之。唯留饮、伏饮停滞中焦及元气壮实人患水湿，乃可一暂施耳。"

《本经逢原》说："大戟，性禀阴毒，峻利首推，苦寒下走肾阴，辛散上泻肺气，兼横行经脉，故《本经》专治十二水，腹满急痛等证，皆浊阴填塞所致，然唯暴胀为宜，云中风者，是指风水肤胀而言，否则传写之误耳。"

大家看到了，甘遂与大戟这两味药是来自同一科属的植物，而且功效也基本一样。

3. 芫花的药理

芫花，味辛苦，性温，有毒，归肺、脾、肾经，功效是逐水、涤痰，主治痰饮癖积、喘咳、水肿、胁痛、心腹癥结胀满、食物中毒、疟母、痈肿。现代药理研究表明，芫花有利尿、镇咳、祛痰、镇痛、促进胃肠蠕动等作用。

《本草纲目》说："张仲景治伤寒太阳证，表不解，心下有水气，干呕发热而咳，或喘或利者，小青龙汤主之；若表已解，有时头痛出汗恶寒，心下有水气，干呕痛引两胁，或喘或咳者，十枣汤主之。盖小青龙治未发散表邪，使水气自毛窍而出，乃《内经》所谓开鬼门法也；十枣汤驱逐里邪，使水气自大小便而泄，乃《内经》所谓洁净府，去菀陈莝法也。芫花、甘遂、大戟之性，逐水泄湿，能直达水饮窠囊隐僻之处，但可徐徐用之，取效甚捷，不可过剂，泄人真元也。陈言《三因方》以十枣汤药为末，用枣肉和丸，以治水气喘急浮肿之证，盖善变通者也。杨士瀛《直指方》云，破癖须用芫花，行水后便养胃可也。"

《本草求真》说："芫花主治颇与大戟、甘遂（同），皆能达水饮窠囊隐僻之处，然此味苦而辛，苦则内泄，辛则外搜，故凡水饮痰癖，皮肤胀满，喘急痛引胸胁，咳嗽，瘴疟，里外水闭，危迫殆甚者，用此，毒性至紧，无不立应。不似甘遂苦寒，止泄经隧水湿；大戟苦寒，止泄脏腑水湿；芫花与此气味虽属相同，而性较此多寒之有异耳。"

十枣汤中的甘遂、大戟、芫花这三味药，它们的功效都是逐痰泻水，加上以药散的形式，直接进入胃肠之中，所以，泻下力度更大，服药之后，能排出大量的臭水、痰涎。因为泻下伤津损胃肠，加上这三味药药味辛辣，所以，服药后就可能出现咽喉燥痛、声哑的症状，为了保护津液，故而选用 10 枚肥大的大枣熬汤送服。

那么，补津液为什么不用甘草呢？

这涉及十八反的问题。据历代本草书籍记载，甘遂、大戟和甘草配伍是有禁忌的，属十八反之列。因为甘遂、大戟的功效是泻下，而甘草的功效则是补肠助肠吸取津液。甘遂与大戟有剧毒，如果用甘草或者用甘草的量超过甘遂、大戟，那么甘遂、大戟的毒素，就不能随水浊泻下排出体外，从而导致中毒。而大枣的作用主要在补胃津，它的作用位置在胃不在肠，所以，就没有这个禁忌。

至于甘遂半夏汤中甘遂与甘草同用，目的是要用甘草缓甘遂的泻下，但为了避免中毒，甘草的用量就要少于或等于甘遂的量，千万不能多于甘遂的量。

对于本方来说，因为甘遂、大戟、芫花都有毒，所以，它的服用法非常有讲究。

方后注"平旦服……得快利后，靡粥自养"，就是要求要在早晨空腹服用本方，这一点非常重要。

《傅再希医话》说："十枣汤丸为逐水的峻剂，一般人都不敢轻易使用，因为用不得法，不仅不能达到逐水的目的，而且往往会发生事故。所以，对这类药剂的使用方法，不可不认真讲求。先师李圃孙先生最擅长使用此方，不发生任何事故，这是我县老辈医生都知道的事实。他掌握的方法没有别巧，就是服药前必须空腹，等泻了数次以后，才可稍进靡粥。所以他用此药时，必先诫患者前一天晚上不要吃饭，睡到鸡鸣以后，将药服下。不久腹内即会咕噜作响，上下转动，然后大泻，泻后肚腹即感宽舒。不久腹内又会咕噜作响，如此泻了三四次以后，水即逐渐减少，腹内亦感平和，才可以逐渐呷些靡粥。在将泻未泻之间，切不可吃东西，这时，腹内除稍有轻度压痛以外，不会有任何难受感觉。而且采用这样的服法，剂量比一般所用的要少（七八分药末就可以起作用），而作用则比一般的用法来得更准确。这是先师一生得心应手的妙法，古今医书都没有谈到。我经先师指授以后，通过数十年的经验体会，更认识到他掌握的原则是十分正确的。原因是甘遂、大戟、芫花等逐水之剂，与其他泻下药作用截然不同。其他泻下药如大黄、芒硝、巴豆等，只是加速胃肠的排泄作用，把胃肠中的糟粕垢秽推荡出去，对饮食没有严格的禁忌。但逐水之剂，特别如甘遂等，虽同为泻下，然与正常的胃肠作用方向是相反的。因为正常的胃肠作用是将肠胃内的东西消化为液体，吸收至肠胃以外，营养身体。《灵枢》所说的'济泌别汁，以奉生身'，即是此意。制甘遂等逐水之剂，则是将躯壳以内、肠胃以外的水液吸收到肠胃内来，到了一定的容量，则或上或下地从吐泻排出。这与正常的胃肠作用方向恰恰是相反。所以，使用这种药，必须把握肠胃空虚的时候服下，让它把水液吸收到肠胃内排泄出去，排泄一次，药性就减弱一次，逐渐自然会停止，并没有什么了不起。假使患者进食不久就服药，或者服药不久就进食，这时肠胃中一方面要进行正常的消化作用，把消化的水液吸收，向肠外输出，一方面又为药力所催促，要把肠胃外的水液吸收进来，向下排泄，这样一来一往，自相矛盾，好像在肠内进行拉锯战一样，因此患者感觉挥霍缭乱，异常难受，轻则引起大吐，重则导致死亡。所以，一般医家感觉十枣汤丸难用，就是这个缘故。其他的泻水药如牵牛子、泽漆、续随子、商陆等也是一样，都是要掌握空腹服药方法，才为稳当。"

傅再希先生所说的就是条文的"*平旦服……得快利后，糜粥自养*"。

正常情况下，胃肠吸收津液进入体内供人体所需，所以，一旦胃肠中有食物，胃肠就要发挥它的吸收功能，从胃肠中吸收津液；而十枣汤的功效刚好相反，它是把体内多余的液体吸收到肠中来，然后再泻下。如果患者胃肠中有食物，胃肠要吸收津液到体内，十枣汤的功效要从体内吸收痰饮到肠中，再加上甘遂、大戟、芫花等药都有毒，所以，就有了"感觉挥霍缭乱，异常难受"的胃肠反应。

《经方发挥》说："本方用法、用量，原方是以诸药末纳入大枣汤中煎服，强人每服一钱，体质弱者每服半钱，每日一次。根据笔者的经验，服药末逐水力量强，但副作用大，故将三药用大枣汤煎煮去渣温服。用量：大戟、芫花、甘遂各5克，大枣10个，水煎2次，合在一起，分10次服，每1～2小时服一次，服药后大部分患者皆有轻微恶心、腹痛甚至呕吐的副作用。至于利水的作用，皆是泻下逐水，很少有利尿作用。"

至于方后注的"**强人钱匕，羸人半钱**"，也很容易理解，因为十枣汤是泻下的峻剂，所以，要特别注意患者的体气、体质。

《经方发挥》说："仲景用本方治疗饮邪停于胸胁，阻碍气机的升降，而出现的咳唾、胸胁引痛、心下痞硬、干呕、短气、头晕等症。另外本方治疗顽固性的严重水肿、胸水、腹水等有明显效果，但必须在正盛邪实的情况下方可使用。凡峻烈的逐水之剂，在服用的过程中，大都有挫伤正气的弊害，尤其是脾肾之气最容易因而损耗，所以用本方逐水需十分慎重。如病久体虚，气血亏损者，虽然水邪顽固而严重，也不可漫投引方，否则有损无益。即使体质强健，正盛邪实者，用本方逐水，也属'急则治其标'之法，只可借助于一时，不可多用、久用，以免伤正。在治疗过程中，一旦水邪消退，即应改用补正祛邪之品，缓缓收功。"

（三）医案点评

案一：《治验回忆录》

罗妇冬英，原有胸痛宿疾，一年数发，发则呼叫不绝，惨不忍闻。今秋发尤剧，几不欲生。医作胸痹治，投瓜蒌薤白枳实厚朴半夏汤及木防己汤多剂皆不效。因迎余治，按脉弦滑，胸胃走痛，手不可近，吐后稍减，已而复作，口不渴，小便少。但痛止则能食，肠胃殊无病。证似大陷胸而实非，乃系痰饮之属，前药不效，或病重药轻之故欤？其脉弦滑，按与《金匮》痰饮篇中偏弦及细滑之言合，明是水饮结胸作痛，十枣汤为其的对之方，不可畏而不用。竟书：甘遂、大戟、芫花各五分，研末，用大枣十枚煎汤一次冲服。无何，肠鸣下迫，大泻数次，痛遂止。续以六君子汤调理。

[点评] 本案中，患者"胸胃走痛，手不可近，吐后稍减，已而复作"就是典型的十枣汤证。

案二:《临证实验录》

赵某，36岁，忻口人。前次产后患颈项强痛，背脊挛急，经余诊治，宗治风先治血、血行风自灭之理获愈。今又产后百日，背脊第5胸椎处猝然剧痛，难以辗转，手不可近，甚至衣被触及亦痛不可忍，夜间尤甚，不能成寐。旬余茶饭不思，呻吟床笫。舌质淡红，苔薄白微腻，脉象沉滑。初，拘于前次产后体痛治愈经验、产后多瘀之论，以及痛不移位、痛处拒按、日轻夜剧等症，未多思索，便认定瘀血作痛，拟王清任身痛逐瘀汤以治。4剂尽，未见有效，始觉大意失荆州。再询之，知有恶心呕吐、脘闷多痰等宿疾及痛前遭雨淋之史。审症察因，素日脾胃湿盛，痰饮内伏，加之冒雨湿浸，内外之邪相搏，痰饮遂兴妖风、鼓怪浪，横行旁溢，流泆隧，致痛生焉。夫人卫气昼行于阳，夜行于阴，阳主动，动则行，阴主静，静则停，故疼痛多日轻夜重也。今虽产后百日，然其脉症俱实，故当峻剂以治。拟十枣汤加减：甘遂1克，大戟1克，白芥子1克，研细，红枣10枚煎汤，早晨空腹送下。二诊：十枣汤不辱使命，服后如摧枯拉朽，泻水数次，疼痛遂止。为绝痰饮，拟六君子汤予服。

[点评] 本案中，患者的疼痛虽然只是一处，但在服用活血化瘀药无效之后，加上有"恶心呕吐、脘闷多痰等宿疾及痛前遭雨淋"的情况，就可以判定为十枣汤证了。

案三:《经方发挥》

任某，男，52岁，患者发寒热2日后，全身水肿，小便不利，在农村服中、西药治疗数日，肿热日渐增重，合身呈重度水肿，经医院确诊为急性肾小球肾炎。患者要求服中药治疗，遂给予十枣汤。大戟、芫花、甘遂各5克，大枣10个，煮汤煎药，每剂分10次服。服2剂后，水肿日渐消退，到服药后第4日，水肿全消，以后化验尿常规完全正常，随访半年来未见复发。

【点评】本案中十枣汤的运用，就是利用药物性能的拓展性运用，这也是一直强调要知其然更要知其所以然的原因。

四、甘遂半夏汤证

（一）甘遂半夏汤证的病理和症状

甘遂半夏汤证的病理是痰饮积于中焦水道内外，相对较轻，是十枣汤证的轻症。

【条文】

病者脉伏，其人欲自利，利反快，虽利，心下续坚满，此留饮欲去故也，甘遂半夏汤主之。

【解读】

患者出现的主要症状是"心下续坚满"。

从病的位置是"心下"这一点来看，它和十枣汤证的病理是一样的，都是胃脘部痰饮积聚，但它的症状和十枣汤证相比，却是轻了很多。十枣汤证的症状是"心下痞，硬满引胁下痛"，而甘遂半夏汤的症状则是"心下续坚满"，"坚满"，明显要比"硬满引胁下痛"轻。

不过，虽然症状较轻，但毕竟是痰饮积聚的"心下坚满"，所以，患者胃脘部胀痛走窜、痛处有水声鸣响，也在情理之中。

至于条文中的"其人欲自利"，则是指"留饮"致患者泄泻的意思，痰饮积聚，下趋于肠，患者就可能出现泻利的情况。这种泄泻是由于痰饮积聚引起的，所以，寻常健脾、升举、分利、固涩、温阳等止泻的方法，对它都没有什么效果。

《金匮诠释》说："衣老先生（衣宸寰）通过多年临床实践，确认留饮可致泄泻，且多属顽固难愈之久泻，颇难取效，先生根据'有故无殒''有是证用是药'的原则，采用甘遂半夏汤治之，获效甚良，一般药后泻下水液脓痰之便，常使多年夙疾，一剂顿除；或即转机，稍事调理而愈。经治凡百余例，疗效稳妥可靠。"

衣老先生这种以利止利的方法，与条文所说"利反快"是一致的。

"利反快"就是说，患者下利之后，身体反而觉得轻快，这也在提示我们，这种下利是身体需要的，提示我们要用通因通用、以利止利的方法来治疗，所以，就有了甘遂半夏汤。

除了以上的症状之外，其他的诸如十枣汤证所出现的症状，如咳、喘、烦、悸、水肿、呕逆等，甘遂半夏汤证也都有可能出现，因为这二者的病理是相同的，只是轻重不同而已。

（二）甘遂半夏汤的药理与运用

甘遂半夏汤的组成：

甘遂3克，半夏8克（以水一升，煮取半升，去滓），芍药12克，炙甘草2克。

方后注：上四味，以水二升，煮取半升，去滓，以蜜半升和药汁，煎取八合，顿服之。

甘遂半夏汤由甘遂、半夏、芍药、甘草、蜜五味药组成。

在这里，有一个重点就是甘遂半夏汤的服用方法。

条文中关于甘遂半夏汤的服用方法，前后有矛盾，这个矛盾就是方中半夏后面的注解是"以水一升，煮取半升，去滓"，这是分开煎煮的意思，可是在方后备注又说"上四味，以水二升，煮取半升，去滓"，这是合在一起煎煮的意思，所以，这里面一定是有传抄错误的。

那么真正的煮法又应该是什么呢？

《外台秘要》引用《千金要方》里面的甘遂半夏汤，条文中甘草的后面也有"以水一升，煮取半升，去滓"的记载，因为古代没有标点符号，加上标点符号后，它的条文就是这样：

甘遂大者三枚，半夏十二枚（以水一升，煮取半升，去滓），芍药五枚，甘草如指大一枚，炙（以水一升，煮取半升，去滓），以蜜半升和药汁，煎取八合，顿服之。

所以，它的煮法：甘遂与半夏同煮，水一升煮取半升，白芍与甘草同煮，也是水一升煮取半升，然后再用蜜半升和这两份药汁一起煮，也是煮取半升，然后再服用。古代的一升，相当于现在的 200 毫升。

讲完了甘遂半姜汤的服用方法，现在把这个方子的组成和服用方法，和十枣汤的组成和服用方法对比一下，就会明显地感觉到这两者的区别。

十枣汤是用甘遂、大戟、芫花三味悍药，以药散的形式服用，给人一种单刀直入的感觉；而甘遂半夏散则只有甘遂一味悍药，不但分开用水煮，而且又加半夏、芍药、甘草、蜂蜜等药物，给人一种缓下补充津液的感觉。这种区别也提示了我们病情轻重不一，用药和服用方法也轻重不一。

本方的运用范围和十枣汤相近，用于十枣汤证的轻症。

《方函口诀》说："此方以利反快及心下坚满为目的，去心下留饮之主方也。然不但留饮而已，用于支饮及脚气等气急而喘者，有缓和之妙。控涎丹即此方轻剂。又此方不加蜜，则反激而无效。二宫桃亭（吉益东洞之子婿）壮年时不加蜜，取大败，受东洞督责，不可忽之。"

（三）医案点评

案一：《治验回忆录》

张女小菊，14 岁。前以伤食胀满作痛，服平胃散加山楂、神曲、谷芽、麦芽之类得愈。未期月，胃又胀满而呕，有上下走痛之感觉，但便后可稍减，再服前方则不验，辗转半年未愈。夏月不远百里来治，且曰："胃胀痛，绵绵无休止，间作阵痛，痛则苦不堪言，手不可近。服破血行气药不唯不减，且致不欲食，是可治否？"问曰："痛处有鸣声否？"则曰："有之。"此病既非气血凝滞，亦非食停中焦，而为痰积作痛，即《金匮》之留饮证也。盖其痰饮停于胃而不及于胸胁，则非十枣汤所宜，若从其胃胀痛利反快而言，又当以甘遂半夏汤主之。是方半夏温胃散痰，甘遂逐水。又恐甘遂药力过峻，佐以白蜜、甘草之甘以缓其势，复用芍药之苦以安中。虽甘遂、甘草相反，而实以相激以相成，盖欲其一战而逐尽留饮也。服后痛转剧，顷而下利数行，痛胀遂减，再剂全瘳。

[点评] 案中说"盖其痰饮停于胃而不及于胸胁，则非十枣汤所宜，若从其胃胀痛利反快而言，又当以甘遂半夏汤主之"。这就明确讲明了甘遂半夏汤

证与十枣汤证的区别，就是甘遂半夏汤证较轻，痰饮积聚仅存在于胃脘部而尚未布及整个胸胁，如果布及整个胸胁，就是十枣汤证了。

案二：衣宸寰先生医案（《上海中医药杂志》1980 年）

高某，女，32 岁，1968 年 5 月。因产后体弱缺乳，自用民间方红糖、蜂蜜、猪油各四两，合温顿服，由于三物过腻，勉强服下 2/3，其后即患腹泻。医院诊为神经性腹泻，中西医多方治疗未效。1971 年 3 月 4 日初诊。面色苍白无华，消瘦羸弱，轻度浮肿，体倦神怠，晨起即泻，日三五行，腹泻时无痛感，心下满痛，辘辘有声，短气，口干不饮，恶心不吐，身半以上自汗，头部尤著。脉沉伏，右脉似有似无，微细已极，左脉略兼细滑之象，苔白滑，当时误以为此证久泻脱阴伤阳，即用六君子汤加减，重用人参，以为中气复健，证或可挽，不料服后转剧。复诊：药后心下满痛益增，腹泻加剧，达日十余行。留饮致泻者有五：一其正固虚，然必有留饮未去，故补其正，反助其邪，所谓虚不受补也；二则心下满痛拒按，是留饮结聚属实；三则口虽干不欲饮，属饮阻气化，津不上潮；四则身半以上自汗，属蓄饮阻隔，阳不下通，徒蒸于上；五则脉沉伏而左兼细滑，是伏为饮阻，滑为有余，里当有所除。细询患者，泻后反觉轻松，心下满痛亦得略减，继则复满如故，如此反复作病，痛苦非常。本例病情符合本条文所述，甘遂半夏汤主之。甘草 10 克，半夏 10 克，白芍 15 克，甘遂 3.5 克，蜂蜜 150 克，1 剂。先煎甘草、半夏、白芍，取汤 100 毫升，合蜜，将甘遂研末兑入，再沸火煎沸，空腹顿服。三诊：药后腹微痛，心下鸣响加剧，两小时后速泻 7～8 次，排出脓水样便，泻后痛楚悉去，自觉 3 年来从未如此轻松，后竟不泻，调养 1 个月康复。

[点评] 本案中，患者的症状表现有"心下满痛，辘辘有声"的留饮症状，再加上有"泻后反觉轻松，心下满痛亦得略减，继则复满如故"的"利反快"症状，这就是典型的甘遂半夏汤证了。

五、己椒苈黄丸证

（一）己椒苈黄丸证的病理和症状

己椒苈黄丸证的病理是痰饮积于下焦水道内外，是木防己去石膏加茯苓芒硝汤证的进一步发展。

【条文】

腹满，口舌干燥，此肠间有水气，己椒苈黄丸主之。

【解读】

首先，条文提到患者的症状是"腹满"，对比十枣汤证和甘遂半夏汤证的"心下痞硬满""心下坚满"，明显就是位置下移，从胃脘部下移到腹部。

其次，条文中也直接把病理给点了出来，就是"肠间有水气"。前面讲了，"心下"是指胃的位置，而这里就直接说位置在"肠间"，而病理就是"有水气"。所以，己椒苈黄丸证的病理就是痰饮积于下焦水道内外。

至于条文中提到了"口舌干燥"，这一点也很容易理解，这是水道不行、津不上承的表现。

水饮积聚，虽然位置不同，但是病理是一样的，所以，十枣汤证、甘遂半夏汤证可能出现的咳、喘、烦、悸、水肿、呕逆，己椒苈黄丸证同样也有可能出现。

（二）己椒苈黄丸的药理和运用

己椒苈黄丸的组成：

防己 15 克，椒目 15 克，葶苈子（熬）15 克，大黄 15 克。

方后注：末之，蜜丸如梧子大，先食饮用一丸，日三服，稍增，口中有津液，渴者加芒硝 8 克。

己椒苈黄丸由防己、椒目、葶苈子、大黄四味药组成。

椒目的药理

椒目，即花椒的种子，味苦、辛，性温，小毒，归肺、脾、膀胱经，功效是利水消肿、祛痰平喘，主治水肿胀满、哮喘。现代有单用椒目研末过筛治慢性喘息性气管炎的报道。

《本草述》说："椒目治喘，似于水气之喘更为得宜，他如相火上逆之喘，反为禁药，盖其补命门之阳，与椒谅无大异也。"

《长沙药解》说："椒目，泄水消满，《金匮》己椒苈黄丸用之治肠间有水气腹满者，以其泄水而消胀也。"

综合以上讲解，椒目的功效可以总结为行水消肿止喘。

理解了椒目的功效，我们就会发现，其实葶苈子的功效和防己、椒目两者叠加的功效是一样的，是祛痰平喘、利水消肿。而方中的大黄及芒硝，则是祛肠积的药物，对于水郁不行致肠中有积者，则又是必备的药物。

（三）医案点评

案一：《治验回忆录》

朱成，男，25 岁，住蔡家乡。春间患风寒咳嗽，浸全身浮肿，医用开鬼门法，浮肿全消，但咳嗽仍紧，腹感满胀，又用六君子汤加姜、辛、味温肺健脾，咳得减而腹更胀大，行动则气促。易医亦认为虚，疏实脾饮，服后胀不减，胸亦觉痞满。经治十余日无效。迁延半年，腹大如鼓。吾夏月治其邻人某之病，因来附诊，按脉沉实，面目浮肿，口舌干燥，却不渴，腹大如瓮，有时鸣声胀满，延及膻中，小便黄短，大便燥结，数日一行，起居、饮食尚好，殊无赢状。如果属虚服前药当效，而反增剧者，其为实可明甚。审病起源风寒，太阳之表邪未尽，水气留滞，不能由肺外散，反而逐渐深入中焦，与太阴之湿混合为一，并走肠间，辘辘有声，而三焦决渎无权，不从膀胱气化而外溢，积蓄胃肠间而成水臌。当趁其体质未虚，乘时而攻去之。依《金匮》法，处防己椒目葶苈大黄丸（改汤），此以防己、椒目行水，葶苈泻肺，大黄清肠胃积热，可收快利之效。药后水泻数次，腹胀得减。再二剂，下利尤甚，腹又逐消，小便尚不长，用扶脾利水滋阴之法，改服茯苓导水汤配吞六味地黄丸，旬日而瘥。

[点评] 本案中，患者"腹大如瓮，有时鸣声胀满"是下焦痰饮积聚的表现，而"小便黄短，大便燥结，数日一行"则是肠有积聚的表现，所以，用防己、椒目、葶苈子利水消肿，用大黄行滞消积。

案二：蒋茂剑先生医案（《浙江中医杂志》1992 年）

王某，女，60 岁，有慢性支气管炎（简称慢支）、肺气肿病史 20 余年，每因感寒而发。入院前因咳喘，不能平卧伴双下肢浮肿 3 天，在某医院治疗，诊断为慢支、肺气肿、肺心病、全心衰（Ⅲ）。给予强心、利尿、抗感染、解痉平喘等西药治疗，取效不显，于 1990 年 12 月 28 日住院。诊见：咳嗽咯白沫痰，清稀量多，气喘不能平卧，面唇紫绀，汗出湿衣，尤以头面、胸背部为甚，腹胀满，恶心欲吐，双下肢浮肿，按之如泥。颈静脉充盈，双肺底闻及湿啰音，心率 128 次 / 分、律齐、无杂音，肝右肋下 3 厘米，肝颈回流征阳性，双下肢凹陷性水肿。舌淡胖边有齿痕、苔白腻，脉细数。治拟《金匮》己椒苈黄丸：汉防己、生大黄各 10 克，椒目 8 克，葶苈子 20 克。服 1 剂后水泻数次，腹胀得减，水肿亦消；又 1 剂后，水泻尤甚，汗出随之减少，气喘亦平。继以温肺消导法，调理旬日而瘥。

[点评] 本案中气喘痰多本来就是椒目、葶苈子、防己的治疗范围，而"汗出湿衣，尤以头面、胸背部为甚，腹胀满，恶心欲吐，双下肢浮肿，按之如泥"则是水郁三焦不行的表现，所以，己椒苈黄丸就是对证的方药。

六、大黄甘遂汤证

（一）大黄甘遂汤证的病理与症状

大黄甘遂汤证的病理是水浊与瘀血俱结于下焦。

【条文】

妇人少腹满如敦状，小便微难而不渴，生后者，此为水与血俱结在血室也，大黄甘遂汤主之。

【解读】

这条条文把病理讲得非常清楚，是"水与血俱结在血室"导致了"少腹满如敦状"。至于"小便微难而不渴"则是三焦水郁不行的表现。水郁不行，那么，患者出现浮肿之类的症状，也在情理之中。

《金匮要略今释》说："盛食之敦，系圆形有盖之器，略如对剖之球，如敦状，谓小腹满而隆起也。本证水血俱结，少腹满如敦状，或为卵巢囊肿，或为子宫血肿，得之生后，则因生产时产道有创伤，其后结缔组织粘连，遂成锁阴，而发子宫血肿也，又有因梅毒而小腹满痛，小便不利者，男女皆宜本方。"

陆渊雷先生的话就把大黄甘遂汤证的病理给讲清楚了。

《治验回忆录》说："前贤有明确批示：'谓先病水而后经闭者，当先治水，水去则经行；先病闭经而后水肿者，先行其瘀，瘀去则肿消。'本证瘀水胶结，同属严重，如逐瘀而不行水，则瘀未必去；祛水而不行瘀，则水未必可行，法当标本兼治，行水与逐瘀并举。"

赵守真老先生的话，把"少腹满"的三种情况给讲清楚了。这三种情况如下：①水郁不行致"少腹满"的，就是己椒苈黄丸证；②血瘀不行致"少腹满"的，就是抵当汤证或是桃核承气汤证；③水血互结致"少腹满"的，就是大黄甘遂汤证。

（二）大黄甘遂汤的药理和运用

大黄甘遂汤的组成：

大黄 60 克，甘遂 30 克，阿胶 30 克。

方后注：水煎顿服之，其血当下。

大黄甘遂汤是由大黄、甘遂、阿胶三味药组成的。

《方函口诀》说："本方主去水血二物，然水气为重，血为客也。云微难者，明非一向不通。此证世多有之，然妇人忽然小腹满急，小便不利者，有速效。又男子疝，小便闭塞，小腹满痛者，此方最验。"

（三）医案点评

案一:《治验回忆录》

谭秋香，三旬孀妇也。子女绕膝，日忙于生计，操劳过度，悒悒于心，以致气血内耗，身体渐羸，月经不行，少腹肿胀，行动则喘促，数月于兹。昨随其叔婶求治，切脉细数而涩，口干不渴，大便燥结，两三日一行，小便黄短，少腹不仅肿胀，有时乍痛，虽闭经已久，尚无块状。窃思本病关键，首须明悉经闭与肿胀之先后：如肿胀由经闭而起，则以通经为先；如经闭由肿胀所引发，则以利水为宜。细询之下，其为经闭先而肿胀后，乃属于瘀血郁结，而小便又不利，则不仅血结亦且水结矣。况其先由思虑伤脾，忧郁伤肝，肝伤则气滞血瘀，脾伤则运化失常，久则累及肾，水不宣泄而停蓄其中，故水与血互结而为病。至于治法，前贤亦有明确批示："谓先病水而后经闭者，当先治水，水去则经行；先病闭经而后水肿者，先行其瘀，瘀去则肿消。"本证瘀水胶结，同属严重，如逐瘀而不行水，则瘀未必去；祛水而不行瘀，则水未必可行。法当标本兼治，行水与逐瘀并举，因选用《金匮》之大黄甘遂汤、桂苓丸合剂：大黄、阿胶各三钱，甘遂五分（另冲），桂枝、牡丹皮各二钱，茯苓四钱，桃仁三钱，加丹参五钱，土鳖虫钱半。服后便水甚多，杂有血块。又三剂，水多而血少，腰腹胀减，已不肿，诸症消失。改用归芍异功散调理，无何经行，痛解，又进归脾汤善后，时经一月，遂得康复。

[点评] 本案分析细致入微，说理清楚明晰，是个非常好的医案。患者"身体渐羸，月经不行"是比较典型的瘀血症状，而"少腹肿胀，行动则喘促"则是水郁不行的典型症状。

案二：易巨荪先生医案（《广东中医》1962 年）

癸未六月，有店伴陈姓者，其妻患难产，两日始生，血下甚少，腹大如鼓，小便甚难，大渴，医以生化汤投之，腹满甚，且四肢头面肿，延予诊治。不呕不利，饮食如常，舌红苔黄，脉滑有力，断为水与血结在血室，投以大黄甘遂汤，先下黄水，次下血块而愈。病家初疑此方过峻，予曰：小便难，知其停水，生产血少，知其蓄瘀，不呕不利，饮食如常，脉滑有力，知其正气未虚，故可攻之。若泥胎前责实、产后责虚之说，迟延观望，俟正气既伤，虽欲攻之不能矣。病家坚信之，故获效。

[点评] 本案辨证准确，说理清楚，是一个难得的好案。

第四十三讲　寒痰郁结

湿、水、饮、痰都是人体体内水液停聚所形成的病理性产物，虽然从病理上无法截然划分，但在形态上还是有一定区别的。

一般来说，湿的范围较大，没有较明显的形态，属于弥漫性的，致病以肢体闷重酸困、头重如裹等为主要表现；水则以质清稀为特点，流动性较大，致病以水肿、少尿为主要表现；饮是质较水稠、较痰稀的液态病理产物，特点是停聚于某些腔隙及胃肠，致病主要表现是泛吐清水、脘腹痞胀、腹部水声辘辘，是狭义的"痰饮"；而痰则质地稠油而黏，常呈半凝固乳胶状态，流动性小，最易内停于肺，影响肺气的宣降，致病表现以咳嗽痰多、痰质黏稠、胸闷为主。

前面的讲解，基本都属于湿和饮的范围，而本讲则是水液停聚的另一种变化，就是寒痰郁结型。

一、瓜蒂散证

（一）瓜蒂散证的病理与症状

瓜蒂散证的病理是痰饮宿食壅聚于胸脘部。

【条文】

1.病如桂枝汤证，头不痛，寸脉微浮，胸中痞硬，气上冲咽喉不得息，此为胸有寒也，当吐之，瓜蒂散主之。

2.病人手足厥冷，脉乍紧者，邪结胸中，心下满而烦，饥不能食，病在胸中，当须吐之，宜瓜蒂散。

3.病胸上诸实，胸中郁郁而痛，不能食，欲使人按之，而反有涎唾，下利日十余行，其脉反迟，寸口脉微滑，此可吐之，吐之，利则止（瓜蒂散主之）。

4.宿食在上脘，当吐之，宜瓜蒂散。

5.诸亡血虚家，不可与瓜蒂散。

【解读】

第1条的"胸中痞硬，气上冲咽喉不得息"、第2条的"邪结胸中，心下满而烦"、第3条的"胸中郁郁而痛，不能食，欲使人按之，而反有涎唾"说的都是患者胸脘部痰饮积聚的症状。

这里面只有第3条的"反有涎唾"与痰饮有关联，第1、第2条都没有明确提到痰饮，这是为什么呢？

事实上，第1条的"此为胸有寒也"和第2条的"邪结胸中"说的都是痰饮。

《伤寒论今释》说："胸有寒，谓痰也。《千金》可证。古者无痰字，《本论》或谓之寒，或谓之邪（厥阴篇三百五十八条），《金匮》或谓之浊（皂荚丸条），或谓之浊唾（桔梗汤条，桔梗白散条）。至《金匮》之痰饮，乃淡饮之讹，今人以饮为痰，非也。"

"此为胸有寒也"就是说"此为胸有痰也"，而"邪结胸中"也就是"痰结胸中"的意思，这样一来，瓜蒂散证的病理就清楚了。

瓜蒂散证的病理是痰结胸中，那么，条文中提到的种种症状，就容易理解了。

胸满而烦：第1条的"胸中痞硬"、第2条的"心下满而烦"、第3条的"胸中郁郁而痛""欲使人按之"就是这种情况。

痰饮积于胸膈部，阻塞不通，所以就出现了胸满、痞硬、胸痛等症状；水郁不行，不能濡养神经，自然就出现烦的症状。

气喘：第1条的"气上冲咽喉不得息"就是这种情况。

痰饮压积于气管之中，逼迫肺部，影响气息的出入，患者就出现喘息的症状。

呕吐痰涎：第3条的"反有涎唾"就是这种情况。

痰饮积于胸脘部食道，所以患者就可能出现时有呕意的症状，且呕出物一般是痰涎。

下利：第3条的"下利日十余行"就是这种情况。

痰饮过盛，入于肠中，就有可能出现下利症状，这一点和甘遂半夏汤证的病理一样。

饥不能食：第2条的"饥不能食"就是这种情况。

水运不畅，影响胃肠中营养之吸收，患者就可能出现不欲饮食的症状，这一点和小柴胡汤证的默默不欲饮食的病理接近。

眩晕：痰饮积聚，水运不畅，水浊积于脑部，患者就可能出现头重脑闷、头痛眩晕，严重者甚至引起癫狂、癫痫。

四肢厥冷：水运不畅则血运不畅，四肢是血运、水运之末，所以患者可能出现手足厥冷的症状，这一点和小柴胡汤证的四肢厥冷一样。

除了以上的症状之外，条文中的"**其脉反迟，寸口脉微滑**"和"**病如桂枝汤证**"，也是痰饮积聚、水运不畅引起的。

另外，患者的病理是痰浊积聚，所以舌苔多是白厚而腻，如果是积久化热的，也可能出现黄厚而腻。痰涎积聚，水运不畅，水浊积聚，患者也可能出现四肢肿胀、肌肉跳动的症状，这一点和藜芦甘草汤条的"**病人常以手指臂肿动，此人身体眴眴者，藜芦甘草汤主之**"一样，而藜芦与瓜蒂一样，也是涌吐性能极强的药物。

胸脘部痰饮积聚，为什么要选用瓜蒂散这个涌吐的药剂呢？

《冉雪峰本草讲义》说："肺胃之气，下行为顺，催吐乃变更肺胃之顺行者而为逆行，为违反生理之治。病机如可下行，意古人必不用吐，吐者，乃不得已而用之。各家云实邪在胸中者吐之，在胸中三字，殊嫌笼统，实邪二字，亦嫌简略，真正理知合法治疗当不如是之粗疏。如谓在胸中则吐，则仲景大小陷胸汤、大陷胸丸、瓜蒌薤白桂枝汤、瓜蒌薤白白酒汤，以及诸泻心汤等，非邪在胸中耶？何以不用吐耶？又《千金》苇茎汤、《外台》桔梗白散、时方泻白散、泻肺丸、凉膈散、启膈散等，非均在胸中耶？何以不用吐耶？且谓邪实则吐，则本节主治条文，明言吐虚劳痰饮，虚劳，讵非诸百虚不足乎？又诸家谓本药为虚人涌吐膈上痰饮之用，曰虚人，讵非实而夹虚乎？可知在胸中当吐，在胸中而有下行趋势，仍有无须吐者。体虚不可吐，体虚而邪实，仍有不能不吐者。特用吐必有吐之病情，用吐必有吐之病机，病情病机奈何？必其所谓邪实者，梗塞胸中，绝无疏散下行希望，迫切紧张，势不容缓，如胸膈急痛，喘促息贲，厥逆膹胀，闷闭欲绝，上部有脉，下部无脉，有一丝不续则真机绝之势，病情既急，而似吐难吐，欲吐不吐，立病机复显，乃迎其机而吐之，气机得通，胸次豁然。然有一言为学者告曰：痰如在胃，下行有路，无事于吐。即在肺，而阻塞不甚，亦无事于吐。观《肘后》治邪停在胸，用吐，审其证曰呼吸不利，喘逆，此其义盖可思矣。至于胸中寒实，此为上述瓜蒌薤白桂枝之治。热实，此为上述小陷胸诸泻心之治。水热并结，此为上述大陷胸汤丸之治。痈肿脓血，此为上述桔梗白散、苇茎汤之治，并不用吐。"

其实吐法是不得已而为之的，是患者有时时欲吐的病机，而医生顺势而为，采用"上者越之"的方法，并不是有痰饮就要用吐法的意思，且因为吐法较为剧烈，所以第5条明确地说："诸亡血虚家，不可与瓜蒂散。"

因为吐法较为剧烈，我把《伤寒论今释》中关于吐法引用的一些注意事项也给抄录了下来，供大家参考。

（1）下列情况可以使用吐法

永富独啸庵说："古人谓病在膈上者吐之，是为用吐方之大表，然其变不可胜数，若非沉研久而经事多，则难得而穷诘。约而言之，胸中有停痰宿水，为诸证者，噤口痢，水药不得入口者，五十以里，偏枯痰涎，胸满而腹气坚实者，龟胸龟背者，黄疸烦喘欲吐者，皆可吐之。狂痫者可数吐之，淋疾诸药不效者，宜详其证而吐之，反胃诸呕最宜吐，诸气疾，诸积聚，心下痞硬功夫，脏腑上逼者，问其生平，无吐血、咳血、衄血之患者，悉可吐之。后服泻心方数十日，喘息初发暨未发者，按其腹脉，知腹气坚实，则吐之。后服泻心汤、小承气汤之类数十日，灸数千壮，伤寒用承气汤不下者，吐了再下。月事积年不下，心下痞硬，抵当诸药不效者，吐了再服。口吐大便者，先吐之，后服附子泻心、生姜泻心、半夏泻心之类数日。瘰疬初发暨欲发者，按其心下，痞则吐之，后视所宜服药。伤寒用吐法，不可过二三回，得一快吐即止。用瓜蒂不过三分五分，其治一逆，则急者促命期，缓者为坏证。凡用吐方之法，先令病人服吐剂，安臣二时间许，勿令动摇，若动摇则吐速，则但吐药汁，药气及透彻病毒也。待胸中温温，上迫咽喉，乃令病人跂足蹲坐（坐椅张膝亦可），前置吐盆，一人自后抱持之，以鸟羽探咽中，则得快吐，如此三四回或五六回。凡须数吐之证，每隔五六日或七八日，如法吐之，终则吐黏胶污秽之物，而后其病乃尽。凡服吐剂至欲吐时，先饮沸汤一碗，则易吐，既吐后，暂令安卧休息，更饮沸汤取吐，数次而后，与冷粥而冷水一碗，以止之。诸缓慢证宜吐者，先用乌头附子之剂，以运动其郁滞之毒，时时用瓜蒂散吐之。"

恽铁樵先生说："凡为病日浅，正气未虚，邪热内攻，胃不能容，生理起反应而呕者，皆可取吐也。其要点在病须阳证，正气未虚，否则禁吐。此为鄙人历数十次经验，无一或误者，用以治婴儿之病，奏效尤捷，而无流弊。"

（2）下列情况不可以使用吐法

永富独啸庵说："病者在床蓐者（即病人困顿者），不可吐，凡腹气虚者，决不用吐方，凡危急短气太甚者，平居吐血者，或其证候有血证者，决不可吐方。若犯之，则促其命期。初学遇妊娠、产后、痰血、咳血、梅毒、血崩、亡血家，暨年过六十者，不可吐。"

（3）使用吐法后的调理

永富独啸庵说："论曰：'伤寒吐后，腹胀满者，与调胃承气汤。'夫古今用吐方之人，吐后必用通和之剂。戴人用舟车丸，奥村氏用泻心汤，我国于吐后，虽无腹胀之证，必用调胃承气汤，以通后其逆气。凡用吐方后，精神昏冒者，宜服泻心汤，吐中或吐后，烦躁脉绝，不知人事，四肢厥逆者，勿骇，是乃瞑眩也，以冷水喷面，或饮之，则醒，或以冷水和麝香饮之，亦佳，吐中有死黑血者佳。若有真生血者危，急宜用麝香以消其药毒。语曰：瓜苗闻麝香即死。吐后三五日内，当调饮食，省思虑，不可风，不可内，不可劳动。"

（二）瓜蒂散的药理与运用

瓜蒂散的组成：

瓜蒂 1 份（熬黄），赤小豆 1 份。

方后注：分别捣筛，为散已，合治之，取 1.5 克，以香豉 15 克。用热汤煮作稀糜，去滓，取汁和散，温顿服之，不吐者，少少加，得快吐乃止。

瓜蒂散只有三味药，即瓜蒂、赤小豆、香豉。

瓜蒂的药理

瓜蒂，又名苦丁香、甜瓜蒂、香瓜蒂，是葫芦科黄瓜属植物甜瓜的果梗，味苦，性寒，有毒，归脾、胃、肺、心经，功效是吐风痰宿食、泻水湿停饮，主治痰涎宿食壅塞上脘、胸中痞硬、风痰癫痫、湿热黄疸、四肢浮肿、鼻塞、喉痹。现代药理研究表明，瓜蒂内含甜瓜毒素，能通过刺激胃感觉神经后，反射性地兴奋呕吐中枢而引起剧烈呕吐，严重的可使呼吸中枢完全麻痹而致死。

《本草纲目》说："哕逆用吐药，亦反胃用吐法去痰积之义。吐药不一，常山吐疟痰，瓜蒂吐热痰，乌附尖吐湿痰，莱菔子吐气痰，藜芦则吐风痰也。"

《伤寒论今释》说："据日人猪子氏之说，瓜蒂虽为有毒之药，然服后并不吸收，只是刺激胃肠黏膜，故无中毒之患，唯服之过量，则引起急性胃肠炎，使吐利不止，故一次所服，不得逾六分五厘去。采集之法，须于瓜未熟时采之，新打味苦者良，若瓜熟而采，或陈久失味者，不效。又案：大观《政和本草》，但称瓜蒂，寇宗奭始指为甜瓜蒂，李时珍从之。甜瓜蒂种类至多，黄金瓜之类皆是。而吉益氏自云，试甜瓜蒂无寸效，须柿瓜青瓜，疑吉益氏所试者，是熟瓜之蒂，故味不苦而无效耳。瓜蒂须生采，而采蒂弃瓜，莳瓜人所不愿，故今之卖药者多不备，代以南瓜蒂，亦效。"

瓜蒂散的药理，就是利用瓜蒂的苦寒，配合赤小豆的酸温，通过刺激胃肠引起呕吐，把痰涎呕出体外，这就是古人所说的"酸苦乃涌吐之品"。同时，赤小豆的微温，又能制约瓜蒂的寒性，不使其苦寒伤脾胃的阳气；而这里用香豉，是因为香豉既能松透肠胃，又能保护胃气。

（三）医案点评

案一：《临证笔记》

余最初为人诊病，为家七太爷眉卿之第五子，七太爷住北城都路贞吉里，其五少爷当时生才十四个月，壮热、不啼、不乳，亦无涕泪便溺，延医诊视，予以普通应酬方之豆豉、豆卷等，服后无效。亘两日夜，了无变动，乃惶急无措，专足到商务编译所延诊。七太爷所以急而招我者，因闻小女慧男生七个月患伤寒，中西医均束手，而吾以麻黄汤自疗之也。余视其病证，脉数肢温，热甚壮，微有汗意，舌苔不绛不糙，唇亦不干，唯目光无神，目珠微向上，按其腹部不硬，按胸部则眉蹙。其时为七月，余思时虽盛暑，却与暑湿无关，是食停上膈证。经云：在上者因而越之，是可吐也，因书瓜蒂散。生豆豉三钱，生山栀三钱，甜瓜蒂五个。因方中无贵药，嘱其仆即近处小药店中购之。既而购药者归，谓无甜瓜蒂，仅有南瓜蒂。余思南瓜蒂甚大，五个殊太多，乃改用两枚，并谓病家：药后如不吐，可以鸡羽探喉。归后殊不放心，翌晨自往探视。据云：药后吐泻并作，已能啼矣。亟往视之，才入室，见病儿目灼灼向余审视。余喜曰：愈矣。视其所下皆黄粪成块者甚多甚多，此证停积虽多，舌无黄苔，用表药既非其治，用攻药亦不能一药而愈，以承气证未具也。当时用瓜蒂散，只欲其吐，不虞其泻，嗣后乃知此儿以食物太多，上、中、下三焦皆满，腑气不通，故不啼不乳。矢未燥，故腹部不拒按，栀、豉有升降作用，故吐泻并作。抑栀、豉之力不是去积，其所以能升降，全赖瓜蒂，上口开则下口亦开也。然则食停上膈而用吐，可谓知其一，未知其二。此病用此方，不可谓幸中，而此方与此病，丝丝入扣，实非余当时能力所及，乃由事后反复思索者悟得者，实不可谓非幸中。嗣是此五少爷者，竟不复病，直至八岁时，始以小感冒延诊一次，今十二龄矣。此可见仲景方之高绝，非其他方所可及也。余每用伤寒大方愈病，其人必七八年始以小病就诊者甚多，不仅此一症为然也。

[点评] 本案所讲的就是第4条"宿食在上脘，当吐之，宜瓜蒂散"的运用，医案中用的就是南瓜蒂。

案二:《临证实验录》

于某，32岁。产后2个月，为七情所伤而病癫狂。症见咬牙切齿，称鬼詈骂，或闭目不应，呆若木鸡，或哭泣不休，如丧考妣，或高歌号叫，若庆圣诞。情绪多变，涎涕满襟。亦有清醒之时，谓称胆怯善惊，心胸胀满，气上冲逆，欲吐不得。视其舌，边尖红，苔白腻。切其脉，缓而滑，并触知双手厥冷如冰。观其脉症，此为癫狂。初由肝气之郁，继而受惊气乱。气郁、气乱，痰饮遂生，侵踞神舍，蒙蔽心窍，故见上述种种怪状。《伤寒论》116条："胸中痞硬，气上冲咽喉，不得息者，为胸有寒也，当吐之。"寒者，痰之误也。拟：瓜蒂3克，赤小豆3克，共研细末，豆豉15克煎汤送下。服后片刻，呕吐不止，吐出痰涎如胶如涕，并泄泻数次，当日便狂定神清。翌日，虽无物可吐，仍干哕不止，或稍饮亦旋即吐出。急煎半夏 10 克，冷服，呕吐始止。后煎舒肝安神剂予以善后。

[点评] 本案中患者"心胸胀满，气上冲逆，欲吐不得"就是典型的瓜蒂散证。

这里的重点是服用瓜蒂散后的救误方法，本案中是用半夏煎汤冷服的方法，也可以半夏、甘草同煎服用的方法来止吐。

二、皂荚丸证

（一）皂荚丸证的病理与症状

皂荚丸证的病理是陈痰痼结，积聚于中上焦，是瓜蒂散证的进一步发展。

【条文】

咳逆上气，时时唾浊，但坐不得眠，皂荚丸主之。

【解读】

条文中提到的"咳逆上气""但坐不得眠"，都是痰饮极盛，痰扰于肺，从而出现咳嗽大作，终夜呛咳的症状。

条文的重点是"时时唾浊"，这里的"唾浊"就是吐浓痰的意思，也是条文的关键之处。陈痰痼结，痰黄而多，质胶黏而不易咳出，所以患者就有不时咳吐浓厚稠痰的症状。

（二）皂荚丸的药理与运用

皂荚丸方的组成：

皂荚 120 克。

方后注：刮去皮，酥炙，末之，蜜丸梧子大，以枣膏和汤服三丸，日二夜一服。

皂荚丸只有两味药，一是皂荚，二是枣膏。这里面，枣膏就是将大枣煮汁，熬成软膏，或者大枣煮后去核，过滤后煎煮成软膏，现在一般用大枣的浓煎汁代替。

皂荚的药理

皂荚，是豆科植物皂荚的果实或不育果实，前者称皂荚，后者称为猪牙皂，味辛、咸，性温，有毒，归肺、大肠经，功效是祛痰止咳、开窍通闭、杀虫散结，主治是痰咳喘满、中风口噤、痰涎壅盛、神昏不语、癫痫、喉痹、二便不通、痈肿疥癣。现代药理研究表明，含皂苷类的药物，能刺激胃黏膜而反射性地促进呼吸道黏液的分泌，产生祛痰作用。

《药物学》说："皂荚有刺激性，能刺激气道，使痰液易于咯出，大便不通，亦可内服皂荚，以除积滞。"《药典》中则说："本品刺激性甚强，为涌吐风痰之要药。余尝治中年某，咳嗽气逆不能平卧，形体素丰，其为湿痰者无疑，遂用二陈汤合降气之品加入皂角灰五分，冲服，服后三小时而诸证悉平，其效有不可思议者。咳嗽上气，然必审其为湿痰者方可施用。若阴虚久咳之肾气不纳，痰火喘咳之冲气上逆，投之较差，死可立待，用者其慎诸。"

《本草正义》说："皂荚为祛痰要药，功效优越，为中外学者所公认。所以然者，中含石碱素甚多，有强烈之刺激性，以涩涩为滑利，以催促分泌者，俾腐败分泌消除。其性燥悍，能刮脂膏而劫阴液，服后每生出心中嘈杂烦难等副作用。盖涤濯浊痰有余，耗蚀真阴亦有余。历观古人用皂荚之方，除熏、蒸、吹、嚏、涂、敷、裹、纳外治外，余则十九均系为末，或末了入丸，多用粉剂，水煎入剂甚少。《别录》并明白昭示曰不入汤，盖入汤剂则燥烈之性减失，不如粉剂用质较为浑全，且其中成分必有不溶于水者。察古人方中用法，多言烧灰及烧存性，是其中成分必更有无惧于火者，凡此皆耐研索也。治痰剂有多种，曰渗利性祛痰，曰滑利性祛痰，曰坠降性祛痰，曰刺激性祛痰。茯苓、薏苡则为渗利性；竹沥、荆沥则为滑性；南星、皂荚则为刺激性。而南星具有粉质，刺激而兼渗利；皂荚具有黏质，刺激而兼滑利。且皂荚之黏着滑腻，系寓于涩涩刮剥之中，与肥皂制造条件适合。皂荚之脂肪黏液不及肥皂之丰，肥皂之燥烈刮剥不及皂荚之胜。西医以代西尼根，即利用此项刺激燥烈之碱性，碱性能刮剥、能涤瑕、能变质，肥皂之皂字则缘皂荚之皂字来。皂，黑色也，皂之荚，生色青，干老则黑，肥皂普通或黄或白，何尝黑色乎？不黑而名皂，有溯始之义焉。肥皂本是洗涤物，西医借用以为灌肠剂，然则古法用皂荚以通肠者，可互证矣。但西法仅借灌肠，只通一窍，而中法不唯大便通后窍，并利小便通前窍，兼熏之、蒸之、纳之、导之、咽之以通九窍。综上以观，是皂荚为除痰利窍之卓卓者。而《本经》主治条文，无一字言及治痰，与南星同一精义，此盖深一层写法也。皂荚除痰，人所易知，何等言？而风邪痹着、肌肉死坏、邪气留恋、气血不能灌溉、津汁不再分泌，录常痰药了不相属，唯皂荚毒而冲动，刮垢磨光，刺激神经、增加分泌，不唯去液泽败坏之痰，且能生枯涸干需之津，营枯朽于死坏之余。至头痛也、泪出也，以及精物怪诞也，无一非痰病变幻多端，此不过举以见义，是不言治痰，正其所以深治痰也。但非顽痰固闭及痰厥猝暴，无须用此猛将，皂荚殆亦痰药中之禁药与。"

《经方实验录》说："《要略》曰：'咳逆上气，时时吐浊，皂荚丸主之。'按射干麻黄汤证但云咳而上气，是不咳之时，其气未必上冲也。若夫本证之咳逆上气，则喘息而不可止矣。病者必背拥叠被六七层，始能垂头稍稍得睡。倘叠被较少，则终夜呛咳，所吐之痰黄浊胶黏。此证予于宣统二年，侍先姑邢太安人病亲见之。先姑平时喜进厚味，又有烟癖，厚味火气熏灼，因变浊痰，气吸于上，大小便不通。予不得已，自制皂荚丸进之。长女昭华煎枣膏汤。如法昼夜四服。以其不易下咽也，改丸如绿豆大，每服九丸。凡四服。浃晨而大小便通，可以去被安睡矣。后一年，闻吾乡城北朱姓老妇，以此证坐一月而死，可惜也！"

又说："余尝自病痰饮，喘咳、吐浊，痛连胸胁，以皂荚大者四枚炙末，盛碗中，调赤砂糖，间日一服。连服四次，下利日二三度，痰涎与粪俱下，有时竟全是痰液。病愈后，体亦大亏。于是知皂荚之攻消甚猛，全赖枣膏调剂也。夫甘遂之破水饮，葶苈之泻痈胀，与皂荚之消胶痰，可称鼎足而三。而近人不察，恒视若鸩毒，弃良药而不用，伊谁之过欤？"又说："皂荚丸之功用，能治胶痰，而不能去湿痰。良由皂荚能去积年之油垢，而不能除水气也。然痰饮至于嗽喘不已，中脘必有凝固之痰，故有时亦得取效。唯拭灰之作用乃由长女昭华发明。彼自病痰饮，因自制而服之。二十年痰饮竟得铲除病根。予服之而效。曹殿光适自来芜湖来诊，病情略同，故亦用之而效也。"

又说："除痰之药以有碱性者为长，故略痰不出者，用桔梗甘草汤，无不克日取效，以桔梗含有碱性故也。痰黏胸膈而不出，则用有碱性之桔梗以出之，所谓'在高者引而越之'也。胶痰在中脘，则用有碱性之皂荚以下之，所谓'在下者引而竭之'也。凡用药有彻上彻下之异，可因此而观其通矣。"

综合以上讲解，皂荚的功效可以总结为祛痰止嗽和通利二便。

方后注所说的"**刮去皮，酥炙**"，意思就是，用刀片刮去皂荚外面的黑皮，用微火炙之，使略显焦黄色即可，不要炙成黑炭；如果怕药力过峻，也可炙成黑灰，但是运用时药量要适当加大。

《金匮要略研究》中则认为，"酥炙"则是涂以"酥"后，以火炙之，而"酥"则是牛乳奶油煮制后去除水分所得之物，这里也录之备参。

（三）医案点评

案：《经方实验录》

师曰：门人卢扶摇之师曹殿光，芜湖人，年五十所，患痰饮宿疾，病逾十载，扶摇不能治，使来求诊。其证心下坚满，痛引胸胁，时复喘促，咳则连声不止，时时吐浊痰，稠凝异常，剧则不得卧。余谓其喘咳属支饮，与《伤寒论》之心下有水气，"痰饮篇"之咳逆不得卧，证情相类，因投以小青龙汤，不效。更投以射干麻黄汤，合小半夏汤，又不效。而咳逆反甚，心殊焦急。更思以十枣汤攻之，而十枣汤又为胸胁悬饮之方，思以葶苈大枣降之，而泻肺系肺胀肺痈而设，皆非的对之剂。纵投之，徒伤元气，于病所补？因念其时吐痰浊，剧则不得卧，与《金匮》皂荚丸证，大旨相同。遂以皂荚炙末四两，以赤砂糖代枣和汤，与射干麻黄汤间服之，共八剂。痰除喘平，诸恙尽退。

[点评] 本案中，患者"心下坚满，痛引胸胁，时复喘促，咳则连声不止，时时吐浊痰，稠凝异常，剧则不得卧"，这就是典型的皂荚丸证。

本医案中，曹颖甫先生是用赤砂糖来代替枣膏的，相对来说是方便了不少，但是，如果从补胃护胃的效果来说，与红糖相比，枣膏应该更胜一筹。

三、蜀漆散证

（一）蜀漆散证的病理与症状

蜀漆散证的病理是痰饮积聚，影响三焦水运。

瓜蒂散证是痰饮积于上脘，皂荚丸证是痰饮积于中上脘，蜀漆散证的病理是痰饮积于三焦。

【条文】

疟多寒者，名曰牡（牝）疟，蜀漆散主之。

【解读】

条文很简单，意思就是寒疟要用蜀漆散治疗。

这里面，条文中的"牡疟"应该是"牝疟"。

在古代，牡是雄的意思，而牝则是雌的意思，牡为阳，牝为阴，寒是阴，因此，这里应该是"牝疟"，而且《外台秘要》中也是说牝疟，所以，这里正确的条文应该是：

疟多寒者，名曰牝疟，蜀漆散主之。

关于疟疾，我们讲白虎桂枝汤证时说过，讲小柴胡汤证时也说过，讲桂枝去芍药加蜀漆牡蛎龙骨汤证时也说过，它的特点是往来寒热且发作有时，其病因则是三焦水运不畅，正邪相争。

这里所说的"寒疟"和白虎桂枝汤证的"温疟"是相对应的。

"温疟"的病理是里热表寒，重点是胃热；而"寒疟"的病理则是痰阻三焦，重点在于寒痰内阻。

简单点说，蜀漆散证的病理和桂枝去芍药加蜀漆牡蛎龙骨汤证相近，只是桂枝去芍药加蜀漆牡蛎龙骨汤证的病理有心阳虚，而蜀漆汤证则没有。就是说，如果患者出现寒湿疟疾的症状，如果有心阳虚的症状，就用桂枝去芍药加蜀漆牡蛎龙骨汤，如果没有，就用蜀漆散。因为桂枝去芍药加蜀漆牡蛎龙骨汤可以看成桂枝甘草加蜀漆、牡蛎、龙骨，而蜀漆散则是由蜀漆、龙骨、云母组成的，这样一比较，大家就清楚了。

（二）蜀漆散的药理与运用

蜀漆散的组成：

蜀漆（烧去腥）、云母（烧）、龙骨各等份。

方后注：杵为散，未发前浆水服1.5克。湿疟者加蜀漆半份，临发时服1.5克。

蜀漆散就是由蜀漆、龙骨和云母三味药组成的。

云母的药理

云母，味甘，性温，归肺、脾、膀胱经，功效是纳气坠痰、止血敛疮，主治是虚喘、眩晕、惊悸、癫痫、寒疟、久痢、金创出血、痈疽疮毒。

《神农本草经》说：（云母）"味甘温，治泄利、肠澼、止痛、除寒热。"

《长沙药解》说："云母，利水湿，消瘀除疟。《金匮》蜀漆散，用之治牝疟多寒，以其泄湿而行痰也。疟以寒湿之邪，结于少阳之经，与淋利之证，皆缘土湿而阳陷，云母泄湿行痰，故治牝疟而除淋痢。"

《国药的药理学》说："为利尿消毒药，治淋疾及妇人带下。又治慢性肠炎、小儿下痢、猩红热等。外用治火伤、刀伤、湿疹等糜烂症。"

综合以上讲解，云母的功效可以总结为行湿祛痰，与牡蛎相近，只不过云母性温、牡蛎性寒。

《外台秘要》中，有个治牡疟的方子叫牡蛎汤，是由蜀漆、牡蛎和麻黄、甘草组成的。它和蜀漆散治牝疟相比，相同的药物是蜀漆，这说明，蜀漆是治疟疾的主药，而牡蛎和云母，就是根据患者的寒热体气情况，用来调配的。因为云母性温，所以用于牝疟，而牡蛎性寒，所以则用于牡疟。

因为本方证的病理是水浊积于三焦之中，水运不畅，内外分争而出现寒疟，它的症状表现就是寒热交作、寒多热少、发作有时，伴见胸闷、身疼少汗等。

（三）医案点评

案：《范文甫专辑》

徐师母，寒多热少，此名牝疟。舌淡白，脉沉迟，痰阻阳位所致，下血亦是阳陷也。秽浊蹯踞于中，正气散失于外，变端多矣。其根在寒湿，方拟蜀漆散。炒蜀漆9克，生龙骨9克，淡附子3克，生姜6克，茯苓9克。按：《金匮》云："疟多寒者，名曰牝疟，蜀漆散主之。"尤在泾云："疟多寒者，非真寒也，阳气为痰饮所遏，不得外出肌表，而内伏心间。心，牝脏也，故名牝疟。"先生拟方用《金匮》蜀漆散去云母，加附子、生姜、茯苓。凡逢寒痰阻遏，舌淡白，脉弦心寒者，辄投之，屡获良效。

[点评] 本案中，范先生用附子、生姜、茯苓代替云母，温里祛痰的效果更好。至于案中说本方治寒痰阴遏的效果非常好，是因为它们的病理是一样的。

第四十四讲　水液积聚

上一讲是少阳病的寒痰积聚型，本讲是少阳病的另一种类型，就是水液积聚型，也就是前面讲过的"水"，它的特点是流动性较大，以水肿、少尿为主要表现。

一、水液积聚的病理与症状

关于"水"，《伤寒论》和《金匮要略》用了相当大的篇幅进行讲解，主要有以下20条：

【条文】

1. 趺阳脉当伏，今反紧，本自有寒疝瘕，腹中痛，医反下之，下之即胸满短气；趺阳脉当伏，今反数，本自有热，消谷，小便数，今反不利，此欲作水。

2. 寸口脉浮而迟，浮脉则热，迟脉则潜，热潜相搏，名曰沉。趺阳脉浮而数，浮脉即热，数脉即止，热止相搏，名曰伏。沉伏相搏，名曰水。沉则脉络虚，伏即小便难，虚难相搏，水走皮肤，即为水矣。

3. 寸口脉弦而紧，弦则卫气不行，即恶寒，水不沾流，走于肠间。

4. 少阴脉紧而沉，紧则为痛，沉则水气，小便即难。

5. 脉得诸沉，当责有水，身体肿重，水病脉出者，死。

6. 师曰：寸口脉沉而迟，沉则为水，迟则为寒，寒水相搏，趺阳脉伏，水谷不化，脾气衰则鹜溏，胃气衰则身肿，少阳脉卑，少阴脉细，男子则小便不利，妇人则经水不通，经为血，血不利则为水。

7.问曰：病者苦水，面目身体四肢皆肿，小便不利，脉之不言水，反言胸中痛，气上冲咽，状如炙肉，当微咳喘，审如师言，其脉何类？

师曰：寸口脉沉而紧，沉为水，紧为寒，沉紧相搏，结在关元，始时当微，年盛不觉，阳衰之后，营卫相干，阳损阴盛，结寒微动，肾气上冲，喉咽塞噎，胁下急痛，医以为留饮而大下之，气夫不去，其病不除，后重吐之，胃家虚烦，咽燥欲饮水，小便不利，水谷不化，面目手足浮肿，又以葶苈丸下水，当时如小差，食饮过度，肿复如前，胸胁苦痛，象若奔豚，其水扬溢，则浮咳喘逆，当先攻击冲气令止，乃治咳，咳止，其喘自差，先治新病，（旧）病当在后。

8.师曰：病有风水，有皮水，有正水，有石水，有黄汗。风水，其脉自浮，外证骨节疼痛，恶风；皮水，其脉亦浮，外证胕肿，按之没指，不恶风，其腹如鼓，不渴，当发其汗；正水，其脉沉迟，外证自喘；石水，其脉自沉，外证腹满，不喘；黄汗，其脉沉迟，身发热，胸满，四肢头面肿，久不愈，必致痈脓。

9.脉浮而洪，浮为风，洪则为气，风气相搏，风强则为隐疹，身体为痒，痒为泄风，久为痂癞，气强则为水，难以俯仰，风气相击，身体洪肿，汗出乃愈，恶风则虚，此为风水。不恶风者，小便通利，上焦有寒，其人多涎，此为黄汗。

10.寸口脉沉滑者，中有水气，面目肿大，有热，名曰风水。视人之目窠微拥如蚕新卧起伏，其颈脉动，时时咳，按其手足上，陷而不起者，风水。

11.太阳病，脉浮而紧，法当骨节疼痛，反不疼，身体反重而酸，其人不渴，汗出即愈，此为风水。恶寒者，此为极虚，发汗得之。渴而不恶寒者，此为皮水。身肿而冷，状如周痹，胸中窒，不能食，反聚痛，暮躁不得眠，此为黄汗，痛在骨节。咳而喘，不渴者，此为脾胀，其状如肿，发汗而愈。然病此者，渴而下利，小便数者，皆不可发汗。

12. 水在心，心下坚筑，短气，恶水不欲饮。水在肺，欲饮水。水在脾，少气身重。水在肝，胁下支满，少气身重。水在肾，心下悸。

13. 心水者，其人身重而少气，不得卧，烦而躁，其人阴肿。

14. 肝水者，其腹大，不能自转侧，胁下腹痛，时时津液微生，小便续通。

15. 肺水者，其身肿，小便难，时时鸭溏。

16. 脾水者，其腹大，四肢苦重，津液不生，但苦少气，小便难。

17. 肾水者，其腹大，脐肿腰痛，不得溺，阴下湿如牛鼻上汗，其足逆冷，面反瘦。

18. 夫水病人，目下有卧蚕，面目鲜泽者，脉伏，其人消渴，病水腹大，小便不利，其脉沉迟者，有水，可下之。

19. 问曰：病下利后，渴饮水，小便不利，腹满因肿者，何也？

答曰：此法当病水，若小便自利及汗出，自当愈。

20. 师曰：诸有水者，腰以下肿，当利小便，腰以上肿，当发汗乃愈。

【解读】

这20条条文，可以分为3个部分。

第一部分，是第1条至第7条，讲的是"水"病的病因和基本特征。

"水"病的病因有两个：一是体内水液积聚或误治引起的水液积聚；二是"血不利则为水"。

"水"病的特点也有两个：一是小便不利；二是身体肿重。这在条文中也多次明确地提到。

第二部分，是第8条到第17条，讲的是"水"病的种类。

"水"病主要分为两大类：一是根据"水"积聚位置表里的不同，分为风水、皮水、正水、石水、黄汗；二是根据五脏的不同，分为心水、肝水、肺水、脾水、肾水。

第三部分，是第18条至第20条，讲的是"水"病的治法。

"水"病的治法，主要有3种：一是利小便；二是发汗；三是汗利兼施。这就是条文说的"诸有水者，腰以下肿，当利小便，腰以上肿，当发汗乃愈"。

《医学集成》说:"此症专主脾肾,以气、水、虚、实四实概括之,又以风肿、湿肿、阳水、阴水,四证尽之……上肿属风寒宜发汗,下肿属湿宜利水,通身肿属风湿两伤,宜汗利兼施。"

《医学集成》这段话,就是对条文内容最好的总结。

二、越婢汤类方证

(一)越婢汤类方证的病理与症状

越婢汤类方证的病理是表郁里热,血不利则为水。

【条文】

1. 风水恶风,一身悉肿,脉浮不渴,续自汗出,无大热,越婢汤主之。

2. 咳而上气,此为肺胀,其人喘,目如脱状,脉浮大者,越婢加半夏汤主之。

3. 肉极,热则身体津脱,腠理开,汗大泄,历风气,下焦脚弱。越婢加术汤主之。

4. 里(皮)水者,一身面目肿,其脉沉,小便不利,故令病水。假令小便自利,此亡津液,故令渴也。越婢加术汤主之。

5. 里(皮)水,越婢加术汤主之,甘草麻黄汤亦主之。

【解读】

第1条讲越婢汤证。越婢汤证的症状,除了水肿病的基本特征小便不利和身体肿重之外,其他的都是麻杏石甘汤证。

这里面,"脉浮""恶风""无大热""续自汗出"等都是麻杏石甘汤证,而且"无大热"就是患者体内肺胃有热,这一点和麻杏石甘汤证也一样。

第2条是越婢加半夏汤治肺胀的条文。

肺胀的特点是"咳而上气"和"喘",在讲葶苈大枣泻肺汤、小青龙加石膏汤、厚朴麻黄汤、泽漆汤等方证的时候都提到过,特别是小青龙加石膏汤证、厚朴麻黄汤证,它们的病理和越婢加半夏汤证一样,都是表寒里热。

　　小青龙加石膏汤证和厚朴麻黄汤证，它们的病理是胸中有痰饮而引发的咳喘肺胀，而越婢加半夏汤证，病理一样，症状也相近，都有咳、喘和水肿的症状，而且，这三者的药物组成是很相近的，都有麻黄、石膏、半夏，所以，这三者之间只是病情的严重程度与发展时间的不同而已。

　　这里面，小青龙加石膏汤证最轻，是病情发生的初期，厚朴麻黄汤证是小青龙加石膏汤证的进一步发展，越婢加半夏汤证则是厚朴麻黄汤证的进一步发展。

　　《金匮要略今释》说："此条证候，是支气管哮喘，其呼吸非常困难，呼吸长而吸短，颈静脉怒张，口唇亦肿胀作紫色，目睛胀突，有如脱状，迫喘息逐渐平静。始咳嗽吐出少许稠痰，此病发作，必因呼气困难而致急性肺膨胀。发作不已，终成肺气肿与支气管炎。此时哮喘发作，即咳嗽多痰，故曰咳而上气此为肺胀。越婢加半夏汤以喘而目如脱状为候，未成肺气肿时亦可用。"

　　《方函口诀》说："此方主肺胀，其证咳而上气，喘而气急，甚似支饮，然支饮之喘，初必胸痛，或手足厥冷，气急不能侧卧。肺胀之上气，则热热强，卒发，目如脱状，然非难心侧卧者。半夏与石膏为伍，有破饮镇坠之效，与小青龙加石膏及厚朴麻黄汤同。又心下有水气，或胁下痛，或引缺盆者，宜小青龙加石膏者。"

　　第3条是讲越婢加术汤证。

　　条文说："**肉极，热致津脱汗大泄，腠理开，汗大泄，历风气，下焦脚弱。越婢加术汤主之**。"

　　什么是"肉极"？

　　《金匮要略今释》说："越婢加术汤证，当是慢性肾炎。因泌尿障碍，水毒积于肌肉，皮肤起救济代偿，故热则腠理开，汗大泄。水气病篇以本方治里水（里水当作皮水）可以证也。肉极历风云，本非实际，盖慢性肾炎之患者，皮肤常苍白，故谓之肉极。极者，疲极之意。又因肌肉有积水，积水是湿之类，肉与湿皆属于脾，故删繁谓之脾风尔。注家或以历风为癫，则不考《千金》《外台》，误之甚矣。林亿等以本方兼治下焦脚弱，故附于此。日本医则以下焦脚弱为越婢加术附证之一，用之有验。所以然者，水湿之性就下，旧说以附子为下焦药，其理可推而知也。"

陆渊雷先生认为"肉极"就是肉疲极，是指水湿积聚，皮肤水肿所引发的皮肤苍白、疲极松弛的状态。

而《临床应用汉方处方解释》则认为"肉极"是指肉的一部分隆起，如鼻茸、目翳、角膜翳、瘤、息肉、漫肿、疮疡、流注等，并且认为肉属脾，脾病则肉变色，所以称之为"肉极"，同时，运用本方以治息肉、赘肉、瘢痕疙瘩、胬肉、水疱、溃疡、漫肿、疮疡、流注等症，取得了很好的效果。

这里面，"**热致津脱汗大泄**"容易理解。"**厉风气**"，是指水湿不行所引发的皮肤病。"**下焦脚弱**"，则是指水湿不行引发的脚痿弱。

《经方发挥》说："根据上条提示，下焦足弱的病机，不可能是因身热大汗泄所引起的，否则绝没有因为大汗泄津脱等造成的足弱病证，而再用麻黄表散风湿，更促使大汗泄之理。而下句之'下焦足弱'的病因、病机，根据笔者的临床经验，则是因水湿充斥表里，使经脉之气不得畅行，致使气血不充，不能温煦和濡养下焦筋脉，筋脉长期失养，而致足弱，甚则不能任用。用越婢加术汤是散除表里之水邪，使水湿去而气血通畅无阻，筋脉得其养则下焦足弱自愈。笔者曾用越婢加术汤治疗长期以来下肢水肿而致足弱不用的患者，获得捷效。"

又说："越婢加术汤所治疗的足弱，和一般'筋痿'的足弱，在病因、病机以及治疗方面，有严格的区分。此是由于长期的下肢水肿，阻碍了气血的运行，使得下肢筋脉得不到足够的温煦、濡养，因而筋脉软弱不任使用。'筋痿'是因热邪伤津，筋脉失养，而致筋脉松弛，不任使用。在治疗方面，前者以逐水、消肿为主；后者以滋阴和血兼助阳气为主。越婢加术汤证的下焦足弱，不独越婢加术汤治疗有效。而且凡是健脾除湿、消肿之剂，久服皆能取效，所谓'师其意，而不泥其方'。"

第4、5条中说的"**里水**"，应当是"**皮水**"。

日本医学家丹波元简说："此条诸家并以自一身面目黄肿至故令渴也，悉属越婢汤证，殊不知此与肠痈大黄牡丹汤条同为倒装法，程注义独长矣。但据《脉经》，黄肿乃洪肿之讹。又据《外台》引《古今录验》皮水越婢加术汤主之。及《脉经注》文，里水亦皮水之讹，义尤明显。《金鉴》则不考于古书，辄以越婢加术汤主之移于前条，抑亦肆矣。或疑脉沉用麻黄之义，考《本草》

为肺家之专药。李氏详辨之。皮水,水气率先遏于皮肤之间,用麻黄而发之,则气行水利而脉道开,沉乃为浮。此等之义,身试亲验,然后知经文之不我欺也。"

丹波元简的意思很明白,就是说第4条真正条文和正确顺序如下:

皮水者,一身面目肿,其脉沉,小便不利,故令病水。越婢加术汤主之。假令小便自利,此亡津液,故令渴也。

也就是说,这条条文是用了倒装的手法在《伤寒论》和《金匮要略》中,条文属于倒装句者很多,前面也讲过不少。同时,以药测证,麻黄解表发汗利水,用以治皮水,自然是无疑义的,理解了这两点,丹波元简的话就很清楚了。

另外,陆渊雷先生认为,这里的"脉沉",有可能是因为患者浮肿引起的,因为患者手部浮肿,脉象不显,所以就可能表现为沉脉。

最后,第5条中"甘草麻黄汤亦主之"这句话,更进一步证明应该是皮水而不是里水。

(二)越婢汤类方的药理和运用

越婢汤类方的组成:

越婢汤方:

麻黄30克,石膏40克,生姜15克,大枣5枚,甘草10克。

方后注:恶风加炮附子5克,风水加白术20克,又主里水。

越婢加半夏汤方:

麻黄30克,石膏40克,生姜15克,大枣5枚,甘草10克,半夏21克。

越婢加术汤方:

麻黄30克,石膏40克,生姜15克,大枣5枚,甘草10克,白术20克。

方后注:恶风加炮附子5克。

越婢汤类方主要有三个方子,即越婢汤、越婢加半夏汤、越婢加术汤。

这里面,有三个重点:

第一,越婢汤类方中,都有生姜、大枣、甘草,其目的是护胃保津,使机体不因发汗利小便而导致胃肠津液大伤。

第二，越婢汤类方证的病理为表郁里热，湿阻不行，所以，非大量麻黄不足以发大汗而开闭结、消水肿。本方中，麻黄用了 30 克，临床也有用到 45 克及以上的。

当然，如果是寻常外邪，则又以小量微汗为宜，否则，就有可能出现漏汗亡阳。

第三，本方中麻黄与石膏的比例，前贤认为：如果石膏的量仅为麻黄的两倍甚至更少，则既能出汗，又能利水；若如果石膏的量是麻黄的两倍及以上，则不出汗，仅存宣肺行水之功。

对于本方的运用，除了用于水肿之外，还有其他不少用途。

《达生图》说："蝮蛇、毒鼠、毒犬毒，肿者，皆可服越婢汤。在受伤时，即应从伤处将血尽量榨出。"又说："产妇血晕，或发子痫，有致汤火伤者。延久有肿胀者，投以越婢汤。"

《经方临证指南》说："《风论》指出：'肺风之状，多汗恶风，色皏然白，时咳，短气，昼日则差，暮则甚。'张仲景广《内经》之义，指出：'肺中风者，口燥而喘，身运而重，冒而肿胀。'由此可见，'肺风'证的临床表现应该有以下四个方面的症状：①多汗恶风；②咳喘短气；③头晕目眩；④肢体肿胀而重。但仲景并没有提出治疗肺风的方剂，我们发现越婢加半夏汤所治的'肺胀'，与肺风的证候相似，所以可补肺风治疗之不足。"

（三）医案点评

案一:《医宗必读》

社友孙其芳之令爱，久嗽而喘，凡顺气化痰、清金降火之剂，无不遍尝，绝难取效。一日，喘甚烦躁，余视其目则胀出，鼻则鼓扇，脉则浮而且大，为肺胀无疑。遂以越婢加半夏汤投之，一剂而减，再剂而愈。余曰：今虽愈，未可持也，当以参术补元，且养金气，使清肃下行，竟因循月许，终不调补，再发而不可救药矣。

[点评] 本案中，患者出现的"久嗽而喘""其目则胀出，鼻则鼓扇"症状，就是第 2 条的"咳""喘""目如脱状"症状，这里面，"其目则胀出"就是"目如脱状"。

案二:《治验回忆录》

陈修孟,男,25岁,缝纫业。上月至邻村探亲,归至中途,猝然大雨如注,衣履尽湿,归即浴身换衣,未介意也。三日后,发热,恶寒,头痛,身疼,行动沉重。医与发散药,得微汗,表未尽解,即停药。未数日,竟全身浮肿,按处凹陷,久而始复,恶风身疼无汗。前医又与苏杏五皮饮,肿未轻减,改服五苓散,病如故。医邀吾会诊,详询病因及服药经过,认为风水停留肌腠所构成。虽前方有苏、桂之升发,但不敌渗利药之量大,一张一弛,效故不显。然则古人对风水之法,有开鬼门及腰以上肿者宜发汗之阐说,而尤以《金匮》风水证载述为详。有云:"寸口脉沉滑者,中有水气,面目肿大,有热,名曰风水。视人之目窠上微肿,如蚕新起伏,其颈脉动,时时咳,按其手足上,陷而不起者,风水。"又:"风水恶风,一身悉肿……续自汗出,无大热者,越婢汤主之。"根据上述文献记载,参合本病,实为有力之指归。按陈证先由寒湿而起,皮肤之表未解,郁发水肿。诊脉浮紧,恶风无汗,身沉重,口舌干燥,有湿郁化热现象。既非防己黄芪汤之虚证,亦非麻黄加术汤之表实证,乃一外寒湿而内郁热之越婢加术汤证,宜解表与清里同治,使寒湿与热均从汗解,其肿自消,所谓因势利导也。方中重用麻黄(两半),直解表邪,苍术(四钱)燥湿,姜皮(三钱)走表行气,资助麻黄发散之力而大其用,石膏(一两)清理内热,并抑制麻黄之辛而合力疏表,大枣、甘草(各三钱)和中扶正,调停其间。温服一剂,卧厚复,汗出如洗,易衣数次,肿消大半。再剂汗仍大,身肿全消,竟此霍然。风水为寒湿郁热肤表之证,然非大量麻黄不能发汗开闭结,肿之速消以此,经验屡效。若仅寻常外邪,则又以小量微汗为宜,否则漏汗虚阳,是又不可不知者。

[点评] 本案中,患者的病是由太阳病转变而来的,太阳不解,转入少阳,变成了太阳与少阳同病,即表郁里热的越婢汤类方证。

案三:《经方临证指南》

吕某,男,46岁。病四肢肿胀,肌肉酸痛已十多天,西医诊为末梢神经炎。其人身体魁梧,面色鲜泽,但手臂沉重,抬手诊脉亦觉费力。按其手足凹陷成坑,而且身有汗但四肢无汗。舌质红苔腻,脉浮大。按溢饮证治疗。麻黄12克,生姜9克,生石膏30克,苍术12克,大枣7枚,炙甘草6克。2剂。

服药后四肢得微汗出，病证明显减轻，原方加桂枝、薏苡仁、茯苓皮等，又服2剂而愈。本案用越婢加术汤治疗溢饮证，是从张仲景用大青龙汤治溢饮中受到启发。大青龙汤去掉桂枝、杏仁就成了越婢汤。大青龙汤治疗风寒闭郁阳气的不汗出而烦躁，以不汗出为主，所以用桂枝、杏仁助麻黄以发表，表气得开则郁阳得发；越婢汤是治疗水与风合、一身悉肿的风水证，以身体肿胀汗出为主，用石膏配麻黄以清肺热，肺热清则治节行，通调水道而能运化水湿。因此，用越婢汤治溢饮，取法于大青龙汤而又不同于大青龙汤。本案身多汗而四肢无汗是辨证的着眼点。

[点评] 本案中，刘老（刘渡舟）把越婢汤跟大青龙汤作了比较，非常精彩，大家把大青龙汤的讲解和麻杏石甘汤、小青龙加石膏汤、厚朴麻黄汤，还有现在的越婢汤作个比较，对它们之间的区别及药物的运用，就会有更深的理解。

三、防己黄芪汤证

（一）防己黄芪汤证的病理与症状

防己黄芪汤证的病理是表虚水郁。

【条文】

条文一共出在两处，一处是在《金匮要略》的痉湿暍病篇，条文：

风湿，脉浮身重，汗出恶风，防己黄芪汤主之。

另一处是在《金匮要略》的水气病篇，条文：

风水，脉浮身重，汗出恶风，防己黄芪汤主之。

【解读】

这两条条文基本一样，差别只是"风湿"和"风水"的不同。

关于这一点，历代医家的见解也各有不同，有的认为"风湿"是错的，也有的认为"风水"是错的。

个人更加偏向于"风湿"是错的，就是说，个人认为条文是：

风水，脉浮身重，汗出恶风，防己黄芪汤主之。

为什么呢？

主要是我认为"风湿"和"风水"这两者的概念是不同的。

"风水"的概念和特点主要有以下 3 条条文：

1. 寸口脉沉滑者，中有水气，面目肿大，有热，名曰风水。视人之目窠微拥如蚕新卧起伏，其颈脉动，时时咳，按其手足上，陷而不起者，风水。

2. 风气相击，身体洪肿，汗出乃愈，恶风则虚，此为风水。

3. 风水，其脉自浮，外证骨节疼痛，恶风。

所以，"风水"的特点是"脉浮""恶风"和"身体洪肿"。就是说，"风水"的特点是太阳表证加上身体肿胀，这一点和防己黄芪汤的条文"风水，脉浮身重，汗出恶风，防己黄芪汤主之"是完全吻合的。

那"风湿"的概念和特点又是什么呢？

关于"风湿"，条文主要有 4 条：

1. 病者一身尽疼，发热，日晡所剧者，名风湿。此病伤于汗出当风，或久伤取冷所致也。

2. 太阳病，关节疼痛而烦，脉沉而细者，此为湿痹，湿痹之候，小便不利，大便反快，但当利其小便。

3. 湿家之为病，一身尽疼，发热，身色如熏黄也。

4. 风湿相搏，一身尽疼痛，法当汗出而解，值天阴雨不止，医云此可发汗，汗之病不愈者，何也？

所以，"风湿"的特点是"脉沉而细""一身尽疼痛"和"小便不利"，这三个特点和防己黄芪汤的条文内容有很大不同。

通过上面的比较，就应该清楚条文中"风湿"是"风水"之误，就是说，防己黄芪汤的正确条文应该是：

风水，脉浮身重，汗出恶风，防己黄芪汤主之。

这里面，"脉浮"和"汗出恶风"是典型太阳表虚症状，而"身重"是身体有水湿、水肿的典型表现。所以，防己黄芪汤证的病理就是表虚水郁，对于"脉浮"和"汗出恶风"，很多人会误认为是桂枝汤证。

陈慎吾先生说："本节之证，脉浮，身重，恶风，最易误用桂枝汤，服之亦能稍瘥，而病不除，所以然者，风气去而湿气在故也。两证之差，一是上冲，一是下重。桂枝汤证，必有头痛发热；本证则无之。学者于此当细心鉴别，则不致误。"

桂枝汤证的病理是胃肠虚寒兼见表虚，而且重点是在胃肠虚寒，而这里则是典型的表虚不固症状，是玉屏风散证，玉屏风散证与桂枝汤证的区别也就在这里。

那么，同样是治"风水"，越婢汤和防己黄芪汤，它们又有什么区别呢？

越婢汤治的风水，它的来路是麻杏石甘汤的变方，其病是表受风寒，郁而化热，肺气不宣的水肿；而防己黄芪汤治的风水，它的来路则是玉屏风散的变方，其病是表虚不固、水湿不行所致的水肿，这种人的体质外貌特征更多地表现为黄白虚浮状。

（二）防己黄芪汤的药理和运用

防己黄芪汤的组成：

防己 15 克，黄芪 20 克，白术 12 克，炙甘草 8 克。

方后注：上剉，每服 8 克。

用生姜四片，枣一枚煎汤送服，良久再服。喘者，加麻黄 8 克，胃中不和者，加芍药 12 克（一说腹痛者，加芍药 12 克），气上冲者，加桂枝 12 克，下有陈寒者，加细辛 12 克，服后当如虫行皮中，从腰下如冰，后坐被上，又以一被绕腰以下，温令微汗，差。

防己黄芪汤是由防己、黄芪、白术、甘草四味药组成的。

黄芪的药理：黄芪，味甘，性微温，归肺、脾、肝、肾经，功效是补气固表、利尿、托毒排脓、生肌，主治是气虚乏力、久泻脱肛、自汗、水肿、子宫脱垂、慢性肾炎蛋白尿、糖尿病、疮口久不愈合等。现代药理研究表明，黄芪有增强机体免疫功能、保肝、利尿、抗衰老、抗应激、降压和较广泛的抗菌作用，能消除实验性肾炎蛋白尿，增强心肌收缩力，调节血糖含量。它不仅能扩张冠状动脉，改善心肌供血，提高免疫功能，而且能够延缓细胞衰老的进程。

《神农本草经》说："黄芪，甘，微温。主痈疽久败疮，大风癞疾，五痔鼠瘘，补虚，小儿百病。"

《医学衷中参西录》说："黄芪性温微甘，能补气兼能升气，善治胸中大气下陷。《本经》谓主大风者，以其和发表药同用，能祛外风，与养阴药同用，更能息内风也；谓主痈疽、久败疮者，以其补益之力能生肌肉，其溃脓自可排出也；表虚自汗者，可用之以固外表气虚；小便不利之肿胀者，可用之以利小便；妇女气虚下陷而崩带者，可用之以固崩带。为其补气之最优，故推之为补药之长，而名之为耆也。"

又说："三焦之气化不升则降，小便不利者，往往因气化下陷，郁于下焦，滞其升降流行之机也，古方有重用黄芪治小便不利积成水肿者，盖黄芪实表，表虚则水聚皮里膜外而成水肿，得黄芪以开通水道，水被祛逐而肿自消矣。水肿之证，有虚有实，实者似不宜用黄芪，然其证实者甚少而虚者居多。至其证属虚者，又当详辨其为阴虚、阳虚或阴阳俱虚，若阳虚者气分亏损，可单用、重用黄芪，阳虚者其血分枯耗，重用滋阴之药，兼取阳生阴长之义而黄芪辅之，至阴阳俱虚者，黄芪与滋阴之药可参半用之。若积成水肿，即因实者，其气血至此亦有亏损，猛悍药或一、再用犹可，若不得已，用至数次，亦宜以补气血之药辅之。至今之医者，对于此证，纵不用除湿之猛剂，亦恒用利水之品，不知阴虚者，多用利水之药则伤阴，阳虚者，多用利水之药亦伤阳。夫利水之药非不可用，贵深究其病因而为根本调治，利水之药，不过用向导而已。"

《冉雪峰本草讲义》说："黄芪不过补虚之品，经文却从痈疽败疮、风癞瘘痔申叙，而以补虚二字点结。论药物功能，则为尽量发挥，论病理治疗，则温化温散温提以补胜邪，为各项开无限法门。《荷兰药镜》谓为末掺经久溃疡，久溃二字与《本经》久败二字两两辉映，变内治为外治，妙不可言，中外学理之暗合如此。主治小儿百病一语，尤为特笔。小儿气体未充，正弱不用，在在须去实，着着当顾虚，此固是推阐黄芪补虚功用，不啻为儿科治疗树一正鹄。不唯由药物以识治疗，由治疗以识病理，且可由病理以识生理，反而由生理以定治疗，顾学者造诣何如耳。"

《皇汉医学》说："涉猎群籍而揣摩之，此药主治身体虚弱，而致皮肤营养不良，或皮肤或皮下组织内水毒停滞，如此可知此药为一强壮性止汗利尿药。"

综合以上讲解，黄芪的功效可以总结为"补气"二字。

气指阳气，是功能的意思，它与阴是物质是相反的。补气，意思就是说能增强细胞活力，促进细胞之分裂与新陈代谢，从而达到增强人体脏器活力、增强功能的目的。理解了这一点，黄芪的功效就可以全部掌握了。

1. 黄芪能使皮肤、腠理的活力增强，肌表功能正常自然能将所积之水排出而为汗，所以说黄芪能实表，而不是说黄芪能发汗。

也正是这个原因，黄芪能治黄汗、盗汗、皮水、身体肿及皮肤不仁等病症，玉屏风散治阳虚自汗、黄芪桂枝芍药苦酒汤治黄汗、黄芪桂枝五物汤治血痹都是这个道理。

2. 黄芪能促使细胞分裂而使新肉生出，所以能治痈疽久败疮及各种伤口久不收敛的病症。

《医学衷中参西录》载有重用黄芪125克、当归45克炖鸡以治创口不敛、肉芽生长迟缓的慢性疮疡病案例，这里面重用黄芪就是这个道理。

3. 黄芪能增强肾、脾、胃、肺、三焦的功能，能达到水道自然通调而小便自利的目的，所以说黄芪能利小便，除水肿。

民间有重用黄芪炖鲫鱼或用黄芪30克、山药90克治妊娠水肿的方法，其道理就在这里。

4. 黄芪能增强肺、胃、三焦等脏腑功能，所以能治气短不足以息、努力呼吸有似乎喘，或兼寒热往来，咽干作渴、满闷怔忡、少腹凸如孕妇（胃下垂）等症状。这就是张锡纯先生所说的"大气下陷"，事实上，补中益气汤中用黄芪也是这个原理。

理解了这一点，那么升陷汤、补中益气汤的功用就清楚了，张锡纯先生说黄芪能补胸中大气的道理也就清楚了。

5. 黄芪能增强血管的功能，加速血液流动，能升压又能降压，因此，西医学称黄芪有双向调节血压的功效。

张锡纯先生说肺气虚弱、脉象无力者，宜加黄芪以补助气分；又说凡遇腿疼、臂疼历久不愈者，补其元气以流通之，数载沉疴亦可随手而愈就是这个道理。

6. 黄芪能增强人体各个器官的功能，说黄芪能治小儿百病，就是这个道理。

所以说，理解了黄芪补气这个功效，黄芪的功用基本就清楚了。

如果患者气虚不是很严重又需要用到黄芪，这时就要辅以消导的药物，如陈皮、三棱、莪术、当归、川芎等。如补中益气汤中用陈皮；张锡纯先生三棱、莪术与黄芪同用；《本草新编》说用黄芪不可单用，增入当归、川芎、麦冬三味，使之分散于下下之间，自无胀满之忧，说的就是这个道理。

就个人的经验，如果使用较大量的黄芪、白术，患者出现运化不及所致的胸闷胀满和胃肠胀满时，就会加入陈皮或加入莱菔子、木香之类的行气消胀药。加入后一般胀满就会消失。

防己黄芪汤证的病理是表虚里湿所致的水肿，患者既有阳虚自汗，又有小便不利的症状，黄芪就是不二之药选，而防己行水利湿，白术健脾利湿，生姜、大枣、甘草温胃阳保津液。诸药合用，水运畅通、肌表得实，则水肿自消。

这里面，喘加麻黄，是用麻黄开肺闭；胃中不和致腹痛，所以加芍药缓痉止痛；气上冲加桂枝和下有陈寒加细辛的原因，前面已经讲过。

因为这个方子能利小便而固肌表，所以，临床上除了用于表虚风水的治疗，还可用于特异性多汗症及因水运不畅所致的腋下多汗狐臭病，而且在运用时，也常常加入茯苓、牡蛎之类的药物。

（三）医案点评

案一：《经方临证指南》

李某，女32岁。周身浮肿已1年多，两腿按之凹陷成坑。小便不利，食欲不振，神疲体乏，望其面色黄白虚浮。舌质淡而体胖，脉沉缓无力。初用五苓散加苍术、附子，服2剂后略有所效，改用防己黄芪汤治疗。黄芪30克，防己10克，白术60克，生姜10克，炙甘草10克，泽泻15克，茯苓15克，肉桂6克，车前子18克，大枣7枚。用六大碗水，煎药成两大碗，分温4次服完。再煎时，用三大碗水，煎成3碗，分温3次服，2剂药后，小便畅利而肿消。

[点评] 本案有三个要点：第一，本案中一开始是用五苓散加味，五苓散也可以用来治水肿，不过它的病理是阳虚水郁，可以有表证，不过它的表证是太阳表证，而不是玉屏风散证的表虚不固证，这也是用用五苓散有效但是效果

不大的原因，这一点，陈慎吾老生已经讲过了；第二，本案中，患者面色黄白虚浮、舌淡体胖，这就是比较典型的表虚不固特征，所以这个医案改用防己黄芪汤就取得了比较好的效果；第三，本案中，因为患者肿势比较严重，所以刘渡舟老先生合用了《石室秘录》中的"分水丹"，增强了利湿消肿的效果。

案二：《古方新用》

景某，男，44岁，靖远县人，干部。1978年初诊。患者自感右半身冰凉沉重1年余，曾多方治疗无效而来诊治。经西医检查，未能作明确诊断。脉浮而疲缓。辨为湿邪而患。方用：防己15克，黄芪15克，白术12克，生姜6克，甘草（炙）8克，大枣2枚。水煎分2次服。3剂。二诊：服上方后自感冰凉沉重有所好转，但脉象同上。再用上方3剂。三诊：又服上方3剂后，患者自感半身冰凉大减，脉浮而转和缓。继服3剂。四诊：服药后患者自感右半身转温，沉重感亦消失，脉已平和，再服上方3剂，以巩固疗效。体会：本例患者亦属湿邪为患。由于湿为阴邪，湿性重浊，阻塞气机，以致阳气不能温煦肌肤，而发为右半身冰凉沉重之证，所以仍用益气健脾利湿的本方治疗而获效。

[点评] 本案一开始看起来似乎跟水肿没有什么关系，事实上，本案中患者出现的身体"冰凉沉重"就是"身重"，这是水湿积聚所引起的身体感觉。理解了这一点，再加上患者有表虚不固的脉象以及症状，就可以确定为防己黄芪汤证了。防己黄芪汤也可以用于特异性多汗及狐臭的治疗，它的前提也是要有防己黄芪汤证的病理要求，就是表虚和水湿不行。

四、防己茯苓汤证

（一）防己茯苓汤证的病理与症状

防己茯苓汤证的病理为表虚水郁严重。

【条文】

皮水为病，四肢肿，水气在皮肤中，四肢聂聂动者，防己茯苓汤主之。

【解读】

条文直接说，防己茯苓汤就是治皮水的。

什么是"**皮水**"呢？

条文说："**四肢肿，水气在皮肤中，四肢聂聂动者。**"

就是说水气郁于四肢，患者出现了"**四肢肿**"的症状，因为肌表水液积聚，皮肤下就会出现微微地颤动，所以说"**水气在皮肤中，四肢聂聂动**"。

这里面，"**聂聂动**"是形容水液在皮下颤动的状态。《韵会小补》说："聂，动貌。"就是说，"聂"是指颤动的状态。《素问·平人气象论》说："厌厌聂聂，如落榆荚。"《难经·十五难》说："厌厌聂聂，如循榆叶。"

这些关于"聂"字的描述都直接指明："**聂聂动**"就是微微颤动的意思，就像风前的树叶一样，聂聂动摇。

所以"**聂**"字的意思和"**筋惕肉瞤**"的"**惕**"和"**瞤**"字有点相似，都有颤动、跳动的意思。

理解了"**聂聂动**"的意思，皮水的特征就掌握了。

既然有"**皮水**"，自然也就有"**里水**"，这两者的区别又是什么呢？

个人认为，皮水和里水是相对应的，是表里关系。就是说，"风水"和"皮水""黄汗"在肌表，从广义上可以称为"皮水"或"表水"；而"正水""石水""心水""肺水""肝水""脾水""肾水"是在体内的，就应该称为"里水"。它们之间体现的是一种表里的关系，因此治疗方法的也不同。病属于"表水"，以解表、实表兼利小便为主，如越婢汤类方和防己黄芪汤类方，还有黄芪桂枝芍药苦酒汤类方；"里水"则以利小便为主，如葵子茯苓散、牡蛎泽泻散，还有前面讲过的五苓散等。

理解了"皮水"的概念，治法也就明确了，表实的用越婢汤类方或麻黄甘草汤，表虚的用防己黄芪汤类方。属于表虚水肿的，水肿较轻者用防己黄芪汤，水肿较重者就用防己茯苓汤。事实上，上面讲解的防己黄芪汤证的医案中，刘老用防己黄芪汤合分水丹法，用的也是防己茯苓汤法，这两者是相通的。

（二）防己茯苓汤的药理和运用

防己茯苓汤的组成：

防己 15 克，黄芪 15 克，桂枝 15 克，茯苓 30 克，甘草 10 克。

防己茯苓汤是由防己、黄芪、桂枝、茯苓、甘草 5 味药组成的，它与防己黄芪汤相比，其实就是减去白术，加上桂枝和茯苓而成。

（三）医案点评

案一：《谦斋医学讲稿》

皮水，男，28 岁。病浮肿 1 年，时轻时重，用过西药治疗，也用过中药治疗，健脾、温肾、发汗、利尿法等，效果不明显。当我会诊时，全身浮肿，腹大腰粗，小便短黄，脉象浮滑，舌质嫩红，苔薄白，没有脾肾阳虚的证候。进一步观察，腹大按之不坚、叩之不实，胸膈不闷，能食，食后不作胀，大便每日 1 次，很少矢气，说明水不在里面而在肌表。因此考虑《金匮要略》中所说的"风水"和"皮水"，这两个证候都是水在肌表的，但风水有外感风寒的症状，皮水则否。所以不采用麻黄加术汤或越婢加术汤发汗，而用防己茯苓汤行气利尿。诚然，皮水也可用发汗法，但久病已经发汗，不宜再伤卫气。处方：汉防己、生黄芪、带皮茯苓各 15 克，桂枝 6 克，炙甘草 3 克，生姜 2 片，红枣 2 枚。用黄芪协助防己，桂枝协助茯苓，甘草、生姜、大枣调和营卫，一同走表，通阳气以行水，使之仍从小便排出。服 2 剂后，小便渐增，即以原方加减，约半个月症状完全消失。

[点评] 本案辨证准确，推理严密，说理清楚，是难得的好案。

案二：《陈耀庚医案》

李某，男，6 岁。全身浮肿，先自足跗部开始，面目及身逐渐浮肿，腹皮膨胀如鼓，四肢水气聂聂动，色明亮，皮光薄，按之凹陷，阴囊肿大如柑，水液淋滴渗出，溲短气喘，脉象浮弱。病缘脾虚不能制水，肾关不利，复外感风寒，湿邪引动而急剧发作。治宜补虚托表，兼佐利水，使卫气行而潴留体表之水邪消退。仿《金匮》防己茯苓汤加味而治，日服 1 剂，7 日后体重由 24 千克减为 12 千克，水去殆半，痊愈出院。防己一钱，茯苓一钱，黄芪一钱，桂枝六分，炙甘草四分，陈皮六分，腹皮一钱。

[点评] 本案中，患者的腹皮膨胀如鼓，除了水湿肿满的原因外，还有一个原因是腹中胀气，所以方中加入了陈皮、大腹皮，用以行气消胀、行水消肿。

五、黄芪桂枝芍药苦酒汤证和桂枝加黄芪汤证

（一）黄芪桂枝芍药苦酒汤证和桂枝加黄芪汤证的病理和症状

黄芪桂枝芍药苦酒汤证和桂枝加黄芪汤证的病理是胃肠虚寒、表虚严重。

【条文】

1. 问曰：黄汗之为病，身体肿（重），发热汗出而渴，状如风水，汗沾衣，色正黄如柏汁，脉自沉，何从得之？

师曰：以汗出入水中浴，水从汗孔入得之，宜黄芪桂枝芍药苦酒汤主之。

2. 黄汗之病，两胫反冷，假令发热，此属历节。食已汗出，又身常暮盗汗出，此劳气也。若汗出已反发热者，久久其身必甲错，发热不止者，必生恶疮。若身重，汗出辄轻者，久久必身𥆙（𥆙即胸中痛）。又从腰以上必汗出，下无汗，腰髋弛痛，如有物在皮中状，剧者不能食，身疼痛，小便不利，烦躁。此为黄汗，桂枝加黄芪汤主之。

3. 诸病黄家，但利其小便，假令脉浮，当以汗解之，宜桂枝加黄芪汤主之。

【解读】

第 1 条明确指出了"黄汗"的特点，即"汗沾衣，色正黄如柏汁"，就是说，患者流出的汗会把衣服染黄，所以就把这种病称为"黄汗"。

关于"黄汗"的病因，条文里则说："以汗出入水中浴，水从汗孔入得之。"

就是说，得"黄汗"病，是因为患者在流汗的时候，用冷水洗澡，或跳进河中、池塘洗澡，皮肤骤然受冷，毛孔受刺激而失去控制，从而出现表虚不固的症状。

从这段描述可以得知，它的病因和桂枝汤证的外部病因基本一样，桂枝汤证的外部病因，最常见的就是汗出当风，从而出现表虚病证，而"黄汗"这里则是汗出入水，从而出现表虚症状，不管是汗出当风，还是汗出入水，都是汗出受冷，就是说，这两种外部病因是一样的。

外部病因一样，内部病因呢？

关于"黄汗"的条文不多，可能是历史传抄的原因，内容相对较乱，且更多的都是对症状的描述以及和其他病的比较，如与"风水""历节"的比较。能够反推其内部病因是胃肠虚寒的，只有下面两句话：

1. 不恶风者，小便通利，上焦有寒，其人多涎，此为黄汗。

2. 食已汗出。

前面讲过，桂枝汤证的病理内则胃肠虚寒，胃肠虚寒则三焦水液清冷，所以患者常"多唾"，这和第一句话中**其人多涎**是一样的。

胃肠虚寒、血运不畅，人体对吃进来的东西吸收不好，因此全身和皮肤各处就得不到足够的营养，其中，肌表得不到足够的营养就会出现皮肤毛孔松弛的现象。一个人如果肌表毛孔松弛，那么热食、热饮或稍稍运动就会出现大汗淋漓的现象，这就是"表虚"，一般"表虚"的人都是胃肠虚寒的人。大家在日常生活中可以自己观察一下，如果一个人吃点热饭、喝点热水，或是稍稍运动一下就全身是汗，一般都是胃肠虚寒的人。这就是"食已汗出"。

理解了这些内容，"黄汗"病就没有那么神秘了，它就是桂枝汤证而且表虚严重而已，之所以汗液变为黄色，是因为胃肠虚寒、三焦水道不运，导致胆汁难以消化，随汗而出，从而表现为"黄汗"。

"黄汗"和黄疸是不同的，黄疸是皮肤黄而汗不黄，而"黄汗"则是汗出而皮肤不黄。

"黄汗"的病理，就是胃肠虚寒、表虚严重，条文中所讲的"**以汗出入水中浴，水从汗孔入得之**"病因，其实也只是举例而已。表虚严重，不一定是"**汗出入水中浴**"得来的，就是说，"**汗出入水中浴**"只是举其中一个例子说明表虚的来路，与桂枝汤证经常碰到的"汗出当风"是一样的，都只是一个来路，不是全部的来路。

关于黄汗的病因，条文中说"以汗出入水中浴，水从汗孔入得之"。

"水从汗孔入"这种情况是不可能存在的，那为什么又有很多人因为"以汗出入水中浴"而得病呢？

对于这个问题，前面讲过，人在运动之后，体内会产生大量的热量，这时候，人体通过排汗的方式把身体多余的热量带走，从而保证体温在正常的范围之内。可是，当人体在出汗的时候，突然"入水中浴"，皮肤突然受冷水的刺激，毛孔关闭，人体三焦水运就会受阻，本来应该正常通过汗孔排出的水液就会留滞在肌腠之间。这就是内湿病和风湿病的来源。

苓桂术甘汤证、真武汤证，还有后面的桂枝附子汤证、桂枝附子去桂加白术汤证、甘草附子汤证等，这些内湿、风湿病，很多都是从"汗出入水中浴"得来的，也正是因为水湿积在肌腠之间，所以患者就有酸、麻、胀、痛的病理感觉，或游走不定，或固定不移，也才有"术、附并走皮中，逐水气"这种说法。

因此，对于"以汗出入水中浴，水从汗孔入得之"这句话，个人认为，应该改为"以汗出入水中浴，水不得从汗孔出得之"最为符合实际。

对于"黄汗"病，很多年前我碰到过一例。患者平素胃肠虚寒，体虚胖，多汗，汗出染衣成黄色，尤其是腋下部位最为严重，因为这个病的病理比较简单，治疗也比较简单，当时就是用桂枝汤重加黄芪治愈的。

第2条条文，这条条文乍一看比较乱，其实是因为注解窜入征文，所以，读起来比较费解。真正条文应该是：

黄汗之病，两胫反冷，（假令发热，此属历节。）食已汗出，（又身常暮盗汗出，此劳气也。）（若汗出已反发热者，久久其身必甲错，发热不止者，必生恶疮。）（若身重，汗出辄轻者，久久必身瞤，瞤即胸中痛。）又从腰以上必汗出，下无汗，腰髋弛痛，如有物在皮中状，剧者不能食，身疼痛，小便不利，烦躁。此为黄汗，桂枝加黄芪汤主之。

我们把括号里面的注解去掉，真正的条文就显示出来了：

黄汗之病，两胫反冷，食已汗出，又从腰以上必汗出，下无汗，腰髋弛痛，如有物在皮中状，剧者不能食，身疼痛，小便不利，烦躁。

此为黄汗，桂枝加黄芪汤主之。

这样一来，条文就非常容易理解了。

这里面，"**两胫反冷**"比较容易理解，因为胃肠虚寒会出现气血不畅，气血不畅就会出现四肢逆冷，"**食已汗出**"是胃肠虚寒、表虚不固引起的。"**又从腰以上必汗出，下无汗**"也是表虚不固的表现之一。一般情况而言，表虚不固的，多表现为身体上部汗出较多，下部反而比较少。"**腰髋弛痛，如有物在皮中状**"及"**身疼痛**"同样是因为胃肠虚寒、表虚不固引起的，胃肠虚寒，加上汗出过多，就会出现血与津液无法濡养经筋、神经而引起的腰胯弛痛、身疼痛的情况，这一点和桂枝汤证出现的身疼痛是一样的。"**剧者不能食**"也同样因胃肠虚寒引起，比较容易理解。至于"**小便不利**"和"**烦躁**"，则是或然症状，不一定出现，前面讲桂枝汤证的时候也有讲过。

《方机》说："黄汗，四肢弛痛，或身疼痛，烦躁，小便不利（烦躁，小便不利者，或然证也。身体疼痛为主证也），或盗汗出者，发热恶风而发黄色者，桂枝加黄芪汤主之。"

《方机》里面所讲，和上面讲的一致。

第3条条文说："诸病黄家，但利其小便，假令脉浮，当以汗解之，宜桂枝加黄芪汤主之。"

这里面的"**诸病黄家**"是指长期病黄疸的患者。前面讲过，黄疸是湿、热、瘀三者相因而成，它的治法是以清热利小便为主，所以，"**但利其小便**"这种说法也容易理解。

"**假令脉浮，当以汗解之，宜桂枝加黄芪汤主之**"这一句就难以理解了。因为桂枝加黄芪汤证的病理是胃肠虚寒兼表虚严重，和黄疸病湿、热、瘀三者相因的病理差得非常远。

对于这条条文，前辈医家们的注解基本都是随文衍义，很少进行深入探讨，而且在历代的医案中，也没有发现桂枝加黄芪汤治疗黄疸的医案，再加上黄汗病和黄疸病虽然都有个"黄"字，但是二者的病理迥然不同，所以，个人认为这条条文是传抄错误。

（二）黄芪桂枝芍药苦酒汤和桂枝加黄芪汤的药理与运用

黄芪桂枝芍药苦酒汤和桂枝加黄芪汤的组成：

黄芪桂枝芍药苦酒汤方：

黄芪 25 克，芍药 15 克，桂枝 15 克。

方后注：以苦酒一水七相和，服至六七日乃解。若心烦不止者，以苦酒阻故也。

桂枝加黄芪汤方：

桂枝 15 克，芍药 15 克，甘草 10 克，生姜 15 克，大枣 4 枚，黄芪 10 克。

方后注：服后啜热稀粥以助药力，温覆取微汗，若不汗，更服。

这两个方子的药物组成基本是一样的，差别只是在苦酒与生姜、大枣、甘草而已。

苦酒，也就是醋，它的功效是解毒敛疮、活血消肿；而生姜、大枣、甘草的功效是温胃肠、补津液。

这样一比较，黄芪桂枝芍药苦酒汤和桂枝加黄芪汤的区别就清楚了。

首先，这两个方证的基本病理是相同的，都是血运不畅、胃肠虚寒而且表虚严重，所以，两个方子中都用了桂枝、白芍和黄芪。

其次，黄芪桂枝芍药苦酒汤证的病理相对偏于血运不畅，所以方子中用了苦酒，用于活血运，这一点和瓜蒌薤白白酒汤中的白酒功用相似。而桂枝加黄芪汤证的病理则相对偏于胃肠虚寒，所以，方子中用了生姜、大枣、甘草。

个人的理解和运用：出现黄汗病，如果患者的胃肠相对正常，没有胃不舒服的症状，如反酸、消化不良、食欲不振的情况，而只是浮肿，就是血不利则为水，因此需要增加活血的药物，就用黄芪桂枝苦酒汤；如果患者有胃不舒服的症状，如反酸、消化不良、食欲不振的情况，而是没有浮肿，就要用桂枝加黄芪汤，因为患者有胃不舒服如反酸之类的症状，加入酸性的苦酒，效果会适得其反。

个人在运用瓜蒌薤白白酒汤加味治疗胸痹的时候，一般都是用白醋代替白酒，效果也相当不错。有一次，同样的胸痹，用了白醋之后，患者反映说胃不舒服，反酸，所以，我才反应过来，改用白酒之后，病就好了。在那之后，在需要用醋的时候，个人会比较注意患者平时是不是有胃不舒服或胃酸较多的情况，如果有的话，一般都不使用醋，而是会适当加入生姜和大枣。所以，对于黄芪桂枝芍药苦酒汤来说，如果患者胃酸较多而且属于血运不畅的话，醋也可以同样换成低度的高粱酒或是黄酒。

（三）医案点评

案一：《山东中医学院学报》（1980 年）

周某，女，48 岁，邹平县社员，1979 年 6 月初诊。去年深秋劳动结束后，在小河中洗澡，受凉后引起全身发黄浮肿，为凹陷性，四肢无力，两小腿发凉怕冷，上身出汗，下身不出汗，汗发黄，内衣汗浸后呈淡黄色，腰部经常串痛，烦躁，下午低热，小便不利……脉沉紧，舌苔薄白。服芪桂芍苦酒汤（黄芪 30 克，桂枝 18 克，白芍 18 克，水两茶杯，米醋半茶杯，头煎煮取一杯，二煎时加水 2 杯，煮取 1 杯，头煎液与二煎液合在一起，分为两份，早晚各一份），共服 6 剂，全身浮肿消退，皮肤颜色恢复正常，纳增。

[点评] 本案中，患者受凉后引起全身发黄浮肿，为凹陷性，四肢无力，两小腿发凉怕冷，上身出汗，下身不出汗，汗发黄，内衣汗浸后呈淡黄色，腰部经常串痛，烦躁，下午低热，小便不利。这和第 2 条条文的内容基本是一致，但是，医生不用桂枝加黄芪汤，而是用黄芪桂枝白芍苦酒汤，就是因为患者有浮肿，而没有胃不舒服的情况。

案二：胡希恕先生医案（《北京中医》）

韩某，女性，41 岁，哈尔滨人，以肝硬化来门诊求治。其爱人是西医医生，检查详尽，诊断肝硬化已确信无疑。其人面色黧黑，胸胁串痛，肝脾肿大，腰胯痛重，行动困难，必有人扶持，苔白腻，脉沉细。黄疸指数、胆红素皆无异常，皮肤、巩膜无黄染。曾经多年服中西药不效，特来京求治。初因未注意黄汗，数与疏肝和血药不效。后见其衣领黄染，细问乃知其患病以来即不断汗出恶风，内衣每日更换，每日黄染。遂以调和营卫、益气固表以止汗祛黄为法，与桂枝加黄芪汤治之。桂枝 10 克，白芍 10 克，炙甘草 6 克，生姜 10 克，大枣 4 枚，生黄芪 10 克。嘱其温服之，并饮热稀粥，覆被取微汗。上药服 3 剂，汗出身痛减，服 6 剂汗止，能自己行走，继以证治肝病乃逐渐恢复健康，返回原籍。2 年后特来告知已如常人。

[点评] 本案中，患者既有典型的桂枝汤证，又有黄汗病的典型症状，就是汗黄、腰胯痛重，而没有明显的浮肿症状，所以就用桂枝加黄芪汤治疗。

案三:《谦斋医学讲稿》

某某，男，67 岁。经常感冒，往往一二月持续不断，症状仅见鼻塞咳嗽，头面多汗，稍感疲劳。曾服玉屏风散，半个月来亦无效。我用桂枝汤加黄芪，服后自觉体力增强，感冒随之减少。此证同样用黄芪而收效不同，理由很简单。桂枝汤调合营卫，加强黄芪固表作用，是加强正气以御邪恶，玉屏风散治虚人受邪，邪恋不解，目的在于益气祛邪。一般认为黄芪和防风相畏相使，黄芪得防风，不虑其固邪，防风得黄芪，不虑其散表，实际上是散中寓补、补中寓疏，不等于扶正固表。正因为如此，如果本无表邪，常服防风疏散，反而给外邪侵袭的机会。

[点评] 本案中，秦老先生讲出了玉屏风散证与桂枝加黄芪汤证的区别。

桂枝加黄芪汤在临床的运用上，更多是用于胃肠虚寒、表虚不固的疾病，用于黄汗反而是比较少的，这主要是黄汗病相对来说比较少见。就个人而言，近 20 年来，只碰到过一例黄汗病，而胃肠虚寒、表虚不固导致的表虚感冒，已经不知道碰到过多少例了。

六、葵子茯苓散证

（一）葵子茯苓散证的病理与症状

葵子茯苓散证的病理是水运不畅，郁而成肿。

【条文】

妊娠有水气，身重，小便不利，洒淅恶寒，起即头眩，葵子茯苓散主之。

【解读】

条文的前提条件是"妊娠"，关于这一个前提条件，前面讲过不少了，如讲桂枝汤证、当归贝母苦参丸证、干姜人参半夏丸证的时候都讲过。它代表的是一种体质，相当于一种血虚津伤的病理状态。

血不利则为水，水道淤积则可见全身水肿，所以称为"有水气"，至于其他的症状如"身重""小便不利""起即头眩"，都是水饮积聚的外在表现；至于"洒淅恶寒"，就是血虚的表现，是血虚不足，无法营养肌表的表现。

这种水肿就是比较典型的里水，里水的治法是利小便，所以，方后注就有"小便利则愈"的说法。

前面讲五苓散的时候也讲过，这两个方子是可以合用的。

（二）葵子茯苓散的药理与运用

葵子茯苓散的组成：

葵子 250 克，茯苓 50 克。

方后注：杵为散，饮服 6～9 克。日三服，小便利则愈。

葵子茯苓散只有两味药，就是葵子和茯苓。

葵子的药理

葵子，就是冬葵子，味甘，性寒，归膀胱、小肠、大肠经，功效是利水通淋、滑肠通便、凉血解毒、清热排脓、通乳消胀，主治小便不通、大便不通、泌尿感染、泌尿系结石、产后乳汁不下、乳房肿痛等。

《本草纲目》说："通大便，消水气，滑胎，治痢。"

《药性论》说："治五淋，主脓肿，下乳汁。"

《本草衍义》说："患痈疖毒热内攻，未出脓者，水吞三五枚，遂作窍，脓出。"

《医学衷中参西录》说："卫足花即葵花，其子即冬葵子。缘此花若春日早种，当年即可结子。而用以催生，则季夏种之，经冬至明年结子者尤效，故名曰冬葵子。今药坊所鬻者，皆以丈菊子为冬葵子，殊属差误。盖古之所谓葵，与俗所谓向日葵者原非一种。古所谓葵即卫足花，俗呼为守足花者是也。因此花先生从叶，自叶中心出茎，茎之下边尽被从叶卫护，故曰卫足。茎高近一丈，花多红色，与木槿相似，叶大如木芙蓉。此为宿根植物，季夏下种，至次年孟夏始开花，结实大如钱，作扁形，其中子如榆荚，为其经冬依然发生，故其结之子名为冬葵子。须于鲜嫩之时采取，则多含蛋白质，故能有益于人。

《圣惠方》谓采其子阴干，是当鲜嫩之时采而阴干之也。若过老则在科上自干，而无事阴干矣。又有一种，二、三月下种，至六月开花，其下无丛生之叶，不能卫足，而其茎、叶、花皆与葵无异，其治疗之功效亦大致相同，即药品中之蜀葵。《本草纲目》谓花之白者治疟，是卫足葵与蜀葵皆治疟也。至于俗所谓向日葵者，各种本草皆未载，唯《群芳谱》载之，本名丈菊，一名西番葵，一名迎阳葵，且谓其性能堕胎。然用其堕胎之力以催生，则诚有效验，是以大顺汤用其花瓣作引也。向日葵茎长丈许，干粗如竹，叶大如笱，花大如盘盂，单瓣黄色，其花心成窠如蜂房。迨中心结子成熟，而周遭花瓣不凋枯。其子人恒炒食之，知其无毒，且知其性滑，曾单用以治淋甚效。后与鸦胆子同用（鸦胆子去皮四十粒，用丈菊子一两炒捣，煎汤送下）治花柳毒淋，亦甚效，然不知其能治疟也。近阅《绍兴医药学报》载卢某某述葵能医疟一节，则丈菊诚可列于药品矣。丈菊花英，催生之力实胜于子，曾见有单用丈菊花英催生，服之即效者，惜人多不知耳。至于用卫足子催生，当分老嫩两种。鲜嫩卫足子，须用数两捣烂煮汁服，若用老者，当用两许微火炒裂其甲，煎汤饮之。"

明白了葵子的药理，那么，葵子茯苓散的药理也就清楚了。

本方用茯苓健脾利湿行水运、冬葵子利尿通淋行水运，二者合用，水运畅通，小便自出，小便利则诸症皆愈。

关于本方的运用，历代的记载基本也是用于妊娠水肿。

《类聚方广义》说："妇人妊娠，每有水肿而坠胎者，若难用他逐水剂者，宜此方煎服。喘咳者，合甘草麻黄汤良。"

近代名医陈伯涛先生常以此方合五苓散、六一散、黄柏、知母，用以治产后尿潴留。

（三）医案点评

案：《疑难病证中医治验》

彭某，男，26 岁，湖南某大学学生。初诊：1964 年 8 月 12 日。左腰剧痛已 2 年余，经某医院 X 线摄片确诊为"左肾结石"，建议手术，患者不同意而转诊。诉左腰胀闷，阵发绞痛，牵引少腹，小便频数，灼热短黄，形体消瘦，口干口苦，大便稍溏。舌质红苔白腻，脉弦滑。证属湿热瘀滞，久蕴成石，寄居于肾而成。治宜清利湿热，消瘀排石，拟葵子茯苓散加味。处方：冬葵子 12 克，茯苓 12 克，滑石 15 克（包），当归尾 10 克，车前子 10 克（包），木通 10 克，赤芍 10 克，海金沙 15 克，生蒲黄 10 克，栀仁 10 克（包），硝石 3 克（兑服），甘草梢 3 克，4 剂。患者于 3 个月后手持一纸包，高兴告之：当初服药 4 剂，病无进退，因学习紧张，自将原方又购服 12 剂，忽觉左腰背连少腹剧痛难忍，临厕小便，茎痛如割，数分钟后，尿道排出 2 颗石子，疼痛骤失，溲便如常。翻开纸包，果见其石，大如黄豆。

[点评] 本案是利用葵子茯苓散的利尿通淋功效，以达到排出结石的目的。

七、牡蛎泽泻散证

（一）牡蛎泽泻散证的病理与症状

牡蛎泽泻散证的病理是水运不畅，郁而成肿，是葵子茯苓散证的进一步发展。

【条文】

大病差后，从腰以下有水气，牡蛎泽泻散主之。

【解读】

条文中的前提条件是"大病差后"。

患者大病初愈，他的体气，也就是体质条件，自然就是血虚津伤，而且，这种血虚津伤的程度要比葵子茯苓散证的前提条件"妊娠"要严重得多，所以，两者虽然都是水肿，可是，牡蛎泽泻散证要比葵子茯苓散证严重。

而"从腰以下有水气"则是说患者以腰以下水肿最为严重，但也并不是说，本方就是专为腰以下水肿而设的。

《方函口诀》说："此方虽治腰以下为水气，用于腰以上水气，亦效。其病在虚实之间，若实者，可加大黄，此刘教谕莅庭（即丹波元简）之经验也。"

《方函口诀》里面的话，最为重要的一句就是"其病在虚实之间"，患者是在"大病差后"得的水肿，体质"虚"是肯定的。但是，病证却是"实"证，是实肿，不是虚肿，如果患者是虚肿，那就要用参芪苓术附之类的药物，而不是用本方。

（二）牡蛎泽泻散的药理与运用

牡蛎泽泻散的组成：

牡蛎（熬），泽泻，蜀漆（暖水洗，去腥），葶苈子（熬），栝楼根，商陆根（熬），海藻（洗，去咸）。

方后注：上七味各等份，异筛为散，更于臼中治之，白饮和，服 6～9克，小便利，止后服。

牡蛎泽泻散是由牡蛎、泽泻、蜀漆、葶苈子、天花粉、商陆、海藻 7 味药组成的。

1. 商陆的药理

商陆，味苦，性寒，有毒，归肺、脾、肾、大肠经，功效是逐水消肿、通利二便、解毒散结，主治水肿胀满、二便不通，外治是痈肿疮毒。现代药理研究表明，商陆有利尿、祛痰、镇咳、平喘、抗菌及抗病毒作用。

商陆有毒，如果服用不当会引起中毒，一般药后 20 分钟至 3 小时发病，有轻度至中度体温升高，心跳加速，呼吸频数，恶心呕吐，腹痛腹泻，继则眩晕头痛，言语不清，胡说躁动，站立不稳，抽搐，神志恍惚，甚至昏迷，瞳孔放大，大小便失禁。大剂量者可因中枢神经麻痹，呼吸运动障碍，血压下降，心肌麻痹而死亡。孕妇服用则有流产危险。民间解救方法是用生甘草、生绿豆各 1～2 两，捣烂，开水泡服或煎水服用。

2. 海藻的药理

海藻，味苦、咸，性寒，无毒，归肺、脾、胃、肝、肾经，功效是软坚消痰、利水消肿，主治瘰疬、瘿瘤、积聚、水肿、脚气、睾丸肿痛等。现代药理研究表明，海藻能影响甲状腺功能，有缩肝脾、抗菌、降血压、抗血凝、降血脂、减轻动脉硬化、增强免疫功能，以及抗肿瘤、抗感染等作用。

陆渊雷先生说："商陆根治水肿，最为峻快，服之二便畅行，肿亦随消，铃医常以取一时之效。海藻，今人用以治瘰疬，而《本经》亦有下十二水肿之文，盖催促淋巴还流之药也。泽泻、葶苈诸味，皆逐在里之水，本方表里俱治，故为水肿快药。元坚云：此方栝楼根，盖取之淡渗，不取其生津。《金匮》栝楼瞿麦丸，可以相证，而《本草》则曰止小便利，未审何谓（案：盖言治消渴糖尿病也）。"

《经方临证指南》说："本方药力峻猛，若非邪气盛实者，应当慎用。张仲景在方后注'小便利，止后服'，说明此方不宜久服。"

《医宗金鉴》说："此方施之于形气实者，其肿可随愈也。若病后土虚不能制水，肾虚不能行水，则又当别论，慎不可服也。"

（三）医案点评

案一：《范文甫专辑》

王某，头面先肿，次及遍身，舌淡，脉滑。桑白皮 12 克，生牡蛎 24 克，蜀漆 9 克，海藻 9 克，泽泻 9 克，栝楼根 9 克，姜半夏 9 克。按：此案所用《伤寒论》牡蛎泽泻散加减，方中以桑白皮易商陆，半夏易葶苈子，药性平稳，而其效则相仿。

[点评] 商陆有毒，所以范老先生用桑白皮代替，葶苈子泻水之力强，所以换成半夏，药性平稳，而其效则相仿，确实是可师可法。

案二：《经方临证指南》

赵某，男，55 岁。患者周身肿胀，尤以腰以下为甚，小便短少不利，延绵半年，屡治不效。病初时，因咳嗽而后出现肿胀，目睑肿如卧蚕，面色黧黑而亮，腹胀大，下肢肿，按之凹陷成坑，大便干。舌苔黄白相杂而腻，脉弦滑。此证肺先受邪，治节无权而三焦不利，水道不得畅通，有度而肿胀。若按"开鬼门""洁净府"之法治疗，宜上以疏通水道而病沼早愈。但前医犯"实实"之戒，反用温补脾肾之法，使邪气胶固。当今之法，仍须宣肺利气，行水消肿，使三焦畅通，小便得利则可。牡蛎 12 克，泽泻 12 克，天花粉 10 克，海藻 10 克，苦杏仁 10 克，白蔻仁 10 克，薏苡仁 12 克，厚朴 10 克，滑石 12 克，海金沙 10 克。服药 1 剂后，患者意欲大便，但所下不多，却突然遍身漐然汗出，顿觉周身轻松，如释重负。第二日，肿胀开始消减，服 3 剂药后，其病霍然而愈。

[点评] 本案中，刘老在使用牡蛎泽泻散时，也是减去商陆、蜀漆和葶苈子，加苦杏仁、白蔻仁、薏苡仁以开肺行水，加滑石、海金沙以利尿通淋，加厚朴以燥湿除满。诸药合用，三焦通畅，小便畅行而汗出，自然肿胀消失。

第四十五讲 风湿

上一讲是水肿的证治，本讲重点讲风湿。

一、风湿的病理与症状

风湿的病理是外有表证，内有湿阻。

【条文】

1.湿家之为病，一身尽疼，发热，身色如熏黄也。湿家，其人但头汗出，背强，欲得被覆向火。若下之早则哕，或胸满，小便不利，舌上如胎者，以丹田有热，胸上有寒，渴欲得饮而不能饮，则口燥烦也。

2.湿家下之，额上汗出，微喘，小便利者死，若下利不止者，亦死。

3.太阳病，关节疼痛而烦，脉沉而细者，此为湿痹，湿痹之候，小便不利，大便反快，但当利其小便。

4.风湿相搏，一身尽疼痛，法当汗出而解，值天阴雨不止，医云此可发汗，汗之病不愈者，何也？盖发其汗，汗大出者，但风气去，湿气在，是故不愈也。若治风湿者发其汗，但微微似欲出汗者，风湿俱去也。

5.病者一身尽疼，发热，日晡所剧者，名风湿。此病伤于汗出当风，或久伤取冷所致也。可与麻黄杏仁薏苡甘草汤。

6.寸口脉沉而弱，沉即主骨，弱即主筋，沉即为肾，弱即为肝，汗出入水中，如水伤心，历节黄汗出，故曰历节。

7.趺阳脉浮而滑，滑则谷气实，浮则汗自出。

8.少阴脉浮而弱，弱则血不足，浮则为风，风血相搏，即疼痛如掣。

9.盛人脉涩小，短气，自汗出，历节疼，不可屈伸，此皆饮酒汗出当风所致。

10.味酸则伤筋，筋伤则缓，名曰泄，咸则伤骨，骨伤则痿，名曰枯，枯泄相搏，名断泄，荣气不通，卫不独行，荣卫俱微，三焦无所御，四属断绝，身体羸瘦，独足肿大，黄汗出，胫冷，假令发热，便为历节也。

【解读】

这10条条文可以分为两部分：第一部分是第1～5条，讲的是风湿骨痛；第二部分是第6～10条，讲的是历节痛风。

1.第一部分

这里面，第1、2条重点强调了"湿家不可下"的治疗原则。

"湿家"就是长期体内湿阻的人，对于这些人，治疗的原则就是利小便。

"湿家"是一种特有的体质，它是在生活中慢慢形成的，这种人的体质特点就是舌胖大有齿痕而且比较肥胖，小便相对短小，大便经常泄泻或是不成形，就是第3条说的"小便不利，大便反快"。当有"湿家"体质的人受到风寒的侵袭之后，就有可能出现本篇重点要讲的风湿病。

对于风湿的形成，根据前面讲过的内因和外因的说法，"湿家"这种体质就是内因，而风寒的外袭就是外因。

理解了这一点，就会明白为什么要把"湿家"的条文放在这里讲。不少注解的书可能是因为条文比较混乱，又没有从总体方面进行推理，只是对每条条文分开单独讲解，随文衍义，所以常常让人不明其所以然。

第3条和第4条，这里面，第3条讲的是症状，第4条讲的是治疗原则。

第3条的"太阳病""脉沉而细者，此为湿痹"和第4条的"风湿相搏"直接点明风湿的病理，就是外有表证，内有湿阻。

上面讲了，内湿这种体质是长期形成的，所以称为"湿家"。就是说，所谓的风湿就是"湿家"受风寒侵袭所引起的。这样一来，体气、证候，内因、外因就全都清楚了。

至于第3条的"**脉沉而细**"和"**小便不利，大便反快**"，就是典型的"湿家"特征。

而第3条的"**关节疼痛而烦**"以及第4条的"**一身尽疼痛**"，就是比较典型的太阳病症状，在前面讲麻黄汤证和桂枝汤证时讲过不少了，这是血与津液无法濡养经筋、神经的表现。

理解了这一点，风湿的治疗方法也就清楚了，简单点说：外有表病，自然就是解表，解表的方法。太阳病篇讲清楚了；内有湿阻，自然就是利小便，利小便的方法前面也讲了很多。

第5条讲的是风湿化热的情况，患者内有湿阻、外有表实证，但是因为已有化热入里的迹象，所以出现了"**发热，日晡所剧者**"的症状，这是风湿发热的一个特点。

2. 第二部分

在讲第二部分的条文之前，要先讲一下什么是历节痛风？

条文的"**历节**"，其实就是历节痛风，这里面，"**历**"是转历的意思，就是辗转经过的意思。元代诗人范椁有一句诗说："承恩千里出江乡，转历三关道路长。"其中的"转历"就是这个意思，"**节**"就是关节的意思，"**痛**"是肿痛的意思，"**风**"则是关节痛游走不定的意思。

所以，"**历节痛风**"的意思就是全身各个关节都肿痛、游走不定，也就是现代所说的急性关节风湿病，在古代，对于关节炎的种种表现，则通称为"痛风"或是"痹证"。

《诸病源候论·历节风候》说："历节风之状，短气，自汗出，历节痛不可忍，屈伸不得，是也。"

这里的"**历节**"就是"历节痛风"和"历节痛""历节风"的简称。

因此，"**历节痛风**"并不是一些注家所认为的，"历节"和"痛风"是分开的，是两种不同的病，至于有的医家把这里的"痛风"和现代西医学的"痛风"混在一起，那就更是错误的。

从第二部分的5条条文中，可以知道两点：

（1）历节的病理

历节的病理就是条文中所说的"血不足""风血相搏""荣气不通，卫不独行，荣卫俱微，三焦无所御"。

前面讲过，"荣气"指的是血运，"卫气"指的是水运，所以，历节的病理原因就是血虚津滞。血与水不能正常运行，血与津无法濡养经筋、神经，所以"疼痛如掣""不可屈伸"；血与水运不行，身体各处得不到足够的营养，所以"身体羸瘦"；胃肠虚寒、表虚不固，所以出现了"黄汗""胫冷"的症状；三焦无所御，水湿留滞关节，所以"独足肿大"，关节各处血瘀水滞，积而发热，更准确地说，应该是关节痛处有灼热感。

（2）历节的症状

历节的症状就是"疼痛如掣""短气，自汗出，历节疼，不可屈伸""身体羸瘦，独足肿大，黄汗出""胫冷"。

这里面，"黄汗出，胫冷，假令发热，便为历节也"即"黄汗之病，两胫反冷，假令发热，此属历节"，就是说历节病的症状是黄汗出、胫冷和全身发热。这是因为历节的病理与黄汗的病理相近，都有胃肠虚寒的病理，所以，患者有可能出现"黄汗""胫冷"的症状。

湿积久则化热，患者就有可能出现"发热"的症状，也就是说，历节痛风病也是黄汗病的进一步发展。因为历节病也是风湿病，所以它的发热和风湿病的发热一样，是日晡时发热，就是条文说的"病者一身尽疼，发热，日晡所剧者，名风湿"。

日晡时发热这个症状，是从麻杏苡甘汤证开始的，即开始化热入里，从这一点也可以证明，历节病是风湿病，是风湿骨痛的进一步发展。

风湿病，如果按病的表里内外来分，可以分为表病和里病。偏于表病的，以发汗为主、利小便为辅，表实的以麻黄汤为主，表虚的以桂枝汤为主；偏于里病的，以利小便为主，以发汗为辅。

如果按病的轻重来分的话，可以分为风湿骨痛和历节痛风，这里面，风湿骨痛较轻，历节痛风较重。

所以，只要分清风湿病的表里寒湿以及病的轻重，并且正确地选用解表和利小便的方法与药物，"风湿病"篇的内容就基本掌握了。

二、麻黄加术汤证

（一）麻黄加术汤证的病理与症状

麻黄加术汤证的病理是内有湿阻，外则表实，且表病较重。

【条文】

湿家身烦疼，可与麻黄加术汤，发其汗为宜，慎不可以火攻之。

【解读】

这条条文比较简单，可能有缺省。

条文中的"**湿家**"，就明确指出体气是内有湿阻。而"**身烦疼**"则是太阳表病的症状，所以，这是比较典型的风湿病症状。

说条文可能有缺省，就是说条文中没有明确指出麻黄汤证，对于条文的其他症状，可以用"以药测证"的方法，来推测它的症状。

麻黄加术汤，是麻黄汤加上白术而成，以药测证，这种"风湿"就是风湿病偏于表而且是表实的。就是说，麻黄汤证表现更为严重，而内湿病反而不是很严重，所以，只是用白术一味药，这是其一；其二，麻黄汤有利小便、除水肿的功效。加上患者内有湿阻，那么，小便不利、大便溏泄、舌胖大有齿痕、苔白腻，这些症状自然就是存在的。

外有麻黄汤证，患者的发热、恶寒、身痛、呕逆等症状，即条文"**太阳病，或已发热，或未发热，必恶寒，体痛呕逆，脉阴阳俱紧者，名曰伤寒**"和"**太阳病，头痛发热，身疼，腰痛，骨节疼痛，恶风，无汗而喘者，麻黄汤主之**"中所提到的症状，则都有可能出现。

只要理解了麻黄加术汤证的病理，那么，对于麻黄汤变证又有内湿的，同样也能很好地运用。

比如说，麻黄汤证化热入里就成了麻杏石甘汤证，如果这时候患者又兼有内湿，自然也就是麻杏石甘加术汤证。

因为在生活中经常碰到麻杏石甘汤证，而且在我们南方这边，湿气较重，里湿的人也特别多，所以，这种病例也相对较多。

举一个例子，一个朋友的儿子和女儿，夏日去外面办事的时候，把汽车停外面，已经晒得很热，办完事出来又突然遇到下雨，所以，就冒雨钻进汽车里，一寒一热，湿热相蒸，兄妹俩回来后就都生病了。

哥哥头痛、喉痛、全身痛、发热、咳嗽有黄痰，舌质红有齿痕，这就是典型的麻杏石甘加术汤证，所以，就用麻杏石甘汤加上苍术9克，3剂药没喝完，病就好了。

而妹妹回家后先服用藿香正气丸，但是没有效果，出现了热寒往来、全身酸痛、口渴的麻桂轻剂证，所以我用了麻桂轻剂加上葛根20克，3剂后上述症状消失，出现轻微的痰多咳嗽症状，舌胖大白腻有齿痕，改用二陈汤加减，几剂后咳嗽也好了。

像这兄妹俩，内外因基本相同，但是因为个体的差异，出现的症状完全不一样，所以，临证时要从实际出发，灵活变通，切忌生搬硬套，这就要求我们要知其然更要知其所以然。

（二）麻黄加术汤的药理与运用

麻黄加术汤的组成：

麻黄 15 克，桂枝 10 克，炙甘草 5 克，苦杏仁 10 克，白术 20 克。

方后注：覆取微似汗。

麻黄加术汤就是麻黄汤加上白术而成。

简单点说，本方就是用麻黄汤活血运、通水运、发表取汗、逐水利湿以解表实，用白术健脾燥湿，利小便而实大便以祛内湿。

陈慎吾老先生说："本证身疼痛，应大发汗。白术在本方内，虽能促组织吸收，但并不妨麻桂之发汗。若苓、术合用则利小便，小便利则汗自少，则汗不彻，故该方不用茯苓也。"

陈老的这个说法，个人认为不是很有道理。

第一，单就麻黄汤来说，麻黄汤既有发汗的功效，又有利小便的功效。所以，患者服用麻黄汤之后，是汗出而且小便通畅的，"小便利则汗自少，则汗不彻，故该方不用茯苓也"，这种说法似乎不能成立。个人认为，这里不用茯苓，更多的是因为病的里湿不是很严重。

第二，因为患者外有表实证，如果怕影响发汗，白术完全可以换成苍术。

因为白术和苍术相比，白术偏于里，苍术偏于表，两者虽然都有健脾祛湿的功效。白术以益气健脾为主，主要用于脾虚湿困而偏于虚证，主要是补气、利尿、止汗、安胎；而苍术以苦温燥湿健脾为主，主要用于湿浊内阻而偏于实证，主要是发汗解表、祛风湿、明目。所以，个人认为，如果患者是寒湿较重而气不虚，在这里，选用苍术要比白术效果更好；当然，如果患者寒湿不严重而气虚，那就要选用白术了。

就个人的运用习惯而言，如果患者有表证，一般选用苍术，没有表证就选用白术，如果患者没有表证而气不虚，服用白术后出现腹胀的，就白术和陈皮合用。

方子的药理理解了，运用也就不成问题了。

《类聚广义方》说："（本方）治麻黄汤证，身浮肿小便不利者，随证加附子。妇人禀性虚，妊娠每因水肿堕胎者，其人若用越婢加术汤、木防己汤，发生堕胎者宜用此方。又合葵子茯苓饮亦佳。山行冒瘴雾（含有毒气之雾）或入窑穴中或入井户，或于曲室混堂（众用之浴室）等，诸湿气、闷热、郁闭之处，晕倒气绝者，可用大剂麻黄加术汤即苏醒。"

《类聚广义方》说的这些运用范围，它们的病理都是一样的，都是表实里湿。这里提到了"又合葵子茯苓饮亦佳"，从另一个侧面也证明发汗和利小便是可以同时进行的，就是说，陈慎吾老先生的话不一定是正确的。

（三）医案点评

案一：《重印全国名医验案类编》

黄君，年三十余。素因体肥多湿，现因受寒而发，医药杂投无效，改延余诊。其症手脚迟重，遍身酸痛，口中淡，不欲食，懒言语，终日危坐。诊脉右缓左紧，舌苔白腻，此《金匮》所谓湿家身烦疼，可与麻黄加术汤也。遵经方以表达之，使寒湿从微汗而解。处方：带节麻黄2.4克，桂枝2.1克，光杏仁4.5克，炙甘草1.5克，苍术3克。连投2剂，诸症悉平而愈。

[点评] 本案中，患者体肥多湿，就是里湿，受风寒而发，就是表病，所以就用麻黄加术汤解表除湿。

案二：《何任医案》

叶某，女，19岁，学生，1971年9月30日诊。郊游遇暴雨，未能躲避，冒雨行走半小时以上，衣衫湿透，昨夜身热形寒，无汗，周身酸痛，头重鼻塞，用麻黄加术汤加味以解寒湿。麻黄6克，桂枝9克，杏仁9克，生甘草6克，薏苡仁9克，白术12克，带皮生姜3片。服药1剂而寒热除，鼻塞通，3剂痊愈。

[点评] 本案如果单从症状描述来说，就是麻黄汤证，而何老又加了薏苡仁和白术，就说明患者应该有里湿的症状，并不是说患者冒雨前行就会出现寒湿的症状，冒雨前行所导致的只是表病。

三、麻黄杏仁薏苡甘草汤证

（一）麻黄杏仁薏苡甘草汤证的病理与症状

麻黄杏仁薏苡甘草汤证的病理是内有湿阻，外则表实，且里湿较重。

【条文】

病者一身尽疼，发热，日晡所剧者，名风湿。此病伤于汗出当风，或久伤取冷所致也。可与麻黄杏仁薏苡甘草汤。

【解读】

这条条文也可能有缺省。

因为，"病者一身尽疼，发热"这是比较典型的麻黄汤证；而"发热，日晡所剧者"，这又是比较典型的胃热症状。如果单从症状来说，这就是麻黄汤证化热入里的表现，似乎跟"风湿"扯不上边，但是条文却直接说"名曰风湿"，所以，条文应该有缺省。

个人认为，条文应该有"湿家"这个前提条件，就是说，条文应该是：

湿家，病者一身尽疼，发热，日晡所剧者，名风湿。此病伤于汗出当风，或久伤取冷所致也。可与麻黄杏仁薏苡甘草汤。

这样一来，整条条文的意思就清楚了。

而条文中的"此病伤于汗出当风，或久伤取冷所致也"这一句，个人怀疑是后世医家在注解时窜入所致，并不是真正的原文，因为这一句话不论是语气还是遣词造句，都和《伤寒杂病论》中的条文不相类。

所以，个人认为，条文的真正面目应该如下：

湿家，病者一身尽疼，发热，日晡所剧者，名风湿。可与麻黄杏仁薏苡甘草汤。

这样一来，整条条文的文义就清楚了，患者内有湿阻、外有表实证，但是因为已有化热入里的迹象，所以，再用桂枝就不合适了，于是就选用性寒利尿缓挛急止痹痛的薏苡仁，这也是情理之中的事。

可见，麻黄杏仁薏苡甘草汤证的病理和症状和麻黄加术汤证是基本一样的，只是麻黄杏仁薏苡甘草汤证的病理偏里，而且有化热的迹象。就是说，麻杏苡甘汤证的病理是外有表证，内有湿热。如果患者外有表病，如感冒、过敏性鼻炎、皮肤病等，内有风湿痹痛，如全身各处拘挛酸痛，特别是腰、膝、髋、腘窝等处酸痛难忍且不断变换位置，就可以考虑麻杏苡甘汤证了。如果患者外有恶寒、内有湿热，再加上上面的症状，就肯定是麻杏苡甘汤证了。因此，临床上，麻杏苡甘汤常用于治疗风湿性感冒、鼻炎、皮肤病（如风疹、湿疹、扁平疣）等。

（二）麻黄杏仁薏苡甘草汤的药理和运用

麻黄杏仁薏苡甘草汤的组成：

麻黄 8 克，苦杏仁 4 克，薏苡仁 8 克，炙甘草 15 克。

方后注：剉如麻豆大，每服 6 克，水盏半，煮八分，去滓温服，有微汗，避风。

麻黄杏仁薏苡甘草汤就是麻黄加术汤减去桂枝、白术，加上薏苡仁而成。

减去桂枝的原因上面讲了，那为什么要减去白术呢？

个人认为，这个方子之所以没有白术，主要是薏苡仁也具备利小便、除风湿痹痛的功效，加上白术，从精简方子的角度来说，就有点重复了。如果加上白术，增强健脾祛湿利小便的功效，也不能说是错的。

《类聚方广义》说："（本方）治风湿痛风，发热剧痛，而关节肿起者，随证加术附，奇效。"

在临床上，为了加强清热祛湿的效果，也可以适当加入黄柏、忍冬藤、木通、苍术、白术之类的药物；如果热象明显，也可以加入石膏，这就变成了麻杏石甘加术汤了。如果用于鼻炎、皮肤病的治疗，也可以根据症状加入相应的药物。如鼻痒、鼻塞加荆芥、辛夷、苍耳，皮肤病加地肤子、白鲜皮、蝉蜕，活血加四物汤、祛湿加二妙散等。

按照病情化热入里的顺序，上面提到的麻黄加术汤证、麻杏苡甘汤证、麻杏石甘汤证，其排列顺序是麻黄加术汤证→麻杏苡甘汤证→麻杏石甘加术汤证。这样一来，整个病理变化过程就清楚了。

（三）医案点评

案一:《治验回忆录》

农人汤某，40 岁。夙患风湿关节病，每届严冬辄发，今冬重伤风寒，复发尤剧。症见发热恶寒，无汗咳嗽，下肢沉重疼痛，腓肌不时抽掣，日晡增剧，卧床不能起，舌苔白厚而燥，《经》所谓"风寒湿杂至合而为痹"之证，但自病情观察，则以风湿之成分居多，且内郁既久，渐有化热趋向，而不应以严冬视为寒重也。法当解表宣肺，清热利湿，舒筋活络，以遏止转化之势。窃思《金匮》之麻黄加术汤，原为寒湿表实证而设，意在辛燥发散，颇与本证风湿而兼热者不合，又不若用麻黄杏仁薏苡甘草汤为对证，再加苍术、黄柏、忍冬藤、木通以清热燥湿疏络比较适合，且效力大而全矣。上方服 3 剂，汗出热清痛减，再于原方减去麻黄，加牛膝、丹参、络石藤之属，并加重剂量，专力祛湿通络。日服 2 剂，3 日痛全止，能起床行动，食增神旺。继进行血益气药，1 个月遂得平复。

[点评] 本案中，患者原来就有风湿病，受风寒侵袭加重是很自然的事情。内郁既久，则有化热的倾向，因为尚未完全化热，就是说，处于中间的阶段，自然就用麻黄杏仁薏苡甘草汤了。

案二:《云南中医学院学报》(1978 年)

李某，男，36 岁，工人。1975 年因汗出风吹，以致汗郁皮下成湿，湿郁化热，今发热已 10 余日不解，每日下午热势增剧，全身痛重。伴有咽痛而红肿，咳嗽痰白而黏稠，无汗，自服辛凉解表药，更增恶寒，舌苔白腻，脉濡缓略浮，遂议为风湿性感冒。因风湿郁闭，湿阻气机，气机不畅而出现各症，劝其试服麻黄杏仁薏苡甘草汤。麻黄、杏仁各 10 克，薏苡仁 30 克，甘草 7 克，秦艽 10 克，白蔻 7 克。仅服 1 剂，果然热退身安，咽已不痛，咳嗽亦舒，劝其更服 2 剂，以巩固疗效。

[点评] 本案中，患者是典型的外有表证、内有风湿痹痛，常被称为风湿性感冒。案中方中加秦艽是因为它是治风湿的专药之一，加白蔻是合三仁汤的意思。如果患者湿热严重，出现舌苔黄腻，也可以加入滑石、黄芩，口苦可以加入柴胡。这个医案对我来说受益匪浅。以前曾经碰到过一个病例，也是风湿痹痛，症状比较奇特，就是先感冒喉痛，然后髋关节疼痛，甚至全身疼痛。每次发作都是这样，很多医生都治不好，疼痛严重时一定要吃西药止痛药才能抑制。受这个医案的启发，我运用医案中方子，让患者连续服用 12 剂而治愈，其辨证依据就是外有表证、内有风湿痹痛。

案三：《金匮要略译释》

陈左，发热恶寒，一身尽烦痛，脉浮紧者，此为风湿，麻黄加术汤主之。生麻黄三钱，川桂枝二钱，光杏仁二钱，炙甘草一钱，生白术三钱。服前汤已，诸恙均瘥。唯日晡当剧，当小其制。生麻黄一钱，杏仁泥二钱，生苡米二钱，炙甘草一钱。

[点评] 本案印证了上面所讲的麻黄加术汤证化热入里变化趋向。

案四：《汉方治疗百话摘编》

7 岁女患儿，就诊于 1974 年 7 月下旬。3 个月前，面部长出无数个小扁平疣，状如小米。前额、手脚亦相继泛发，其饮食尚可，大便如常。口渴喜饮，昼间小便短少，夜里却常遗尿。遂投给麻杏薏甘汤剂 1.0 克，再加薏苡仁散 0.3 克，日服 2 次，连服 1 个月，遂使无数之扁平疣全部消退，干净如拭。治疗达 2 个月时，不仅扁平疣完全消失，而且夜尿症也彻底治愈。

《金匮要略》一书所载的麻杏薏甘汤，可治疗因风湿相搏而发于肌表的各类皮肤病症，其中似乎也当包括扁平疣。而薏苡仁则具有润燥软坚，改善肌肤甲错的功效。而本例采取麻杏薏甘汤一方而使扁平疣、夜尿症两病皆消，实属意外获效。

[点评] 本案中，方子的运用是药理研究的结果。这里面，麻黄、苦杏仁能通过兴奋、发汗、利尿的功效来治夜尿；薏苡仁则本来就有治扁平疣的功

效；而医案中患者口渴喜饮，也说明患者有里热的病理，在《汉方治疗百话摘编》中就有麻黄汤、葛根汤治夜尿，特别是小儿夜尿的记载，这种夜尿的特点是白天小便短小、夜间遗尿，并且认为这其中主要的功效来自麻黄。

四、桂枝附子汤证和桂枝附子去桂加白术汤证

（一）桂枝附子汤证和桂枝附子去桂加白术汤证的病理与症状

桂枝附子汤证的病理是表虚里湿而偏于表；桂枝附子去桂加白术汤证的病理是表虚里湿而偏于里。

【条文】

伤寒八九日，风湿相搏，身体疼烦，不能自转侧，不呕不渴，脉浮而涩者，桂枝附子汤主之。若大便坚，小便自利者，去桂加白术汤主之。

【解读】

1. 桂枝附子汤证的病理

条文中的"伤寒八九日"说的就是患者外有太阳表病；"不呕不渴"说的则是里无热，若里有热则患者必口渴；而"脉浮而涩"则是太阳病夹湿的脉象。

至于条文"若大便坚，小便自利者，去桂加白术汤主之"以及后面的补注"此本一方二法：以大便硬、小便自利，去桂也；以大便不硬、小便不利，当加桂"这些内容，就是说，桂枝附子汤的症状有大便溏泄、小便不利。这里面，大便溏泄是胃肠虚寒的表现，而小便不利则是内有湿阻的表现。

内则胃肠虚寒，外则表虚不固，这就是桂枝汤证的病理；而"身体疼烦，不能自转侧"则是典型的严重血运不畅，不能濡养经筋和神经的表现，是血运不畅，阳虚不足。所以，就要选用桂枝汤去芍药再加附子温阳救逆了，这种选方标准和上面表实选用麻黄汤的道理是一样的。

2. 桂枝附子去桂加白术汤证的病理

要想弄清楚桂枝附子去桂加白术汤证的病理，首先要弄清楚什么是"大便硬、小便自利"。

李克绍老先生说："本处之大便硬为大便正常，相对应的大便不硬为大便溏薄；本处之小便自利为小便正常，相对于小便不利为小便短涩。"

个人认为，李老先生的解释有点牵强，正确的解释应该是《伤寒来苏集》里面的讲解。

《伤寒来苏集》说："脾家虚，湿土失职不能制水，湿气留于皮肤，故大便反见燥化。"

这句话的意思就是说，患者并不是体内没有湿阻，而是因为脾不能运化，导致水气留在皮肤成为水湿，或者从小便排出，肠中的大便因为缺乏水分，反而变得燥硬了。这一点和五苓散证的"大便必硬"也就是水秘一样。

这种便秘是因为阳虚水郁、水道不畅，肠部得不到津液的供应所致。就是说，对于桂枝附子去桂加白术汤证的病理来说，它的重点在于患者是脾阳不运，导致水运不行，积于皮肤则为水湿，流出于外则为小便利，肠部反而津液不足就成了大便硬。它呈现的是一种内外都是水湿不行的情况，而对于这种情况来说，最佳的选择就是白术。

魏龙骧老先生说："脾不运化，脾亦不能为胃行其津液，终属治标。重任白术，运化脾阳，实为治本之图。"

白术和附子同用，能逐内外水湿，所以方后注说："**其人如冒状，勿怪，即是术、附并走皮中，逐水气，未得除故耳。**"这就是方子中要用白术的原因，就是说，这里用白术最重要的原因是患者有水湿不行的浮肿症状，而不是大便燥硬。如果患者浮肿、大便溏泻，还是要用白术的，不能给"大便必硬"印定耳目。

上一讲讲过，患者皮腠之间的水气，较大的可能性是来自"汗出入水中浴"，又讲过，白术走里，苍术走表，所以，这里的"术、附并走皮中，逐水气"中的"术"，个人认为用苍术更为合理。

就个人的经验来说，用苍术的效果要比白术好，对于那些胃寒虚寒而气不虚的人，用白术之后，患者反而会出现腹胀的情形；不仅如此，对于那些因为水气积在腠理之间而出现的酸、麻、胀、痛者，加上桂枝效果更好。

那方中为什么要减去桂枝呢？

个人认为，对于桂枝附子去桂加白术汤证的病理来说：第一，它的重点在于病理是脾阳不运导致水湿留积，并不是胃肠虚寒，不需要用桂枝来温胃肠；第二，用桂枝的目的之一是通阳利小便，这里患者小便正常，桂枝没有存在的意义；第三，方子中已经有了附子，所以，根据最简方子原则，桂枝就可以不用了。

但是，如果有胃肠虚寒或是小便不利的情况，加入桂枝也是可以的，这一点从五苓散和甘草附子汤的配方组合就可以知道，因为五苓散证、甘草附子汤证都是小便不利，所以，就都有桂枝。

另外，前面讲过，真武汤证是苓芍术甘汤证的进一步发展；而桂枝附子去桂加白术汤证，现在一般称之为近效术附汤证，它其实就是苓桂术甘汤证的进一步发展。

桂枝附子去桂加白术汤加上茯苓之后，与苓桂术甘汤的区别就是桂枝与附子的区别。前面讲过，附子是桂枝的进一步，所以，桂枝附子去桂加白术汤证就是苓桂术甘汤证的进一步发展，简单点说，桂枝附子去桂加白术汤其实也可以看成苓桂术甘汤加附子。所以，如果患者是苓桂术甘汤证，用了苓桂术甘汤之后，觉得药力不逮，就可以换成桂枝附子去桂加白术汤，也就是近效术附汤，而有时候这样一来，效果马上就出来了。

（二）桂枝附子汤和桂枝附子去桂加白术汤的药理和运用

桂枝附子汤和桂枝附子去桂加白术汤的组成：

桂枝附子汤方：

炮附子 15 克，桂枝 20 克，生姜 15 克，大枣 4 枚，炙甘草 10 克。

桂枝附子去桂加白术汤方：

炮附子 7 克，白术 10 克，生姜 5 克，大枣 2 枚，炙甘草 5 克。

方后注：日三服，一服觉身痹，半日许再服，三服都尽，其人如冒状，勿怪，即是术、附并走皮中，逐水气，未得除故耳。

此本一方二法：以大便硬、小便自利，去桂也；以大便不硬、小便不利，当加桂。附子三枚，恐多也。虚弱家及产妇，宜减服之。

（三）医案点评

案一:《张志民医案》

患者女性，34 岁。1978 年 10 月 26 日初诊。产后半个月，体胖面白，乳汁稀薄，哺乳婴儿亦胖而白嫩。大便烂，日行二三次，小便少，胃纳尚可，全身关节酸楚，肌肉触痛，时时汗出。吹南风时，关节及肌肉痛稍减；吹东北风及下雨时，则痛转重，辗转反侧而不能安卧。舌质淡，苔白润滑，脉浮弦而重按无力。患者向来健康，病得于产期用电风扇。脉证属典型之桂枝附子汤证。但粤人惯于饮凉茶而畏桂、附。方成而患者不拟服之，余再三劝说，始同意试服下方。桂枝 12 克，制附子 15 克，炙甘草 9 克，生姜 9 克，红枣 10 克。服 2 剂。二诊：第三日，患者丈夫来告，服药后关节及肌肉痛减大半，昨夜冷空气南下仍安卧甚舒。问余能停药否？余告以须服原方 5 剂，他欣然而去，未再来诊。

[点评] 本案中，患者表证的表现和桂枝汤证是一模一样的，而大便烂、小便少也是条文中提到的典型表现，方证相应，自然也就药到病除了。

案二:《古方新用》

王某，男，25 岁，通渭县城人，1955 年 5 月 6 日初诊。患者右下肢疼痛，不能着地，屈伸时疼痛加剧，由臀部沿下肢后外侧放射性疼痛，疼痛剧烈时患者哭啼难忍，与气候无关。舌淡红，苔薄白，脉浮弦。方用桂枝加附子汤。方药：桂枝 9 克，生姜 9 克，甘草（炙）6 克，附子 3 克，白芍 9 克，大枣 4 枚。开水煎分 2 次服。2 剂。二诊：服上方 2 剂后，疗效不明显，仍疼痛难忍。故改用桂枝附子汤。方药：桂枝 12 克，生姜 9 克，甘草（炙）6 克，附子 9 克，大枣 4 枚，开水煎分 2 次服。2 剂。三诊：患者服上药 2 剂后痛止，下肢活动自如。停药观察数日，再未复发。体会：本病为风湿相搏之病，先用桂枝加附子汤不效者，一为桂枝、附子药量不足，二是湿为阴邪，方中白芍属阴药，湿得阴药，故病不减。后用桂枝附子汤，去芍药之阴，又同时增大桂枝、附子药量，使风湿俱去，其病自愈。因前方在《伤寒论》中治"四肢微急，难以屈伸"的阴阳不足之证，故用之无效，而后方治"风湿相搏，骨节烦痛掣痛，近之则痛剧"，故用之取效甚速。由此可见，仲景之法，治则精确。

[点评] 本案中，关于患者外有桂枝汤证没有提及太多，只提到了患者舌淡红，苔薄白，脉浮弦，这也是太阳病的脉证，也许是医生在写医案的时候，为了突出重点，对于表证的描写相对减少了。

本案的重点是医案后面的体会，就是方子中减去白芍。医生的理由是白芍是阴药，所以要减去，个人认为，方子的取效，更多的是增加了桂枝和附子的药量，而不是减去芍药的原因，这个问题后面学了桂枝芍药知母汤就清楚了。

案三：《新编伤寒论类方》

韩某，男，37岁，工人。自述患关节炎有数年之久，右手腕关节囊肿起如蚕豆大，周身酸楚疼痛，尤以两膝关节为甚，已不能蹲立，走路很困难，每届天气变化，则身痛转剧。视其舌淡嫩而胖，苔白滑，脉弦而迟，问其大便则称干燥难解。辨为寒湿着外而脾虚不运之证，为疏：附子15克，白术15克，生姜10克，炙甘草6克，大枣12枚。服药后，周身如虫行皮中状，两腿膝关节出黏凉之汗甚多，而大便由难变易。转方用：干姜10克，白术15克，茯苓12克，炙甘草6克。服3剂而下肢不痛，行路便利。又用上方3剂而身痛亦止。后以丸药调理，逐渐平安。

[点评] 本案中，患者每届天气变化，则身痛转剧，这说明和表病有关；而视其舌淡嫩而胖，苔白滑则是桂枝汤证表虚的表现；而大便燥硬，就是脾虚不运。这些症状综合起来，自然就是桂枝附子去桂加白术汤证。

案四：《杏林医选》

方某，男，34岁，平素喜欢打篮球，常汗出当风入水中浴。1959年7月中旬，忽得右腿麻木不仁，经用活用祛风之常法10余天无效。就诊时舌脉如常，亦无其他兼症，乃用下方：白术9克，熟附6克，生姜12克，甘草3克，红枣5个。3剂。初服有微汗出，两三剂亦无其他反应，3剂病愈。

[点评] 汪承恩先生说："风中络脉肌肉血脉之间，出现肩背腰腿一处或数处麻木不仁，用祛风活血等常法，一时多难见效者，本方效应迅速，然不知其理所在，亦不可勉强曲解也。"又说："此方药虽平淡无奇而心效神速，不可忽之。"

对于这个医案和汪先生的讲解，个人认为，这就是对条文中所说"术、附并走皮中，逐水气"最好的注解。白术与附子同用，能逐皮间水气，所以，能消除因水气引起的皮肤肌肉酸、胀、麻乃至麻木不仁等症状，它和黄芪桂枝五物汤证因血虚引起的麻木不仁的病理是不一样的。

案五：《治验回忆录》

患者女性，痢愈未久，转致溏泄，一日四五次，腹中时痛，手足厥冷，呕吐清涎，曾进理中汤多剂未瘥，不仅病在太阴，亦且证兼少阴，其病由痢转泻，固为病变之良好机转，但泻利既久，脾胃已伤，脉微而厥，则肾阳亦复衰损。前服理中汤不应者，偏脾而中肾耳。现以合治脾肾为宜。白术15克，附子10克，炙甘草6克，生姜12克，大枣5枚。用以培补脾肾，温暖肾阳。服药4剂，手足厥回，痛泻俱止。唯肢倦神疲，饮食无味，再用益脾强胃之异功散加益智、山药、扁豆、砂仁诸品，同时美味调补，半个月遂收全功。

[**点评**] 本案乍一看可能会觉得非常意外，因为这是太阴病篇的内容，根本不是本讲风湿病内容，放在这里是想让大家活学活用，只有知其然知其所以然，才不会生搬硬套。本案中，患者是泻利，不是大便硬，也没有太阳桂枝汤证，而是出现少阴病的手足厥冷，初一看，是差得很远。前面讲过，桂枝汤可以治表，也可以治里，在表就是太阳中风，在里就是胃肠虚寒的太阴病，而白术可以治便硬，也可以治泄泻，这些道理都是相通的，只要理解了病理、药理，就能应用自如了。

五、甘草附子汤证

（一）甘草附子汤证的病理与症状

甘草附子汤证的病理是表虚里湿而胃肠虚寒。

【条文】

风湿相搏，骨节疼烦，掣痛不得伸屈，近之则痛剧，汗出短气，小便不利，恶风不欲去衣，或身微肿者，甘草附子汤主之。

【解读】

条文中的内容，就是前面讲解的内容。

在讲解桂枝附子去桂加白术汤证的病理时，讲到为什么要加白术，为什么要去桂枝，什么情况下可以加桂枝，现在看到这个条文就非常清楚了。

患者"汗出""小便不利，恶风不欲去衣"是典型的桂枝汤证；而"小便不利"则是里湿的表现，"身微肿"就是水肿，是皮肤湿阻的表现。

本方证与桂枝附子去桂加白术汤证相比，桂枝附子去桂加白术汤证因小便利而去桂枝，本方证则因其小便不利，又用桂枝来通阳解表利小便，桂枝的一加一减之间，方药运用得妙谛尽显。

要想全面准确把握和领略《伤寒杂病论》的精妙之处，对条文的前后贯通理解是非常重要的，断章取义，随文衍义的注解或是讲解，经常会让人一头雾水。

（二）甘草附子汤的药理和运用

甘草附子汤的组成：

炮附子 10 克，桂枝 20 克，白术 10 克，炙甘草 10 克。

方后注：日三服，初服得微汗则解。能食，汗出复烦者，服五合，恐一升多者，服六七合为妙。

甘草附子汤的组成就是附子、桂枝、白术和甘草，如果加上生姜和大枣，就是桂枝附子汤加白术了，所以，它和桂枝附子汤、桂枝去桂加白术汤的病理和药理都是相近的，可以看成是一个方子不同的加减。因此，对于它的运用也就清楚了。

（三）医案点评

案一：《谢映庐医案》

高某，得风湿病，遍身关节疼痛，手不可触，近之则痛甚，微汗自出，小水不利，时当初夏，自汉返舟来求治。见其身面手足俱有微肿，且天气烦热，尚重裘漏脱，脉象颇大，而气不相续。其戚友满座，问是何症？予曰：此风湿为病。渠曰：凡驱风湿之药，服之多矣，不唯无效，而反增重。答曰：夫风本外邪恶，当从表治，但尊体表虚，何敢发汗！又湿本内邪，须从里治，而尊体里虚，岂敢利水乎！当遵仲景法处甘草附子汤。一剂如神，服至三剂，诸款悉愈。可见古人之法，用之得当，灵应若此，学者可求诸古哉。

[点评] 本案中，患者的症状是"微汗自出，小水不利"和"身面手足俱有微肿"，还有"遍身关节疼痛"，这些都是典型的甘草附子汤证。这里面，重点是小便不利和身微肿，所以，桂枝和白术都要用。

案二:《校注妇人良方》

一妇人肢节作痛，不能转侧，恶见风寒，自汗盗汗，小便短少，虽夏亦不去衣，其脉浮紧，此风寒客于太阳经。用甘草附子汤，一剂而瘥。

[点评] 本案中，患者也是比较典型的甘草附子汤证。

六、桂枝芍药知母汤证

（一）桂枝芍药知母汤证的病理与症状

桂枝芍药知母汤证的病理是水运、血运不畅，水浊积于关节部位，是风湿病的重症，也就是历节痛风。

【条文】

诸肢节疼痛，身体魁羸，脚肿如脱，头眩短气，温温欲吐，桂枝芍药知母汤主之。

【解读】

"诸肢节疼痛，身体魁羸，脚肿如脱"这三个症状是历节的典型症状；而"头眩短气"则是体内湿阻的表现；"温温欲吐"则是血运不畅、胃肠虚寒的表现。

（二）桂枝芍药知母汤的药理和运用

桂枝芍药知母汤的组成:

炮附子 10 克，桂枝 20 克，白术 25 克，麻黄 10 克，防风 20 克，芍药 15 克，知母 20 克，生姜 25 克，甘草 10 克。

桂枝芍药知母汤其实是由甘草附子汤合桂枝汤、麻黄汤，并加防风、知母而成。

对于桂枝芍药知母汤的药理，可以这样来理解，因为患者是血运不畅、胃肠虚寒，所以就用桂枝汤。因为患者水运不畅，水湿积聚，胃肠虚寒，关节疼痛，所以用甘草附子汤；水湿积聚严重，关节肿胀，所以桂枝、麻黄、防风三者同用，即合麻黄汤的意思，用麻黄汤发汗解表、行湿利水；血运、水运积聚不行，患者关节局部灼热，所以白芍、知母同用，以活血、清热、利水。

如果患者寒湿较重，就是说，患者属于得热痛减，就要增加麻黄、附子的药量，甚至减去知母；如果患者属于湿气较重，就是说，患者是身体、关节肿胀，遇阴雨加剧，就要增加白术的用量，严重的，还可以加入萆薢、泽泻、防己等药物；如果湿已化热，就是说，患者疼痛的地方有灼热感、日轻夜重，就可以增加白芍、知母的用量；热势较重的，就是说患者出现发热，就可以加石膏、薏苡仁、生地黄；如果患者汗多易出，就可以减去麻黄、生姜；如果患者气虚，就可以加入黄芪；如果患者血虚，就可以加入鸡血藤、鹿含草、白芷等药物；如果患者夜痛加剧，就是说患者属于血虚且血运不畅，就可以合用张锡纯的活络灵丹；如果服药后出现胃脘部不舒服，也可以加入适量的蜂蜜。

以上种种加减，关键在于临证细心辨证，随症加减，从而扩大方子的运用范围。

在临床上，因为本方有祛湿祛风、清热散寒、活血补虚的作用，所以广泛用于急慢性风湿性关节炎、类风湿性关节炎、鹤膝风、脓毒性关节炎、痰火脚、脓肿疮痈等，这些都属于历节痛风范围，还可以用于治水肿。

《刘梓衡临床经验回忆录》说："痰火脚，乃风、寒、湿、热四者合而成病，特点为脓毒肿痛，既不同于一般痹症，又不同于痈疮。张仲景《金匮要略·中风历节病脉证并治》对肢节疼痛……脚肿如脱，主用桂枝芍药知母汤。徐忠可说：'桂、附行阳，知、芍养阴。'盖取桂、芍、知、附寒热辛苦并用而各当也。事实上，寒热辛苦并用，即足以适应风、寒、湿热合而成病。中间知母一味，对于利水、消肿、消炎、镇痛起一定性作用。《本经》主治：'肢体浮肿，下水。'缪雍希说：'脾肾俱虚，则湿热客之，而成肢体浮肿，肺为水之上源，肾属水，清热，滋肺金，益水脏，则水自下矣。'黄宫绣说：'治膀胱邪热，水肿癃闭……清肺以利水，清膀胱以导湿……下以泄肾水，上以润心肺，俾气清肺肃，而湿热得解。'《本经疏证》说：'其能下水，则古人用者甚罕。《千金》《外台》两书，用知母治水气各一方……凡肿在一处，他处反消瘦者，多是邪气勾留，水火相阻之候。《金匮要略·中风历节病脉证并治》中，桂枝芍药知母汤，治身体尪羸，脚肿如脱……乃邪气水火交阻于下，非发散不为功……桂、术治水之阻，知母治火之阻。'李呆说：'能使阴气行而阳气化，小便自通。'我在临床实践上，对肿胀病、关节炎、脓肿疮痈等，凡宜于用桂枝芍药知母汤的，大多数服药后即小便畅通，肿痛俱减，往往获得奇验。此例病人症状脉象，均为桂枝芍药知母汤证，多年来我家先辈以此方治痰火脚均有特效。实践是检验真理的唯一标准，故不顾炎天暑热，嘱其守服一方而竟获痊愈，不再复发。"

又说："桂枝芍药知母汤为治历节痛风的要方。《类聚方广义》说：'治风毒肿痛，憎寒壮热，欲成脓者。''痘疮贯脓不足，或过期不结痂……余毒欲成痈也，宜此方。'《外台》历节风门引《古今录验》防风汤，即本方去麻黄，治'身体四肢节解，疼痛如堕脱，肿……'。《万机》说：'治历节疼痛，挛急……'《方函口诀》说：'此方以身体魁羸为目的，治历节经数月，骨节肿起如木瘿……'曹颖甫治'子死腹中，胎已腐烂……手足肢节俱疼痛，不可屈伸，脚肿如脱……患浸淫疮'，即采用此方而见特效。陆渊雷指出：'曹氏此案，用脓毒性关节炎。'据此，则桂枝芍药知母汤对脓毒性关节炎确为对症施治的绝妙方剂。先父曾多次用此方治疔痈和烂脚丫等脓毒症，均见奇效。我家多年来以此方治水肿，我亦经常用此方治通身肿胀极为有效。日医丹波氏说：'桂枝、麻黄、防风，发表行痹；甘草、生姜和胃调中；芍药、知母，和阴清热。而附子用知母之半，行阳除寒，白术合于桂枝、麻黄，则能祛表里之湿，而生姜多用，以其辛温，又能使诸药行也。但知母消肿，亦未能忽视。'"

又说："桂枝芍药知母汤，原为《金匮要略·中风历节病脉证并治》治风湿性关节炎之大法，我家祖和父辈借以治水肿症，通身肿胀，宜汗利兼施者，往往有效。余阅历多年，认为较诸桂甘草枣麻辛附汤更为周到；陈修园加入知母，改名消水圣愈汤，但等份太轻，缺祛风除湿之品，故功力仍缓，难见速效。据张仲景说：'诸肢节疼痛，身体魁羸，脚肿如脱，头眩短气，温温欲吐，桂枝芍药知母汤主之。'徐忠可注：'桂枝行阳，知芍养阴，方或药品颇多，独挈此三味以名方者，以此症阴阳俱痹也……欲治其寒，则上之郁热已甚，欲治其热，则下之肝肾已痹，故桂、芍、知、附，寒热辛苦并用而各当也。'当紧面临此症时，审知其小便闭塞，气急张皇，腿脚特肿，种种肝肾俱痹之状，与仲景的论述要义，若合符节，故毅然采用此法。"

又说："桂枝芍药知母汤，出自《金匮要略》中风历节篇，先父常以此法治疗各种疮痈，据他的经验，治愈多人，疗效颇高，今移以治阴中奇痒，以其方中桂枝、白芍、附片、知母，寒热并用，麻黄、防风散寒，驱风，止痒，白术除湿，生姜温胃，对于风寒湿热，交相鼓煽而作之病，确有特效。又按：《医学心悟》说：'妇人隐疾，前阴诸疾也。有阴肿、阴痒、阴疮、阴挺、下脱诸证，其肿也或如菌，如蛇，如带，如鸡冠，种种不一，而推其因，总不外于湿热也。'而施治方剂，不外芦荟丸、丹栀逍遥散、龙胆泻肝汤等。《医学集成》采用芍药蒺藜煎，亦从龙胆泻肝汤化裁而来，去当归、车前子，加入蒺藜、赤芍，一以泻肝风而止痒，一以平肝热而去瘀，当更为贴切对症。我用此法加减，治愈不少妇人隐疾。关键在于认清肝胆湿热下陷，善于加减变化，即能取得疗效。上面所述已足于答复当时病人的提问。但我父用桂枝芍药知母汤，为隆冬季节，阴寒较重，我用芍药蒺藜煎时，正是盛暑天气，湿热方张。从季节气候考虑用药处方，诚业医者所必知也。"

（三）医案点评

案一：《治验回忆录》

康翁德生，经商外地，善于理财，凡利所在，不问寒暑，冒风露以行，是以所积日富。1946年冬往商零陵，中途突发风湿关节病，不利于行，折归，询治于余。翁身沉重，手足拘急，关节痛处微肿，走注疼痛，如虎啮，如针刺，夜间增剧，刻不可忍，有时发寒热，但无汗，脉沉紧，舌苔白润，气短难续。此即《内经》所云"风寒湿痹"之候。稽诸古人叙述痹证最详者，莫如秦景明。其谓："风痹之证，走注疼痛，上下走注，名曰行痹；寒痹之证，疼痛苦楚，手足拘紧，得热稍减，得冷愈甚，名曰痛痹；湿痹之证，或一处麻木不仁，或四肢不举……拘挛作痛，蜷缩难伸。"又《金匮》更详叙其方证："诸肢节疼痛，身体魁羸，脚肿如脱，头眩短气，温温欲吐，桂枝芍药知母汤主之。"按翁病虽与秦说三证相符，而尤切《金匮》之说，自以桂枝芍药知母汤为适应，但其夜痛加剧，则又兼及血分，宜前汤与张锡纯活络灵丹配用，庶能统治诸候而免偏颇。且风湿蕴积日久，寒邪深入筋骨，等闲小剂，殊难胜舒筋活络、逐寒祛湿之重任，故大剂猛攻以作犁庭捣穴之计，始可一鼓而奏功。桂枝、芍药各两半，麻黄六钱，乌附八钱，知母四钱，防风、当归、丹参各一两，乳香、没药各五钱，苍术、白术各六钱。每日一剂，酒水各半煎，分早中晚三次服。夜间汗出遍身，痛楚略减。又续进五剂，兼吞小活络丹，每次钱半。夜间均有微汗，痛遂减轻，脉见缓和，手足能屈伸，关节肿消，尚不能起床，然以其人患虑多，气血虚，乃师前人攻衰其半之旨，改拟攻补兼施之三痹汤，并加防己、蚕沙、海风藤、银花藤等疏络活血药，一日二剂，时历兼旬，遂得步履如常。再用十全大补汤加龟、鹿、虎三胶焦服，逐次复原。因其营养有加，调摄咸宜，数年未发，且无他病云。

[点评] 本案中，患者关节痛处微肿，走注疼痛，如虎啮，如针刺，夜间增剧，刻不可忍，有时发寒热，但无汗，脉沉紧，舌苔白润，气短难续，就是条文提到的"疼痛如掣""短气，自汗出，历节疼，不可屈伸"症状，其他的，医案中讲得非常清楚了。

案二：《经方实验录》

耿右，初诊，八月二十七日，一身肢节疼痛，脚痛，足胫冷，日晡所发热，脉沉而滑，此为历节，宜桂枝芍药知母汤。瘰病，从缓治。川桂枝五钱，赤白芍各三钱，生甘草三钱，生麻黄三钱，熟附块五钱，生白术五钱，肥知母五钱，青防风五钱，生姜一块（打）。二诊：九月一日。服桂枝芍药知母汤，腰痛略减，日晡所热度较低，唯手足酸痛如故，仍宜前法。川桂枝五钱，赤白芍各三钱，生甘草三钱，净麻黄四钱，苍术、白术各五钱，肥知母五钱，青防风四钱，生姜一块（打），咸附子三钱（生用勿泡）。

[点评] 本案中，患者一身肢节疼痛，脚痛，足胫冷，日晡所发热，就是说，患者有"胫冷""诸肢节疼痛""病者一身尽疼，发热，日晡所剧者，名风湿"。这就是典型的历节病了，所以，就用桂枝芍药知母汤。

案三：《刘梓衡临床经验回忆录》

刘某，男，58岁，四川省文史馆研究员。嗜酒达40多年，饮虽不多，但已成癖好。1961年春，患左脚肿痛，由趾及跗，渐至踝胫，不能下地。经多医治疗无效，坐卧床第，痛苦难言。1961年5月，邀我诊视，见其脚肿如脱，气急张皇，从脚至踝胫以上，已肿腐流黄水。此俗称痰火脚。诊其脉浮数而濡，舌质红，苔白中夹黄而厚腻，乃痰火风湿之明证。处方如下：桂枝10克，白芍18克，附片12克（先熬1小时），知母24克，白术15克，麻黄6克，防风12克，生姜15克。

时值初夏，天气颇热。生姜、桂枝、附片又加麻黄，怕他畏惧，乃为解释处方要义，并再三叮嘱："你这个病如不用此法，恐难取速效。"病人也颇知医药，点头称善："我以前从未吃过这类药，张某老师也没这个胆子。盛暑而取于用此类温热重剂，可谓别开生面，一定有你的见解，我病困若此，姑尝试之！"此后，我即未再去，秋后病人到馆学习，我惊问："你这痰火脚是咋个好的？"他回答："就是你给我医好的嘛！"我摇头说："你怕不仅吃我那个药吧！"他再三申辩说："我试倒试倒地吃，越吃肿越消，痛越减，一剂一剂地吃下去，越吃越好，连吃十多剂，肿消痛去，渐至干痂脱壳，从没敷过任何药，也没吃过其他任何人的药……"从此，他身体健康，照样喝酒，从未复发。

案四：《刘梓衡临床经验回忆录》

黄某，女，38岁，住成都南府街。患阴中奇痒，已有数年，时愈时发。1953年冬，经我父用桂枝芍药知母汤为之治愈后，1956年夏又复发，奇痒难堪。为另处一方：蒺藜31克，生地黄20克，赤芍31克，黄芩10克，炒栀子10克，木通10克，泽泻10克，龙胆草15克。连服3剂，大大见效。20多年来，从未复发。病人亦略有医药常识，她问："为啥你老太爷用的是姜、桂、附，又加麻黄。你用的是养阴平肝泻胆之药，何以都各见效？"我说："此中道理一言难尽，反正医好了就算了吧！"

[点评] 刘老一家善用桂枝芍药知母汤，除用于以上所提到的风湿性关节炎、痰火脚、水肿、阴痒等，还移用于治坐骨神经痛、闭经等，这里面的关键就在于抓住真正的病理病因，而不是种种不同的疾病名称。

七、乌头汤证

（一）乌头汤证的病理与症状

乌头汤证的病理是历节病偏于寒湿。

【条文】

1. 病历节不可屈伸，疼痛，乌头汤主之。

2. 脚气疼痛，不可屈伸，乌头汤主之。

【解读】

条文明确指出患者的病是"历节""脚气"，症状是"不可屈伸，疼痛"。

这里的"脚气""历节"病的一种，指的是脚关节部位肿满疼痛，并不是日常所说的"脚气病"。

《古方便览》说："脚气肿满之类，或脚痛，中风，痛风，或腰痛之类。"

所以，条文这里所说的"脚气"，其实也是历节病。

如果只是从"历节""脚气"这两个病名和"不可屈伸""疼痛"这两个症状来说，只能说条文所讲的只是普通的历节病，并不能说这就是乌头汤证，所以说，这两条条文应该有缺省。

既然有缺省，就可以用"以药测证"的方法来推测一下乌头汤证的症状。

乌头汤的组成是乌头、麻黄、芍药、黄芪和甘草、蜂蜜。

它和桂枝芍药知母汤相比，有下面几点区别：①桂枝芍药知母汤用的是桂枝和附子，乌头汤用的是乌头，乌头是桂枝和附子的进一步，这就说明，乌头汤证的寒湿要比桂枝芍药知母汤要重。②桂枝芍药知母汤中有知母，是因为桂枝芍药知母汤是治湿热证的；而乌头汤中没有知母，这说明乌头汤是治纯粹寒湿的。③桂枝芍药知母汤中用桂枝、麻黄、防风三药合用来解表；而乌头汤用的是麻黄和黄芪。黄芪和防风是玉屏风散中的对药，黄芪是益气固表的，而防风则是走表散风邪的。这说明乌头汤证的表病要比桂枝芍药知母汤证要轻。

综合以上分析，乌头汤证的病理就是历节病而偏于寒湿的，它跟桂枝芍药知母汤属于湿热化里的刚好相反，以药测证，患者就可能出现关节剧烈疼痛，关节肿大、不可屈伸。

根据脚气病的记载，患者可能出现先从脚开始肿满，而后遍及四肢、腹背、头项乃至全身，严重的可以出现四肢瘫痪、麻木不仁，水饮上冲而见气逆上喘，也就是古书上所说的"脚气冲心"。

（二）乌头汤的药理与运用

乌头汤的组成：

川乌 25 克，麻黄 15 克，芍药 15 克，黄芪 15 克，炙甘草 10 克。

方后注：乌头以蜜 400 毫升煎取 200 毫升，去滓，其余四味，水 600 毫升煎取 200 毫升，去滓，二者合煎服之。

乌头汤就是由乌头、黄芪、麻黄、芍药、甘草和蜂蜜组成的。

这里面，乌头以强心、止痛、除寒、逐湿；甘草、蜂蜜解乌头毒兼扶正；黄芪补正、固表、行水；麻黄散寒宣痹、除水肿；白芍行血、滋阴、利水气，兼制约乌头。

这个方子，也可以看成麻黄汤的变方，桂枝不足，换成乌头；因为乌头有毒，所以加入蜂蜜以解毒；因为乌头燥烈有劫阴之弊，所以加入白芍养血敛阴、缓急止痛，制约乌头，这一点和真武汤中附子和白芍配伍是一样的；因为怕过汗亡阳，所以加入黄芪以固表。

（三）医案点评

案一：程祖培先生医案（《广东中医》1962 年）

梁某之子，15 岁。因得脚气病返香江，四肢瘫痪，医辈齐集，纷无定见，亟备来迎。患者面色青白，气逆上喘，腿部胫骨疼痛，麻木不仁，脉细小而浮，重按无力，此乃白虎历节重症，《金匮》乌头汤主治，余用其方重用麻黄 15 克，群医哗然，麻黄发汗夫谁不知，未加杏仁，汗源不启，小青龙治喘所以去麻加杏者，恐麻杏合用发汗动喘耳。今本方君乌头以降麻黄，不用先煎，何至发汗，倘有不虞，余负全责。梁君知余成竹在胸，不复疑惧。果尽 1 剂，麻木疼痛立减，略能舒动，因照前方连服 10 余剂，麻木疼痛全失，已能举步行动，唯尚觉脚筋微痛，关节屈伸不利，改用芍药甘草汤，以荣阴养血，方中白芍、甘草均用 60 克，连服 8 剂，应手奏效。

[点评] 本案中，患者面色青白，气逆上喘，腿部胫骨疼痛，麻木不仁，脉细小而浮，重按无力，这就是典型的寒湿证，所以就用乌头汤。

案二:《老中医医案医话选》

肖某，女，42 岁，工人。从 1971 年春季开始患风湿性关节炎，反复发作，时已 2 年，髋、膝关节疼痛，皮色不变。下肢膝关节特别怕冷，局部要加盖厚膝垫保暖，倘遇天冷、下雨痛更难忍，步履艰难，不能上班已 4 个月，舌质淡红，苔薄白，脉弦细而紧。抗"O" 1/1600，血沉 30 毫米/小时。

此为寒痹，其主要特点是疼痛有定处，痛较剧。因寒为阴邪，其性凝滞，故痛有定处，局部怕冷。风、寒、湿邪相搏，阻滞经络骨节，不通则痛，变天则加剧。治以散寒止痛为主，佐以祛风除湿。

方以乌头汤加减：桂枝 30 克，川乌（制）9 克，黄芪 15 克，白术 12 克，麻黄 6 克，白芍 12 克，豹皮樟 18 克，豆豉姜 15 克。

服 7 剂，关节疼痛大减。膝关节自觉转暖，能慢步行走。复诊时，加猴骨 15 克，蕲蛇 6 克，再服 10 剂，抗"O"降至 1/300，血沉仅为 10 毫米/小时，嘱病者服药 2 周，以巩固疗效。追查一年半无复发。

[点评] 本案中，将乌头汤的用药和桂枝芍药知母汤的方子作个比较就会发现，两者差别的只是附子和乌头、黄芪与防风，同时乌头汤中没有知母而已，这样一来，这两个方证的病理区别就非常清楚了。

第四十六讲　胸痹

一、胸痹的病理与症状

胸痹的病理是阳虚痰饮，是阳虚水滞病的进一步发展。

【条文】

1.师曰：夫脉当取太过不及，阳微阴弦，即胸痹而痛，所以然者，责其极虚也。今阳虚，知在上焦，所以胸痹心痛者，以其阴弦故也。

2.平人无寒热，短气不足以息者，实也。

【解读】

胸痹病，就是胸痹而痛，它的脉象是"阳微阴弦"。

什么是"阳微"呢？

阳微就是寸口脉微，这是上焦阳虚的典型脉象，所以，条文又说："今阳虚，知在上焦。"就是说，胸痹的病理是胸部血运不畅引起的。胸部血运不畅，神经与肌肉得不到血与津液的正常濡养，所以胸痹而痛。

什么是"阴弦"呢？

阴弦就是尺中脉弦，这是内有痰饮的表现，是三焦水运不畅的脉象，痰饮积于胸部腠理影响气机，所以第2条条文说："短气不足以息者，实也。"

因此，胸痹的病理就是阳虚痰饮，它是阳虚水滞病的进一步发展，它的用药和阳虚水滞、胃寒水饮、阳虚水饮有点相似，只不过，阳虚水滞、胃寒水饮、阳虚水饮这三种病的症状更偏于全身，而胸痹的部位比较明确，就是胸部痹满而痛。

胸痹的病理为阳虚有痰饮，这里面，阳虚是体气，痰饮是证候，就是说，阳虚是本，痰饮是标。

胸痹病可以分为两大类，一是以痰饮轻重区分，二是以阳虚的轻重来区分。

1.按痰饮的轻重顺序来区分，可以分为茯苓杏仁甘草汤证、橘枳姜汤证、瓜蒌薤白白酒汤证、瓜蒌薤白半夏汤证、枳实薤白桂枝汤证。

2.按阳虚的轻重顺序来区分，可以分为桂枝生姜枳实汤证、人参汤证、薏苡附子散证、乌头赤石脂丸证、九痛丸证。

下面，按照病的轻重，从证候到体气，由标到本，逐个展开讲解。

二、茯苓杏仁甘草汤证与橘枳姜汤证

（一）茯苓杏仁甘草汤证与橘枳姜汤证的病理与症状

茯苓杏仁甘草汤证与橘枳姜汤证的病理是痰饮积于胸部。

茯苓杏仁甘草汤证的病位较偏上，即饮停于肺，肺部症状较多；橘枳姜汤证的病位较偏下，即饮停于胃，胃部的症状较多。

【条文】

胸痹，胸中气塞，短气，茯苓杏仁甘草汤主之，橘枳姜汤亦主之。

【解读】

条文直接点出病名是"胸痹"，症状是"胸中气塞"和"短气"。

胸中气塞和短气都是胸有痰饮所引发的问题，这里并没有提到胸痛的症状，也就是说，没有提到"胸痹而痛"和"胸痹心痛"，所以，茯苓杏仁甘草汤证的胸痹病属于胸痹轻症，胸阳虚并不明显，只是饮邪为患。

清代医学家魏荔彤说："此症乃邪实而正不甚虚，阳微而阴不甚盛。"

就是说，茯苓杏仁甘草汤证属于胸痹轻症，阳虚与痰饮都不严重，病轻所以用药也轻。

因为患者胸痹的症状较轻，所以治法也比较简单。对于茯苓甘草汤证来说，它的病位偏上，属于饮停于肺，肺部的症状相对较多，所以，患者除了胸闷之外，更多表现为咳喘的肺部症状，以及肺闭不能行水的小便不利症状，这就是"夫短气有微饮者，当从小便去之"条文所描述的情况。因为患者是肺气不行，胸部有痰饮，所以就选用健脾祛痰的茯苓和降肺平喘行肺的苦杏仁。

那么，橘枳姜汤证又是什么一种情况呢？

橘枳姜汤证的病位偏下，属于饮停于胃，胃部的症状较多，患者除了胸闷之外，更多表现为心下痞满、呕逆的胃有寒饮症状，所以用药也是用健胃除痰饮的药物，如陈皮、枳实、生姜。

（二）茯苓杏仁甘草汤与橘枳姜汤的药理与运用

茯苓杏仁甘草汤与橘枳姜汤的组成：

茯苓杏仁甘草汤方：

茯苓 15 克，苦杏仁 7 克，甘草 5 克。

橘枳姜汤方：

橘皮 120 克，枳实 22 克，生姜 60 克。

茯苓杏仁甘草汤是由茯苓、苦杏仁、甘草三味药组成的，这里面，茯苓健脾利湿、苦杏仁宣肺平喘、甘草安肠补液，三者合用，小便利，痰饮去，自然病也就好了。

因为这三味药药力相对较薄，药量也相对较轻，所以临床治胸痹时，经常是和橘枳姜汤、桂枝生姜枳实汤、瓜蒌薤白半夏汤等合用。

就个人来说，治胸痹的时候，就是将这几个方子合在一起，并且加入丹参，效果相当好，一般情况下，5 剂左右病就好了。

而橘枳姜汤其实就是橘皮汤加上枳实而成，橘皮汤是治胃寒有痰湿而出现"干呕""哕""手足厥"的，枳实则是健胃祛痰止喘，所以，这个方子对于胃寒有痰饮引发的胸痹是非常对证的。

《千金要方》说："（本方）治胸痹，胸中如满，噎塞习习如痒，喉中涩，唾燥沫。"

因为胸痹病属于阳虚痰饮病，而阳虚的人也经常是胃肠虚寒，这一点讲少阴病和太阴病时会重点讲到，所以，单纯由胃寒痰饮引发的胸痹也比较少。

这个方子也相当于方根一样，经常和治胸痹的其他方子一起合用。

（三）医案点评

案一：《皇汉医学》

一男子短气息迫，喘而不得卧，面色青，胸中悸，脉沉微。先生以茯苓杏仁甘草汤使服之。3剂，小便快利，诸证痊愈。

[点评] 本案中，患者喘、心悸、脉沉微，这些都是胸部有痰饮引起的，所以就用茯苓杏仁甘草汤。

案二：姚国鑫先生医案（《中医杂志》1964年）

何某，男，35岁。咳嗽5年，经中西医久治未愈……细询咳虽久而并不剧，痰亦不多；其主要证候为入夜胸中似有气上冲至咽喉，呼呼作声，短气，胃脘胸胁及背部隐隐作痛，畏寒，纳减。脉迟而细，苔薄白……乃以橘枳生姜汤加味治之。橘皮四钱，枳实四钱，生姜五钱，姜半夏四钱，茯苓四钱。二诊：服药3剂后，诸症消退，胁背部痛亦止，唯胃脘部尚有隐痛，再拟原方出入。橘皮四钱，枳实三钱，生姜四钱，桂枝二钱，陈薤白三钱，全瓜蒌四钱。三诊：5年宿疾，基本痊愈，痛亦缓解，再拟上方去薤、姜、桂枝，加半夏、茯苓、甘草以善其后。

[点评] 本案中，姚先生所用的药物其实就是茯苓杏仁甘草汤、橘枳姜汤、桂枝生姜枳实汤、瓜蒌薤白半夏汤几个方子的加减。

三、桂枝生姜枳实汤证

（一）桂枝生姜枳实汤证的病理与症状

桂枝生姜枳实汤证的病理是阳虚且痰饮积于胸部。

【条文】

心中痞，诸逆心悬痛，桂枝生姜枳实汤主之。

【解读】

首先，患者出现了"心中痞"和"诸逆"的症状。

这里面，"诸逆"指的是各种呕逆，这是橘枳姜汤证，也就是说，患者是胃有寒饮的。

其次，患者出现"心悬痛"的症状，这是典型的心阳虚，也就是胸部血运不畅的症状，这是桂枝甘草汤证。

（二）桂枝生姜枳实汤的药理和运用

桂枝生姜枳实汤的组成：

桂枝 15 克，生姜 15 克，枳实 25 克。

桂枝生姜枳实汤是由桂枝、生姜、枳实三味药组成的。简单点说，桂枝生姜枳实汤的药理，就是用桂枝促血运温胸阳，用生姜温胃阳除痰饮，用枳实健胃肠、逐水除肠滞，数药合用，诸症皆愈。

（三）医案点评

案一：《成绩录》

一男子，患吐水数十日，羸瘦日加，每至黄昏，脐旁有水声，扬腾上迫，心下满痛，吐水数升，至初更必止，饮食如故，先生投以桂枝枳实生姜汤，其夜水虽上行，然遂上吐，翌夜，诸症尽退，五六日痊愈。

[点评] 本案中，患者出现了严重的呕逆和心下满痛症状，而且呕逆必须到初更才止，这就是比较典型的阳虚和胃有寒饮的症状。

案二：《临证指南医案》

高某，50 岁，素多郁怒，阳气室痹，浊饮凝沍，汤饮下咽，吐出酸水，胃脘痛痹，已经三载，渐延噎膈。先与通阳彻饮，俾阳气得宣，庶可向安。半夏、枳实皮，桂枝木，茯苓，淡干姜。又脉右弦，不饥，纳谷不运，吞酸，浊饮尚阳，阳仍不宣。半夏，高良姜，桂枝木，茯苓，延胡索，淡干姜。

[点评] 本案中，患者的症状是"汤饮下咽，吐出酸水，胃脘痛痹"，病理就是"阳气室痹，浊饮凝沍"，所以，治法就是"通阳彻饮"。

四、瓜蒌薤白白酒汤证

（一）瓜蒌薤白白酒汤证的病理与症状

瓜蒌薤白白酒汤证的病理是胸阳不振与痰饮积于胸中都比较严重。

【条文】

胸痹之为病，喘息咳唾，胸背痛，短气，寸口脉沉而迟，关上小紧数，瓜蒌薤白白酒汤主之。

【解读】

首先，患者胸阳不振所导致的胸痛症状是"**胸背痛**"，这一点明显就比桂枝生姜枳实汤证的"**心悬痛**"要重得多。

其次，患者出现的痰饮症状是"**喘息咳唾**"和"**短气**"，这种症状也比茯苓杏仁甘草汤证、橘姜枳汤证和桂枝生姜枳实汤证的痰饮症状要严重得多。

因此，瓜蒌薤白白酒汤证的病理，就是胸阳不振与痰饮积于胸中都比较严重。

（二）瓜蒌薤白白酒汤的药理和运用

瓜蒌薤白白酒汤的组成：

瓜蒌实 23 克，薤白 20 克，白酒 700 毫升。

瓜蒌薤白白酒汤是由瓜蒌实、薤白、白酒三味药组成的，白酒的功效是活血行水。

1. 瓜蒌实的药理

瓜蒌实，也就是全瓜蒌，味甘，性寒，归肺、胃经，功效是行气除胀满、化痰开痹、清肺止咳，主治胸腹胀满、胸痹结胸、肺热咳嗽。现代药理研究表明，全瓜蒌主要有以下作用：①扩张冠状动脉，增加冠脉血流量；②抑制血小板凝聚，防止血栓形成；③抑制平滑肌细胞增殖，防止动脉粥样硬化；④降低血液黏度，改善血液循环；⑤抗心律失常，保护心脏功能；⑥抑制胃酸分泌，保护胃黏膜；⑦镇咳祛痰，减少气道分泌物；⑧抑制病菌生长，防止炎症扩散；⑨润肠通便，泄浊排毒。除此之外，瓜蒌实还有降脂、降糖、降压、抗癌等作用。

《医学衷中参西录》说："瓜蒌，味甘，性凉。能开胸间及胃口热痰，故仲景治结胸有小陷胸汤，瓜蒌与连、夏并用；治胸痹有瓜蒌薤白等方，瓜蒌与薤、酒、桂、朴诸药并用，若与山甲同用，善治乳痈（瓜蒌两个，山甲二钱煎服）；若与赭石同用，善止吐衄（瓜蒌能降胃气、胃火，故治吐衄）。若但用其皮，最能清肺、敛肺、宁嗽、定喘（须用新鲜者方效）；若但用其瓤（用温水将瓤泡开，拣出仁，余煎一沸，连渣服之），最善滋阴、润燥、滑痰、生津，若但用其仁（须用新炒熟者，捣碎煎服），其开胸降胃之力较大，且善通小便。"

《本草正义》说："蒌实入药，古人本无皮及子仁分用之例，仲景书以枚计，不以分量计，是其确证。盖蒌实能通胸膈之痹塞，而子善涤痰垢黏腻，一举两得。自《日华子本草》，有其子炒用一说，而景岳之《本草正》，只用其仁，张石顽之《逢原》，亦云去壳纸包压去油，则皆不用其壳，大失古人专治胸痹之义。且诸疡阳症，消肿散结，又皆以皮子并用为捷。观濒湖《纲目》附方极多，全用者十之九，古人衣钵，最不可忽。唯近今市肆，以蒌实老时，皮肉不粘，剖之不能成块，凡用全蒌者，皆乘其未老之时，摘取曝干而剖为数块，方能皮肉粘合，以取美观，然力量甚薄，却无功效。所以颐欲用其全者，宁以蒌皮、蒌仁，列为二物，乃能得其老者，始有实验，若但书全瓜蒌三字，则用如不用，此亦治医者不可不知药物之真性情也。即使但用其皮，亦是老而力足，疏通中满，确有奇能。"

综合以上讲解，全瓜蒌的功效可以总结为活血止痛、行水祛痰、清热通便。

瓜蒌在古代一般是整个运用的，也就是说是皮仁合用，而现代一般是分为蒌皮、蒌仁、全瓜蒌三种用法。蒌皮主要用于清肺化痰止咳、行气消胀；蒌仁主要用于润肺化痰、润肠通便；全瓜蒌兼有皮、仁的功效，主要用于乳痈初起、肺痈、肠痈肿痛、带状疱疹等。

2. 薤白的药理

薤白，味辛、苦，性温，归心、肺、胃、大肠经，功效是通阳散结、行气导滞，主治胸痹心痛、脘腹痞满胀痛、泻痢后重。现代药理研究表明，薤白有止痛、抑制血小板凝聚、抗血栓、抗动脉粥样硬化、加强血液循环、利尿祛湿、促进消化和抑菌、降脂等作用。

《长沙药解》说："肺病则逆，浊气不降，故胸膈痹塞；肠病则陷，清气不升，故肛门重坠。薤白，辛温通畅，善散壅滞，故痹者下达而变冲和，重者上达而化轻清。其诸主治：断泄痢，除带下，安胎妊，散疮疡，疗金疮，下骨鲠，止气痛，消咽肿，缘其条达凝郁故也。"

《本草求真》说："薤，味辛则散，散则能使在上寒滞立消；味苦则降，降则能使在下寒滞立下；气温则散，散则能使在中寒滞立除；体滑则通，通则能使久痼寒滞立解。"

综合以上讲解，薤白的功效可以总结为活血止痛、温通散结、散寒止痢。

就是说，薤白有活血化瘀、温中导滞、散寒止痢、生肌止痛等作用。薤白与四逆散同用，能治泻痢后重；与瓜蒌、白酒、半夏等同用，能治胸痹；与当归同用，可用于月经不调、赤白带下、胎动不安等症；与蜂蜜同用，能治烧伤；加醋捣烂外敷，能治咽喉肿痛。

瓜蒌和薤白都有活血止痛的作用，所以能治胸痹病的"胸背痛"。瓜蒌能祛痰，薤白能祛湿，所以，又能除痰饮止咳喘、短气。薤白与瓜蒌同用，一凉一温，调药性而存药用；薤白与白酒同用，能增强温阳开痹的作用。

所以，这三者合用，就有了通阳散结、豁痰下气的功效，对于胸痹较重者，瓜蒌薤白白酒汤就是对证的方药。

个人在临床运用中，因为有的人对酒精过敏，所以经常把白酒换成白醋，效果也不错。但是，如果患者是胃酸较多，最好还是用低度高粱酒或是黄酒。

（三）医案点评

案一:《金匮发微》

唯劳力伛偻之人，往往病此（即胸痹），予身者同仁辅元堂亲见之。病者但言胸背痛，脉之沉而涩，尺至关上紧，虽无喘息咳吐，其为胸痹则确然无疑。问其业，则为缝工，问其病因，则为寒夜伛偻制裘，裘成觉胸闷，久仍作痛。予即书瓜蒌薤白白酒汤授之。方用瓜蒌五钱，薤白三钱，高粱酒一小杯。二剂而痛止。翌日，复有胸痛者求诊，右脉沉迟，左脉弦急，气短，问其业，则亦为缝工。其业同，其病同，脉则大同小异，予授以前方，亦二剂而瘥。盖伛偻则胸膈气凝，用力则背毛汗泄，阳气虚而阴气从之也。

[点评] 本案中，曹颖甫先生讲的是缝工的职业病，在现代，会计还有学生，长期姿势不良地劳作和写字，都有可能出现这种职业病。对于这种病，轻的用桂枝甘草汤，重的就选用胸痹篇的各个方子进行加减，更重的就合几个方

子一起用，都能取得较好的效果。

案二：《王修善临证笔记》

一人努伤感寒，胸膈满闷不食，呼吸急喘，以瓜蒌薤白白酒汤。瓜蒌泥15克，橘红皮6克，枳实5克，薤白1把，白酒30毫升引。1剂安。

[点评] 本案中，病膈满闷不食，呼吸急喘，这是胃肠虚寒和痰饮积于胸中的表现，是典型的瓜蒌薤白白酒汤证。

五、瓜蒌薤白半夏汤证

（一）瓜蒌薤白半夏汤证的病理与症状

瓜蒌薤白半夏汤证的病理是胸阳不振、痰饮积聚，是瓜蒌薤白白酒汤证的进一步发展。

【条文】

胸痹不得卧，心痛彻背者，瓜蒌薤白半夏汤主之。

【解读】

本方证的症状要比瓜蒌薤白白酒汤证更重一些，患者的胸痛是"心痛彻背"，这是"胸背痛"的进一步发展；患者的痰饮证表现是"不得卧"，则是"喘息咳唾"和"短气"的进一步发展。

因为患者是水运不行，痰饮积聚，所以也有可能出现舌苔黑润的病象。

《医学达变》说："有起病身热胸闷，舌苔黑润，外无险恶形状，此胸脘素有伏痰。不必张皇，但用薤白、瓜蒌、桂枝、制半夏等品一剂，黑苔即退，或不用桂枝，易枳实、陈皮亦可。"

（二）瓜蒌薤白半夏汤的药理和运用

瓜蒌薤白半夏汤的组成：

瓜蒌15克，薤白15克，半夏40克，白酒600毫升。

瓜蒌薤白半夏汤就是瓜蒌薤白白酒汤加上半夏而成，半夏温胃祛痰，能增强温胃阳、除痰饮的效果，所以，本方的功效也就比瓜蒌薤白白酒汤更强一点。

（三）医案点评

案一：《治验回忆录》

刘大昌，年四旬许，某店店员也。每日持筹握算，晷无寸闲。如俯伏时久，则胸极感不舒，浸至微咳吐痰，尚无若何异象。近以年关猬务丛集，收欠付欠，尤多焦劳。初觉胸膈满胀，嗳气时作，继则喘咳痰唾，夜不安眠，甚而胸背牵引作痛，服调气化痰药不效，乃走治于余。诊脉弦滑，舌苔白腻，不渴，喘咳，胸背彻痛不休，并无恶寒肢厥景象。此固《金匮》之胸痹，非调气化痰之所治也。盖胸痹一证，因缘阳气不振，阴寒乘之，浊痰上泛，弥漫胸膈，气机阻滞，上下失调，故前后攻冲，胸背剧痛。如属阴寒剧盛，胸痛彻背，背痛彻心者，则宜辛温大热之乌头赤石脂丸以逐寒邪；如内寒不盛而兼虚者，则当相其轻重用人参汤或大建中汤以为温补；本证则阳未虚甚大而寒亦不盛，既不合前者椒附之大温，亦不宜后者姜参之温补，仅应温阳祛痰，舒展中气，运用瓜蒌薤白半夏枳实桂枝汤调理，可谓方证切合，自当效如桴鼓，3剂可愈。数日病者来告，服药效验如神，果如所期。

[点评] 本案讲的也是会计的职业病，大家把它和上面瓜蒌薤白白酒汤的医案作个对比就清楚了。

案二：《连建伟医案》

季某，女，55岁，退休职工。1989年10月8日诊。1周前患外感，发热咳嗽，鼻塞不通。现表证已解，发热尽退，但仍鼻塞，咳嗽甚剧，每日吐出大量白色痰涎，胸膺疼痛，周身乏力，苔薄糙腻，脉细涩。此乃痰浊未化，气机不通，当用瓜蒌薤白半夏汤加减化其痰浊，宣通气机。方用：全瓜蒌18克（仁打），薤白头10克，制半夏10克，化橘红6克，橘络6克，茯苓12克，炒枳壳6克，桔梗5克，苦杏仁10克，薏苡仁15克，3剂。10月14日患者电话告知：此方真是灵验，共服3剂，病情一天天好转起来，胸痛消失，咳痰痊愈，体力恢复。并云：近日家中来客，已能整日操持家务。

[点评] 本案就是典型的太阳病转少阳病。患者太阳病已愈，转入少阳，变成痰多咳嗽、胸痛的胸痹病，所以，就用瓜蒌薤白半夏汤合茯苓杏仁甘草汤，再加祛痰止嗽的药物。

六、枳实薤白桂枝汤证

（一）枳实薤白桂枝汤证的病理与症状

枳实薤白桂枝汤证的病理是阳虚更甚，痰饮更盛，是瓜蒌薤白半夏汤证的进一步发展。

【条文】

胸痹心中痞，留气结在胸，胸满，胁下逆抢心，枳实薤白桂枝汤主之。人参汤亦主之。

【解读】

患者阳虚更甚，所以才有"留气结在胸"的说法；同时，患者痰饮也更盛，所以出现了"心中痞""胸满""胁下逆抢心"的水饮充盈、水势上冲症状；而"心中痞"不仅是水饮盛的表现，也是胃寒生水饮的体现。

因为患者是阳虚更为严重，也就是说，患者的体气就是较为严重的胃肠虚寒，而证候表现就是比较严重的胸痹症状。

急则治其标，要先治胸痹，因此用枳实薤白桂枝汤；缓则治其本，胸痹症状消失后，就要治其胃肠虚寒的"本"，所以，条文才有"人参汤亦主之"这个说法。就是说，人参汤是瓜蒌薤白桂枝汤后面的调摄之方，是治本的方子。

人参汤就是理中汤，它的功效是治胃肠虚寒所引发的痰饮症状，就是"胸上有寒，当以丸药温之"所说的内容。

（二）瓜蒌薤白桂枝汤的药理与运用

瓜蒌薤白桂枝汤的组成：

瓜蒌 15 克，薤白 40 克，桂枝 5 克，枳实 20 克，厚朴 20 克。

枳实薤白桂枝汤是桂枝生姜枳实汤合瓜蒌薤白白酒汤加减而成，因为痰饮较盛，所以加入了较大剂量的厚朴。

（三）医案点评

案一：《田春礼临床经验集》

患者温某，男，60岁，初诊于1978年10月5日。患者胸闷、胸痛、气短，总感觉有一股气从左胁下向左乳内侧牵拉，似铁钩钩心的感觉；每次发作有濒死感；心悸、失眠、汗出、乏力。心电图显示：心肌缺血，血压140/90毫米汞柱；舌淡苔白腻，脉弦而滑。证属胸痹，方用枳实薤白桂枝汤。方药：枳实15克，薤白15克，厚朴15克，桂枝10克，全瓜蒌30克。3剂，早、晚空腹服。服第一剂后约40分钟，患者肠鸣腹泻，便下黄溏很多，且所便之物烧灼肛门，便后极度乏力。服第三剂第二煎后又便下黄溏，突然胸闷气短消失，更为可喜的是每日二三次的铁钩钩心之感消失，但乏力较前加重，对于乏力一症用人参汤补中助阳。方药：人参10克，甘草10克，干姜10克，白术30克。3剂，早、晚空腹服，每日1剂。3剂服后，乏力亦减。患者执意停药。20年后与患者相见，患者体健无疾。

按：田老多次讲过此病例。他说："患者年过六旬，胸阳必衰，脉弦而滑，为阴乘阳位。"仲景曰："夫脉当取太过不及。阳微阴弦，即胸痹而痛，所以然者，责其虚也。今阳虚知在上焦，所以胸痹、心痛者，以其阴弦故也。"患者感觉有一股气从左胁下向左乳内侧牵拉，有似铁钩钩心之感，每次发作有濒死感。仲景曰："胸痹心中痞气，气结留在胸，胸满，胁下逆抢心，枳实薤白桂枝汤主之。人参汤亦主之。"患者胸满，胁下逆抢心，其本为虚，其标为实，痰浊阻滞，气滞不通，病势不仅已由胸膺部向下扩展到胃脘两胁之间，而且胁下之气又逆而上冲。故当急治其标实，宜通阳开结，泄满降逆，先用枳实薤白桂枝汤。方中枳实消痞除满，厚朴宽胸下气，桂枝、薤白通阳宣痹，全瓜蒌开胸中痰结。服后大便黄溏，肛门灼热，标志邪有去路，痰热湿从大便而出，故邪逆之气以断根源。然毕竟是气虚之全，所以便后乏力甚，治以补中助阳以培其本，便阳气振奋，则阴寒自散，正是仲景言"人参汤"亦主之，患者用人参汤后果然痊愈。实际上凡遇胸痹心中痞气，气结在胸，胸满胁下逆抢心者，都可先用枳实薤白桂枝汤祛其邪实，后用人参汤补虚固其根本，以绝后患。人参汤实为理中汤。理中者，理其中焦；中焦者，脾胃也；脾胃者，气血生化之源，后天之本，万物土中生，执中运以达四旁。中焦一生化，大气一运转，何病之有？

[点评] 本案中，田老就是先用枳实薤白桂枝汤治其标，后用人参汤治其本的。

案二：《范文甫专辑》

俞云章，胸痹病，喜按喜暖，四时不温，舌苔淡白，阳气虚故也。当以温药补之。党参9克，生白术9克，炙甘草9克，炮姜4.5克，淡附子9克，归身9克，生白芍9克。按：本方为《金匮》人参汤加减，用治胸痹偏于虚寒者，是"塞因塞用"之法。先生仿人参汤法又不泥于人参汤，此师古而不泥也。

[点评] 本案中，患者的胸痹更多表现在阳虚方面，症状是喜按喜暖，四时不温，舌苔淡白，自然就用人参汤了。

七、薏苡附子散证

（一）薏苡附子散证的病理与症状

薏苡附子散证的病理是阳虚寒湿，是人参汤证的进一步发展。

【条文】

胸痹缓急者，薏苡附子散主之。

【解读】

条文比较简单，重点就在"缓急"这两个字上。

"缓"和"急"是反义词，在这里，就是时缓时急的意思。就是说，像这种阳虚寒湿的胸痹痛，平时病比较轻，好的时候甚至像没病一样，所以称为"痛缓"；如果受到风寒刺激或是其他刺激，病发作时就会剧痛，所以称为"痛急"。二者合称就是"缓急"。所以，这里的"缓急"就是时缓时急的意思，也就是说，病情时好时坏，经常是过一段时间就发作。

李今庸先生认为，"缓急"是胸痹病的临床证候之一。所谓"缓"，就是"筋脉缓纵不收"；所谓"急"，就是"筋脉拘急不伸"。在临床上，一般情况下，常是筋脉"急"已即"缓"，"缓"过又"急"，所以"缓""急"二字连用就成了"缓急"。这种"筋脉或缓或急"的证候，也可以在其他疾病中出现，如"七物独活汤"所治"中风湿缓纵不随"、"桂枝加附子"所治"四肢微急，难以屈伸"等就是。《神农本草经》中薏苡仁主"筋争拘挛，不可屈伸"、附子主"寒湿，踒躄拘挛，膝痛，不能行走"，二者合方，就是治疗"胸痹痛"伴有"筋脉缓急"的证据。

李老先生所讲的意思，和上面讲的也相差无几，因为寒主收引，筋脉拘急就会痛剧，反之就痛缓，所以，这两者的意思也是相通的。

《治验回忆录》说："盖胸痹一证，因缘阳气不振，阴寒乘之，浊痰上泛，弥漫胸膈，气机阻滞，上下失调，故前后攻冲，胸背剧痛。如属阴寒剧盛，胸痛彻背，背痛彻心者，则宜辛温大热之乌头赤石脂丸以逐寒邪；如内寒不盛而兼虚者，则当相其轻重用人参汤或大建中汤以为温补。"

赵老的这段话，直接点出阳虚才是胸痹病的体气，虽然不是直接讲薏苡附子散证，却也说出了其中的道理。

（二）薏苡附子散的药理和运用

薏苡附子散的组成：

炮附子 225 克，薏苡仁 225 克。

方后注：杵为散，每服 6～9 克，日三服。

薏苡附子散只有两味药，就是附子与薏苡仁。

这个方子可以这样理解，就是患者属于阳虚痰湿，阳虚重而痰湿较轻，所以用附子温阳行血运，用薏苡仁健脾利痰湿，寒湿得散，自然病也就好了。

（三）医案点评

案一:《河南中医学院学报》（1978 年）

曹某，男，50 岁，工人。患肋间神经痛 10 余年。1975 年 1 月 4 日夜，因连日劳累，觉胸部胀痛加重，至次晨痛无休止。此后 20 余日，胸部持续胀痛不止。严重时，常令其子女坐压其胸部，以致寝食俱废，形体衰疲，伴有呕恶感、口唾清涎、畏寒肢冷等症。经西医检查，超声波提示肝大，X 射线为陈旧性胸膜炎，钡餐显示胃小弯有一龛影，其他无阳性发现。曾用西药解热镇痛剂、血管扩张剂、制酸、解痉、保肝、利胆及中药活血化瘀祛痰法，均无效。疼痛严重时，用杜冷丁能控制三四个小时。1975年1月28日初诊，形证如上，闻及胃部有振水音，脉细弦，舌淡苔白润多水。证属寒湿胸痹，宜温阳利湿。先予薏苡附子散：附子五钱，薏苡仁一两，2剂。1月30日复诊：述服药当晚痛减，可安卧三四个小时。翌晨，二服，痛又减，饮食转佳。即于前方合理中及瓜蒌半夏汤，3剂。2月2日三诊：疼痛大减，仅胸中隐隐不舒，体力有增，饮食渐趋正常。改拟附子理中汤合小建中汤3剂，胸痛止。又续服10余剂，钡餐透视龛影消失，胸痛未再复发。

[点评] 本案中，患者除了疼之外，他的脉证就是"胃部有振水音，脉细弦，舌淡苔白润多水"，这就是比较典型的寒湿胸痹，所以先用薏苡附子散温阳利湿，再用人参汤合瓜蒌半夏汤内外并治，最后用人参汤合小建中汤治其本。可见，理解了这个医案中对于胸痹篇中各个方证的运用，也就基本掌握了胸痹病的类型与治疗原则。

案二:《张仲景药法研究》

吴某，女，47岁。胸痛已有5年之久，时好时坏，反复无常，于1981年4月28日来我处就诊。体检：胸透心肺无异常变化，心电图正常，平素无肋软骨炎和气管炎病史。每次胸痛发作，先从背开始，反射到前胸，若劳累和寒冷后加重，疼痛剧烈时喜欢人家用足蹈其背当可缓解。舌暗淡小有紫斑，舌苔白腻。曾用逍遥散、九气拈痛、瓜蒌薤白白酒汤等治疗无效。故初步考虑为阳虚血瘀，寒湿胸痹。试投薏苡附子散合参苏饮加味：薏苡仁15克，炮附子9克，丹参20克，苏木10克，制乳香、没药各9克，白芥子5克，五灵脂10克，延胡索12克，丝瓜络10克，广郁金10克，石菖蒲6克，柴胡12克，橘络10克。服药3剂，疼痛大减，又用原方继进6剂，疼痛全止。但不能干重活，稍累即复发。后用上方减五灵脂，加当归、白芍、党参，配丸剂1料以善后。

[点评] 本案完美地阐释了"胸痹缓急"这四个字的意思。

八、乌头赤石脂丸证

（一）乌头赤石脂丸证的病理与症状

乌头赤石脂丸证的病理是阳虚寒湿而见寒泻，是薏苡附子散证的进一步发展。

【条文】

心痛彻背，背痛彻心，乌头赤石脂丸主之。

【解读】

条文也比较简单，从条文的描述可以得知，"心痛彻背，背痛彻心"的症状要比薏苡附子散的"胸痹缓急"症状严重得多。所以，从这一点上看，乌头赤石脂丸证的阳虚寒湿就要比薏苡附子散证严重得多。

关于"心痛彻背，背痛彻心"《金匮要略》里面有一条条文：

心中寒者，其人苦病心如啖蒜状，剧者心痛彻背，背痛彻心，譬如蛊注。其脉浮者，自吐乃愈。

这条条文直接点出了病因是"心中寒"，也就是阳虚寒湿。

乌头赤石脂丸是由乌头、附子、干姜、川椒、赤石脂五味药组成，乌头、附子是强心促血运而使阳气得振的，川椒、干姜则温胃逐水饮，赤石脂则是温肠止泻的。

从这些药物的药理运用可以知道，患者除了心痛彻背之外，还应当有舌淡苔白、形寒畏冷、四肢厥逆、呕逆、腹泻甚至久泻等等的症状。

乌头赤石脂丸也可以看成是乌梅丸的一个变方，就是乌梅丸证中属于胃寒久泻的那一部分，只是为了增强温里和止泻的效果，增加了乌头、赤石脂这两个药物。

也正是因为这样，有的注家认为这里的乌头是乌梅之误，这其实是错的，乌梅跟乌头的药理相差很远，而且，这里也没有用乌梅的必要，如果理解了乌头赤石脂证的病理，就不会有这种问题了。

（二）乌头赤石脂丸的药理和运用

乌头赤石脂丸的组成：

乌头 8 克，附子 8 克，干姜 15 克，川椒 15 克，赤石脂 15 克。

末之，和蜜为丸如梧子大，食前服一丸，日三服。

乌头赤石脂丸由乌头、附子、干姜、川椒、赤石脂五味药组成。

赤石脂的药理

赤石脂，味甘、涩、酸，性温，归脾、胃、心、大肠经，功效是涩肠、收敛止血、收湿敛疮、生肌，主治久泻、久痢、便血、脱肛、遗精、崩漏、带下、溃疡不敛、湿疹、外伤出血。现代药理研究表明，赤石脂有较好的止泻、止血作用。

理解了赤石脂的药理，乌头赤石脂丸的药理和运用也就清楚了。

（三）医案点评

案一：《古方新用》

姜某，男，28 岁。……患者胃脘疼痛 2 年余，经常复发，遇冷加重，痛甚时冷汗出，食纳减少。舌淡苔白，脉紧。辨证为寒凝气滞性胃痛。方用：乌头 8 克，蜀椒 30 克，干姜 30 克，附子 15 克，赤石脂 30 克。共为细末，炼蜜为丸，如豌豆大，每服 5 丸，日服 1 次，早饭后服。患者经服上药数日后，症状减轻，疼痛明显缓解。继服 1 个月之后病愈，再未复发。体会：本方为治胸痹证的心痛彻背、背痛彻心之方。考虑本方为一派辛温之药，且古人将心与胃脘往往联系一起，如胃脘痛常称心口痛等，今患者为寒凝气滞之证，病位在胃脘，故用本方获取全效。

[点评] 本案中，患者寒凝气滞导致的胸痹病较为严重，因此用乌头赤石脂丸。

案二：《何任医案》

项某，女，47 岁。1978 年 3 月 27 日初诊。胃脘疼痛，每遇寒或饮冷而发，发则疼痛牵及背部，绵绵不已，甚或吐酸泛漾，大便溏泄，曾温灸中脘得缓解，脉迟苔白，以丸剂缓进。制川乌 9 克，川椒 9 克，制附子 9 克，干姜

12克，赤石脂30克，炒白术15克，党参15克，炙甘草9克，高良姜9克，瓦楞子30克。上药各研细末，和匀再研极细，存贮。每日服2次，每次1.5克，开水吞服。经随访，服药后胃痛明显减轻，少发，大便亦成形，后再续服1剂而愈。

[点评] 这两个医案是非常相近的，第二个医案显然讲得更清楚一点，患者不仅有胸痹痛，而且有腹寒泻的症状，所以，乌头赤石脂丸就是对证方药。

九、九痛丸证

（一）九痛丸证的病理与症状

九痛丸证的病理是阳虚寒湿而见寒秘，是薏苡附子散证的进一步发展。

它和乌头赤石脂丸证的区别在于：乌头赤石脂丸证是寒泻、久泻，九痛丸证则是寒秘。

【条文】

治九种心痛，九痛丸主之。

这条条文比较简单，只是说九种心痛，古人所说的心痛就包括心窝、胸部、胃脘这三个部位的疼痛，而这里说的九种心痛，应该是泛指，指的是多种心痛。

《千金要方》说："治九种心痛，一虫心痛、二注心痛、三风心痛、四悸心痛、五食心痛、六饮心痛、七冷心痛、八热心痛、九去来心痛。"

关于这些心痛，也都只是个名字，如果用"以药测证"的方法来看，这些心痛应该是阴寒积聚、痰饮、结血等引起的心痛，也就是胸痹痛。

而方后注所说的"兼治卒中恶，腹胀痛，口不能言。又连年积冷，流注心胸痛，并冷冲上气，落马坠车血疾等，皆主之，忌口如常法"也说明了这些心痛的病理是阳虚寒湿。

那为什么说九痛丸证是寒秘而乌头赤石脂丸证是寒泻呢？

对比一下这两个方子的药物就会发现，他们其实是很相似的。

乌头赤石脂丸里面，强心活血、温胃除寒的药物是乌头、附子、干姜、川椒，止寒泻久泻的是赤石脂；而对于九痛丸来说，强心活血、温胃除寒的药物是附子、干姜、人参、吴茱萸，除寒秘结的是巴豆。就是说，这两个方子其实可以看成一方两法，表面是上两个方子，但其实方中强心活血、温胃除寒的药物是可以通用互换的，而且所治的病也相同，只是根据患者情况的不同，寒泻的用赤石脂，寒秘的用巴豆而已。

在九痛丸的原方中，有一味叫狼牙的药物，《千金要方》里面记载的则是狼毒，因为狼牙性寒，狼毒性平，狼牙主要用于杀虫止痢，狼毒则主咳逆上气、胸下积癖，所以，历代注家基本认为狼牙应该是狼毒。个人认为，因为狼牙和狼毒都有毒，而且不是主药，所以，完全是可以不用的。

（二）九痛丸的药理和运用

九痛丸的组成：

炮附子45克，干姜15克，人参15克，吴茱萸15克，熬巴豆15克，炙狼毒15克。

方后注：和蜜为丸如梧子大，酒下，强人初服三丸，日三服，弱者二丸。兼治卒中恶，腹胀痛，口不能言。又连年积冷，流主心胸痛，并冷冲上气，落马坠车血疾等，皆主之，忌口如常法。

九痛丸是由附子、干姜、人参、吴茱萸、巴豆和狼毒六味药组成的，狼毒有毒，不建议使用。

巴豆的药理

巴豆，味辛，性热，归胃、大肠经，功效是泻寒积、通关窍、逐痰、行水、杀虫，主治冷积凝滞、胸腹胀满急痛、血瘕、痰癖、泻痢、水肿，外治用于喉风、喉痹、恶疮、疥癣。现代药理研究表明，巴豆有泻下、止痛、抗菌、抗肿瘤等作用。

《本草通玄》说："巴豆，禀阳刚雄猛之性，有斩关夺门之功，气血未衰，积邪坚固者，诚有神功，老羸衰弱之人，轻妄投之，祸不旋踵。巴豆、大黄，同为攻下之剂，但大黄性冷，腑病多热者宜之；巴豆性热，脏病多寒者宜之。故仲景治伤寒传里恶热者，多用大黄，东垣治五积属脏者，多用巴豆，世俗未明此义，往往以大黄为王道之药，以巴豆为劫霸之剂，不亦谬乎？若急治为水谷道路之剂，去皮心膜油，生用；若缓治为消坚磨积之剂，炒令紫黑用。炒至烟将尽，可以止泻，可能通肠，用之合宜，效如桴鼓。纸包压去油者，谓之巴豆霜。巴豆壳烧灰存性，能止泻痢。"

《本草纲目》说："巴豆，生猛熟缓，能吐能下，能止能行，是可升可降药也。盖此物不去膜则伤胃，不去心则作呕，以沉香水浸则能升能降，与大黄同用泻人反缓，为其性相畏也。巴豆，峻用则有劫病之功，微用亦有调中之妙。王海藏言其可以通肠，可以止泻，此发千古之秘也。一老妇年六十余，病溏泄已五年，肉食油物生冷，犯之即作痛，服调脾、升提、止涩诸药，入腹则泄反甚。延余诊之，脉沉而滑，此乃脾胃久伤，冷积凝滞所致。王太仆所谓大寒凝内，久利溏泄，愈而复发，绵历年岁者，法当以热下之，则寒去利止。遂用蜡匮巴豆丸药五十丸与服，二日大便不通，亦不利，其泄遂愈。自是每用治泄痢积滞诸病，皆不泻而病愈者近百人，妙在配合得宜，药病相对耳。苟用所不当用，则犯轻用损阴之戒矣。"

《黄河医话》中杨传温先生关于巴豆的一篇文章说："巴豆一名，童叟皆知，常使人望而生畏，有点'老虎不吃人，恶名在外'的味道。对医界来说，巴豆之性烈，巴豆之力峻，更是无医不晓了。余家世医，祖辈常诲余曰：巴豆别名'肥鼠子'，鼠类最喜食之。又说：巴豆少量口服，可以破积聚、疗癥瘕，治肚腹胀满，成人、儿童均可服用，疗效较佳。成人每次1或2粒，生用。并举若干病例，授余习之。又谓：若遭巴豆中毒或泄泻不止者，可口服新汲水一碗，解之立效。关于'肥鼠子'一说，作者亲见药厨中的巴豆常被老鼠盗食一空。然何以老鼠服若多之巴豆而安然无恙，其理不知；至于人服之到底有多大毒性，亦不了然。一次偶然的机会，用了一次生巴豆，又巧逢一个幼童误食巴豆的病例，才对巴豆有了实践体会。例1：蒋某，女，55岁，教师，素无他病，只是多年患习惯性便秘，经常腹部胀满，隐痛不适，食欲不佳。曾多次服用中西药导便、润肠。开始服用情况尚好，待持续服用，药量越用越大，效果越来越差，一日不用则数日不便，便则肛裂带血，且消化呆滞。无奈，于1984年夏延余诊治。接诊后视其精神好，无病色，脉缓有力，苔黄薄、质正常。遂处方一张：生巴豆1粒，压碎（不去油），用一碗淡面糊送下，嘱患者拉稀便3次以上时，应立服冷开水半碗至一碗。患者上午10时服用，12时开始腹泻1次，至下午6时共泻6次，泻时有肠鸣，但无腹痛，自觉便后格外畅快舒服，排泄物为黑黄色黏液兼少量食物残渣及脓液，味恶臭，6 时许服冷开水 1 碗，后又泻 1 次，一夜无事，睡眠良好，后未再泻。次日随访，腹部平坦柔软，精神好，无任何异常发现，忌肉、腥 3 日，自此以后，每 2 日自行大便 1 次，不干。现已年余，迄无复发。例 2：刘某，女，4 岁，住西安市西关，1985 年 3 月 5 日上午 10 时，家长急匆匆抱来求诊。问其故，家长谓当日 8 时许，患儿之姨备 5 粒去皮之生巴豆灭头虱用，当时小女在旁玩耍。当其姨用巴豆时不见，问小女，小女回答好吃了，故速来院求解。查患儿精神好，玩耍自如，压其腹软而无痛，问吃豆没有？患儿曰：吃了。计服巴豆 1 ~ 1.5 小时，当即给患儿服冷自来水 100 毫升左右，1 小时后又服 1 次，坐等观察。下午 3 时患儿有腹痛感，大便 1 次溏稀，内有巴豆 2 粒，经观察再未见异常，遂去。巴豆确有泻下、导便之力，亲所见验，不容怀疑。冷水能缓解巴豆之毒，虽有家训及文献记述，但只有此例为亲见，尚不敢下何结论，仅供同道参考。"

综合以上讲解，巴豆的功效可以总结为温肠泻积、逐水消胀，属于热性泻药，主要用于宿食积滞以及涤荡肠胃中的沉寒痼冷。可见，它的功效和乌头赤石脂丸中赤石脂治寒泻、久泻是不同的。

巴豆有毒，入药一般用压去油的巴豆霜，常用量是 0.1 ~ 0.3 克。巴豆的主要药用成分是巴豆油，巴豆油内含巴豆酸，有较强的刺激胃肠从而急剧泻下的作用。因为巴豆油直接接触咽部胃部，产生灼热感，甚至催吐，所以，巴豆常与其他赋形药同用，以减少对咽、胃之刺激。

杨传温先生提到了用冷开水止因泻药引发腹泻的方法，它来自《伤寒论》三物白散条下的注意事项：

> 病在膈上必吐，在膈下必利，不利者，进热粥一杯，利过不止，进冷粥一杯。

这种方法，就是针对三物白散里面的巴豆而使用的。

验于临床，这种方法对于药物引发的腹泻和呕吐都有效。

朱宗元先生在《急腹症用大黄的体会》一文中说："大黄的攻下作用与其煎法有很大的关系，一般而言，待汤药煎成后再入大黄，大黄入煎时间不宜超过 5 分钟，久煎则攻下作用递减。大黄的泻下作用有时很猛烈，这常可引起医生和病人的恐惧。对此，《伤寒论》尝以服冷粥止泻，我在临床中以冷开水代冷粥亦可达到止泻目的。服药前事先准备一杯冷开水，待泻下次数达到预定数，即饮冷开水，其泻即止。用冷开水止药物引起的泻下，不仅适用于大黄，而且对甘遂、芫花等药所致泻下均可达止泻目的。"

日本医学家永富独啸庵说："凡服吐剂至欲吐时，先饮沸汤一碗，则易吐，既吐后，暂令安卧休息，更饮沸汤取吐，数次而后，与冷粥而冷水一碗，以止之。诸缓慢证宜吐者，先用乌头附子之剂，以运动其郁滞之毒，时时用瓜蒂散吐之。"

（三）医案点评

案：袁呈云先生医案（《浙江中医杂志》1984 年）

戴某，女，42 岁。胃脘痛已 10 多年，每于秋冬风寒之际加剧，近日来又发作，坐卧不安，面色苍白无华，不欲进食，但食后痛缓，时时泛酸，畏寒肢冷，形体消瘦，小便清长，大便色黑而秘结，三四日一解，舌淡红苔薄白，脉沉弦无力。大便检查隐血阳性。此系阴寒痼冷积于中焦，脾胃失和，治宜温通解寒，健脾止痛。令痛甚时随服九痛丸 1 丸（约 0.5 克），服 10 多丸后即慢慢缓解，当天进服 15 丸，次日痛大减，但时有隐隐然感觉，改为每日服 3 次，每次 1 丸。共服 100 丸，痼痛除，大便检查隐血阴性，随访 10 年，未见复发。

[点评] 本案和乌头赤石脂丸医案中患者的症状基本一样，只是乌头赤石脂丸的医案中患者是"大便溏泄"，而这个医案中患者却是"大便色黑而秘结"。

本案中，袁呈云先生所用的九痛丸，方子里面用的是狼毒，个人认为，狼毒减去不用，效果应该也是一样的。

第四十七讲　结胸

一、结胸的病理与症状

结胸的病理是胃寒肠热，痰热互结。

【条文】

1.问曰：病有结胸，有脏结，其状何如？答曰：按之痛，寸脉浮，关脉沉，名曰结胸也。何谓脏结？

答曰：如结胸状，饮食如故，时时下利，寸脉浮，关脉小细沉紧，名曰脏结。舌上白胎滑者，难治。

2.病发于阳而反下之，热入，因作结胸。病发于阴而反下之，因作痞也。所以成结胸者，以下之太早故也。

3.结胸证，其脉浮大者，不可下，下之则死。

4.结胸证悉具，烦躁者亦死。

5.太阳病二三日，不能卧，但欲起，心下必结，脉微弱者，此本寒分也。反下之，若利止，必作结胸。未止者，四五日复下之，此作协热利也。

6.太阳病，下之，其脉促，不结胸者，此为欲解也。脉浮者，必结胸。脉紧者，必咽痛。脉弦者，必两胁拘急。脉细数者，头痛未止。脉沉紧者，必欲呕。脉沉滑者，协热利。脉浮滑者，必下血。

7.脏结无阳证，不往来寒热（寒而不静），其人反静，舌上胎滑者，不可攻之。

8. 病胁下素有痞，连在脐傍，痛引少腹，入阴筋者，此名脏结，死。

【解读】

结胸的病理就是“病发于阳而反下之，热入，因作结胸。……所以成结胸者，以下之太早故也”。就是说，结胸的病理原因是表病误下。

治病的原则要先表后里，就是说，患者如果有表病的，要先解表，然后才能攻里，如果不先解表，直接攻里，就称之为“逆”。

前面讲过，当患者表病而里亢时，要先解表而后始能攻里。如果表证未罢，而遽用苦寒之药以攻其里，那么，患者就会外则表热未罢，内则胃肠受寒，三焦津液内冷而外热，湿热胶结而成结胸诸证，就是小陷胸汤证、三物白散证、大陷胸汤证等；也可能因为身体的正气奋起抵抗，元气归里而见暴利之症，就是葛根芩连汤证、承气汤证等；也可能因为患者表证未罢因误用清药，抑制身体的抵抗力，加上苦寒之药使三焦水运缓而成水滞，就成了外有表证内有少阳水液积滞及肠部腑实之证，就是小柴胡汤证等。

不仅如此，在大陷胸汤证的条文中，也明确指出了结胸病是太阳表病误下所引起的。

【条文】

太阳病，脉浮而动数，浮则为风，数则为热，头痛发热，微盗汗出，而反恶寒者，表未解也。医反下之，动数变迟，膈内拒按（头痛而眩），胃中空虚，客气动膈，短气躁烦，心中懊侬，大陷胸汤主之。

太阳病，重发汗而复下之，不大便五六日，舌上燥而渴，日晡所小有潮热（心胸大烦），从心下至少腹，硬满而痛，不可近者，大陷胸汤主之。

这两条条文直接讲明了大陷胸汤证就是因为太阳表病误下所引起的。

结胸的病理原因就是患者表病里亢而误下，就是说患者外有表证，内有肠滞。

像这种病，按照原则，是要先解表再攻里的，有时候甚至不用攻里，表证一解，元气归里，里证也跟着消失。

举一个例子：吴某，同学的儿子，高二的学生，刚放暑假，大热天就跟同学去外面玩，回来后就去吃五分熟的牛排、喝冷冻的啤酒，口渴再喝冷冻的矿泉水，于是回家后就病了。舌淡有齿痕，舌苔滑腻，发热，项强，无汗，四肢无力，腹中绞痛，腹胀不欲食，有便意而无法大便。其母亲认为他是中暑，就给他服了莲花峰茶丸以及藿香正气液等解暑的药，但是没什么效果。于是，同学就打电话给我，并且把舌象拍照后发过来。我仔细了解后就跟他说，这是阴暑加上食积，要解表后才能攻里，表解后也许大便就通了，也不用太焦急。于是就开葛根汤的原方再加上祛湿的茯苓 20 克，消食通便的生莱菔子 30 克，患者服第一剂药后症状就减轻了不少，还觉得肚子饿，就只让他吃粥，第二剂服完后，全身轻松，大便通畅，第三剂服完，病就全好了。

患者外有表证，内有肠滞，按照原则是要先解表后攻里的，可是，因为医生不懂这个原理，看见患者有肠滞的里病，就用苦寒攻下的方法进行治疗，患者就有可能出现结胸病。不仅古代的医生是这样，现在很多的医生也是这样子，动不动就让患者去洗肠通便，并美其名曰"通便排毒"，这些都是不懂先表后里原则的行为。

章太炎先生说："结胸有恶涎，此有形之物，非徒无形之热也，非更以下救下，将以何术哉？然江南浙西，妄下者少，故结胸不少见，而大陷胸汤之当否，亦无由目验。吾昔在浙中，见某署携有更夫，其人直隶人也，偶患中风，遽饮皮硝半碗，即大下成结胸，有扬州医，以大陷胸下之，病即良已，此绝无可疑者。"

章太炎先生的这段记述，举例说明了表病误下出现结胸病的情况，不仅证明了《伤寒论》中条文的记载是准确的，也让人清楚了不明先表后里而妄下的后果。

前面讲过，人的三焦内连胃肠，外连肌表，患者表病里亢，而用苦寒攻下，就有可能出现上有湿热痰瘀、下有胃肠症状的结胸病，这里面又可以分为三种情况：

第一，患者虽然经过苦寒攻下，但是因为患者的体质较好，所以，只是胃受寒而已。胃受寒就无法正常磨化食物，未能正常磨化的食物进入肠中，肠就必须通过加速蠕动来进一步磨碎，因此就出现了肠虚热的情况，这种胃寒肠热的情况就是半夏泻心汤证，加上胸部有痰饮，就成了小陷胸汤证。

第二，患者经过苦寒攻下，胃肠皆寒，出现了肠寒不运，肠滞内结的寒秘症状，所以，患者出现了上有痰饮，下有寒秘结，这就是三物白散汤证。

第三，患者经过苦寒攻下之后，身体功能抵抗太过，变成了胃肠皆热的大承气汤证，这样就出现了胃肠是承气汤证、胸胁部有痰饮的大陷胸汤证。

这里有个要点，虽然条文说"病发于阳而反下之，热入，因作结胸……所以成结胸者，以下之太早故也"，是太阳表病误下导致结胸病，但是，大家要知道，太阳表病误下导致结胸病实际上也只是疾病的一种来路而已，例如大陷胸汤条文"伤寒五六日，呕而发热者，柴胡汤证具，而以他药下之，若心下满而硬痛者，此为结胸也，大陷胸汤主之"就讲明了是由少阳病误下所导致。

人的体质千差万别，很多病并不是一定要从某个病转化而来，有的人的体气原来就是这样。像小陷胸汤证，可能患者原来就是胃寒肠热，受风寒感冒后，就有可能出现小陷胸汤证，其他原因也有可能导致小陷胸汤证，就是说，患者的病也可能是原发病，不一定是太阳病或是其他疾病转化而来，所以，在辨证时，最重要的是患者现在的情况，当然，病的来路也是帮助判断的重要标准之一。

至于条文提到的"脏结"，说白了就是比较严重的少阴病。

至于条文提到的"协热利"，则是太阴病，是外有表热而内则胃肠寒而下利，也就是桂枝人参汤证。

结胸的症状就是"按之痛，寸脉浮，关脉沉"。

对于症状"按之痛"，很多人首先会想到胸痹，因为胸痹的症状是"胸痹而痛"，事实上，这两者是非常相近的，不仅病位一样，症状也基本相近，在古代很多医案中，也常有把结胸证称之为胸痹的。这是因为结胸病的病理是痰热互结，痰饮积于胸脘部，自然就有胸痹的症状。

二、小陷胸汤证

（一）小陷胸汤证的病理与症状

小陷胸汤证的病理是胃寒肠热，痰热互结，上面是胸痹症状，下面是胃寒肠热症状。

【条文】

小结胸病，正在心下，按之则痛，小陷胸汤主之。

【解读】

条文比较简单，不过却把病名、病位和症状全部讲清楚了。

病名就是"**小结胸病**"，病位就是"**正在心下**"，症状就是"**按之则痛**"。

"**心下**"就是胃的部位。前面讲过，"**心下痞，按之濡，其脉关上浮者，大黄黄连泻心汤主之**"，就是说，对于大黄黄连泻心汤证来说，胃这个地方有胀满感，按压之后的感觉是濡软且患者感觉不到痛；而小陷胸汤证是"**心下痞，按之则痛**"，就是说，小陷胸汤证和大黄黄连泻心汤证一样，都有胀满痞塞，但是腹诊的症状不一样，大黄黄连泻心汤证是"**按之濡**"，小陷胸汤证是"**按之则痛**"，这是小陷胸汤证的重要辨证依据。

《伤寒论临证杂录》说："小结胸如不经按压，则无自发疼痛。所指心下，处在剑突下乃至中脘之间，相当于胃的大部及肝的下缘部位。腹诊时发现心下压痛者甚多，常在各种胃炎、胃溃疡及肝胆、胰腺疾病中见之。治以小陷胸汤，其效均能立竿见影。"

《伤寒论临证杂录》书中举了用小陷胸汤加减治疗皮肤病兼头痛及睡卧腰痛两个例子，辨证要点都是心下部位按压疼痛。

对于用小陷胸治皮肤病兼头痛，张常春先生认为患者虽以皮肤瘙痒和头痛为主诉，实际上这些都是疾病的标，属于疾病的一种现象，其根源是隐匿在脏腑之内的，脏腑问题才是疾病的本质。像这种病，它的根源是在胃腑，所以就以小陷胸汤为主治疗。

对于用小陷胸汤治腰痛，张常春先生认为这种腰痛实际上是胃痛，病的根源是在胃或十二指肠。因为胃及十二指肠呈袋形，发炎或溃疡等病灶，可出现在胃及十二指肠的前后和上下左右，就像口腔溃疡一样，溃疡既可以在唇内，也可以在两颊，既可以在腭部，也可以在舌体的边缘和上下。如果病灶在胃或十二指肠黏膜的前面，距离腹壁较近，发作时当然表现为上腹痛；倘若病灶处于黏膜的后面，距离腰部较近，发作时可表现为腰痛。同样，如果病灶在前面的上部，有可能表现为胸痛；而病灶在后面的上部，则可表现为背痛。这种疼痛一般发作时间在睡卧之后，且大都在凌晨时出现，也有夜半因痛而惊醒的，但是只要起床行走片刻，疼痛一般就会缓解。就是说，本病一般在黎明前发作，在起床后消失，这是因为到了夜间，胃中内容物已彻底排空，平卧时，失去分泌规律的胃酸浸润刺激病灶就会引发疼痛，而起床后，胃及十二指肠变成垂直状，胃液势必下流，难以吸附在病灶表面，所以疼痛就会缓解。

张常春先生这里所说的腰痛，其实就是一种反射性疼痛，这和前面讲过的心痛放射至背部是同一个道理，而且，这种腰痛在临床上非常多见。

个人在临床上就碰到好几例，患者求治时，经常会说自己是劳碌命，躺在床上会腰痛，起来干活反而会好很多，而且这种腰痛经常久治无效。因为一般的医生，听说患者是腰痛，不是补肾就是活血化瘀，没有找到真正的病源，所以也就治不好了。

对于小陷胸汤证来说，它的胃肠症状就是半夏泻心汤证，所以，《伤寒论》中的"太阳少阳并病，而反下之，成结胸，心下硬，下利不止，水浆不下，其人心烦"就是小陷胸汤证，并不是一些注家所说的不治之症。

前面讲过，半夏泻心汤证是"呕而肠鸣，心下痞者，半夏泻心汤主之"，患者出现的症状是心下痞、呕逆和肠鸣下利，还有可能出现心烦失眠的症状。而条文说"太阳少阳并病"，就是说患者是柴胡桂枝汤证，要用柴胡桂枝汤通里解外，可是医生不懂，反而用寒药攻下，导致患者出现了结胸、下利、不欲食和心烦的症状，这里面，不欲食是胃寒的症状，而心烦则是肠虚热的症状。

所以，小陷胸汤证除了心下痞、按之痛这两个症状之外，还可能有下利、便秘、心烦、呕逆、舌红苔黄、小便短赤这些症状。另外，胃寒不运，胃酸较多，胃脘疼痛、烧灼不适、嗳气、嘈杂、吐酸等症状也可能出现，这些都是胃肠部分的症状。

除了胃肠症状，患者因为胸有痰饮，所以，咳嗽、胸闷、痰多，以及胸满、胸痹痛之类症状也有可能出现。

（二）小陷胸汤的药理与运用

小陷胸汤的组成：

黄连 5 克，半夏 21 克，瓜蒌实 30 克。

小陷胸汤只有三味药，就是黄连、半夏和瓜蒌。这不是简单的三味药组合，而是由半夏泻心汤和瓜蒌薤白半夏汤这两个方子中的骨干药物组成的。黄连和半夏是半夏泻心汤方子的骨干，而半夏和瓜蒌是瓜蒌薤白半夏汤的骨干，之所以这样选择药物，是因为患者同时具有半夏泻心汤证和胸痹的症状。

小陷胸汤的药理：本方重用半夏温胃阳逐痰饮，轻用黄连清热利湿、消肠虚热，并用全瓜蒌以逐痰止痛、清热散结、润肠通便。

因为本方能逐痰止痛、润肠通便，服用后，就会大便通畅并且排出大量黄色黏液，达到痰去热除的目的。

《伤寒论今释》说："此方实治胃炎之多黏液者，黄连所以消炎，半夏所以和胃止呕，栝楼实所以涤除黏液。黏液为水饮之一，古书称痰饮水饮，日医称水毒，时医称痰，其实一而已矣。胃多黏液，往往引起脑症状，为痫，为惊风，时医所谓痰迷心窍者也。黄连与栝楼为伍，为胃肠药中峻快之剂，仅亚硝黄，不可不知。"

从陆渊雷先生的讲解可以得知，患者不仅痰饮较多，而且是肠有滞结，所以才有"黄连与栝楼为伍，为胃肠药中峻快之剂，仅亚硝黄，不可不知"的说法。

不仅如此，本方和大陷胸汤的用药比较，半夏涤痰祛水的功效比不上甘遂，黄连清热胃肠之力弱于大黄，瓜蒌润下之功不及芒硝，所以，才称之为小陷胸汤。

（三）医案点评

案一：《三湘医萃医话》

欧阳锜老师，幼承家学，医名梓里。新中国成立前夕，一日行经砖瓦窑，窑工心下（胃脘）痛甚而求治。师见其弯腰捧腹，呻吟床褥，按之硬痛，并见其嗳逆酸腐，恶心呕吐，面红唇焦，舌苔黄腻，脉浮而滑。询之，言烧窑数日，火燎口渴，置酒窖侧，时供一呷，三日未已，猝发斯疾。酒食蕴蓄胃肠，热盛于里，灼液成痰，痰热互结，结胸证成矣。《伤寒论》曰："小结胸病，正在心下。按之则痛，脉浮滑者，小陷胸汤主之。"师索纸笔处方，奈贫寒窖户，何来文房之物，师遂以火炭书草纸上，"瓜蒌实一枚，黄连三钱，半夏三钱"，嘱即购煎服。一剂知，二剂止。窖工视为神方，珍藏之，遇人有斯疾，照抄授与，亦每多效验。嗣后，"火炭草纸神方"于衡阳一带传为佳话。

[点评] 本案中，患者的症状表现，就是比较典型的胃寒肠热、痰热互结的小陷胸汤证。

案二：《临证实验录》

罗某，男，体素健，古稀之年，仍勤于躬耕。1973 年 10 月 1 日，大雨滂沱，田间遭淋，归来便感不适。翌日心下胀满，烘砖温熨，以求轻快，见食生厌，恶心呕吐，大便溏薄，一日二行，小便黄浊，口干口苦，舌苔黄腻，脉象滑数，皆一派湿热壅结之候。余以手诊腹，心下板硬疼痛。薛生白《湿热病篇》云："湿热病，始恶寒，后但热不寒，汗出，胸痞，苔白，口渴不思饮。"若结于心下，按于痛者，名小结胸。治当清利热邪，遵《素问·至真要大论》"燥胜湿，寒胜热"，"湿淫所胜，平以苦热，以苦燥之，以淡泄之"之法度。拟小陷胸汤加味。黄连 6 克，半夏 15 克，瓜蒌 15 克，枳实 10 克，厚朴 10 克，茯苓 10 克，泽泻 10 克，生姜 3 片。2 剂。二诊：胀满大减，纳食增加，按压心下已不觉痛，板硬亦不似先前，舌苔白腻，脉滑不数，原方加苍术 15 克。2 剂。按：结胸一证，出自《伤寒论》，泛指邪气滞于胸胁、脘腹之病证，为湿热互结而成。本案湿重于热，湿为阴邪，得阳则化，故而喜湿，烘砖温熨，不可以此视为中寒而用辛温；口干而湿热中阻，津液不能上承，更不可误为阴虚而以滋润。二者之别，在思饮与否。

[点评] 本案中，患者出现了"见食生厌，恶心呕吐，大便溏薄，一日二行，小便黄浊，口干口苦，舌苔黄腻，脉象滑数"这种典型的胃寒肠热症状，就是条文所讲的"太阳少阳并病，而反下之，成结胸，心下硬，下利不止，水浆不下，其人心烦"。

案三：《古方新用》

杨某，女，32 岁。……患者于初产后两个月患急性乳腺炎，经多方治疗无效，遂来求诊。诊病时，右侧乳腺明显肿大，局部红肿发硬，疼痛难忍，脉数。方用：全瓜蒌9克，半夏6克，黄连3克。水煎分两次服。3剂。二诊：患者服上药后，红肿开始消散，疼痛减轻，但脉仍数。故仍用上方，再服3剂。三诊：服上药后，诸症消失。体会：本方仲景用以治小结胸病正在心下，按之则痛，乳腺炎为胸部红肿热痛之病变，故用本方治之，取其高者陷之之意。

[点评] 本案是根据药物的药性药理，活用小陷胸汤的一种用法。

三、三物白散证

（一）三物白散证的病理与症状

三物白散证的病理是上有湿热之痰，下有肠寒结，上有痰饮引发的胸痹痛，下有肠寒结的胃肠证，它是小陷胸汤证的一种变证，是由胃寒肠虚热变成肠寒实结，这种变化与大陷胸汤证的肠热实结刚好相反。

【条文】

寒实结胸，无热证者，与小陷胸汤，三物白散亦可服。

【解读】

条文说"寒实结胸"。

首先，病是"结胸"，"结胸"病的症状是"心下按之则痛"，这是胸部有痰饮所引发的。

其次，条文"寒实"和"无热证者"是指肠寒实结导致的便秘。之所以强调"寒实结胸""无热证者"，是因为要与大陷肠汤的"结胸热实""结胸无大热者"作比较，这也从另一个方面证明三物白散证就是大陷胸汤证的反面。

"寒实"对应的是大陷胸汤证的"热实"，指的是肠寒实结，不是肠热实结，肠寒实结用巴豆，肠热实结用大黄。

最后，此种肠寒便秘，也有人称为阴结便秘，这种便秘是因为肠寒蠕动无力导致屎积于肠中所引起的，这种便秘的大便不一定是又干又硬，也可能是稀而软的，而这种肠寒便秘严重的话就要用四逆汤来治。

理解了"寒实结胸",再回头看一下条文,似乎就有点不太对了,为什么呢?

因为条文说"与小陷胸汤,三物白散亦可服"。"寒实结胸"是"结胸寒实"的意思,因为患者是肠寒实结,所以要用巴豆。就是说,"寒实结胸"证的对证方药就是三物白散,那为什么还说"与小陷胸汤,三物白散亦可服"呢? 这就文义不通了。

所以,个人认为,正确的条文应该如下:

结胸寒实,无热证者,与三物白散,小陷胸汤,亦可服。

这样一来,文义就非常通顺了,那为什么说小陷胸汤亦可服呢? 三物白散证是小陷胸证的进一步发展,小陷胸汤证自然就是三物白散证的退一步了。就是说,如果患者服三物白散泻下之后,肠寒便秘消失,出现了胸痛、发热、痰多的小陷胸汤证,就要用小陷胸汤来治疗,这就是条文"小陷胸汤,亦可服"的意思。

小陷胸汤证的病理是下面有半夏泻心汤证、上面有瓜蒌薤白半夏汤证。那么,对于三物白散证来说,下面是肠寒秘结已经讲清楚了,上面痰饮的病理又是什么呢?

三物白散胸部痰饮的方证就是桔梗汤证。

《外台秘要》第十卷肺痈门有一段话说:

仲景《伤寒论》: 咳,胸中满而振寒,脉数,咽干不渴,时时吐唾腥臭,久久吐脓如粳米粥者,为肺痈也,桔梗白散主之。

而里面所附的桔梗白散的方子就是三物白散的方子。

桔梗汤证的条文说:

咳而胸满,振寒,脉数,咽干不渴,时出浊唾腥臭,久久吐脓如米粥者,为肺痈,桔梗汤主之。

把桔梗白散证的条文和桔梗汤证的条文作一比较,就会发现这两条条文是基本一样的,这就有力地说明了桔梗白散证和桔梗汤证的相同点是都有桔梗汤证,不同点是桔梗白散证有肠寒秘结,而桔梗汤证则没有,就是说,桔梗白散证是桔梗汤证的进一步发展。

可以这么说: 三物白散证的病理是下面是肠寒秘结,上面是桔梗汤证,肠寒秘结是肠寒引起的便秘；而桔梗汤证是肺热痰多、热痰积聚，而且三物白散中加入了贝母这个清热解郁、化痰散结的药物，就更加说明了这个问题。

（二）三物白散的药理与运用

三物白散的组成：

桔梗、贝母各 12 克，巴豆 4 克。

方后注：为散，强人服 0.75 克，弱者减之。病在膈上必吐，在膈下必利，不利者，进热粥一杯，利过不止，进冷粥一杯。身热，皮粟不解，欲引衣自覆者，若以水灌之、洗之，益令热郁不得出，当汗而不汗，则烦，假令汗出已，腹中痛，当与芍药 15 克如上法。

三物白散是由桔梗、贝母、巴豆三味药组成的，这里面，桔梗、贝母是祛胸部积痰的，巴豆是除肠寒便秘的，同时，贝母粉有保护胃黏膜的作用，能减少巴豆对胃的刺激。服用三物白散之后，能使痰涎上出于口，下则与便俱下。

《伤寒论今释》说："桔梗排脓，贝母除痰解结，二者皆治胸咽上焦之药，巴豆吐下最迅烈，合三味治胸咽闭塞之实证也。《和语本草纲目》云：巴豆生者，有毒甚猛，炒熟则性缓。巴豆须熟用之，是纯由经验而得之成绩，颇与当时之学理一致。"

陆渊雷先生认为本方能治急喉痹，就是现代所说的白喉及小儿急性咽喉炎之类的疾病。

日本医学家汤本求真说："如实扶的里（即白喉）性呼吸困难，此方之适例也。余治一小儿，用本病血清无效，将窒息，与本方，得速效。"

《方极》说："桔梗白散，治毒在胸咽，或吐下如脓汗者。"

《方机》说："（本方）治有结毒而浊唾吐脓者，毒在胸咽不得息者。"

《橘窗书影》说："野村之子，一夜，咽喉闭塞，不得息，手足微冷，自汗出，烦闷甚，走急使迎余。余诊之曰：急喉痹也，不可忽视。制桔梗白散，以白汤灌入，须臾，发吐泻，气息方安。因与桔梗汤而痊愈。世医不知此证，缓治而急毙者，见数人焉。故记之以为后鉴。"

《古方便览》说："一男子，咽喉肿痛，不能言语，汤水不下，有痰咳，痛不可忍。余饮以白散一撮，吐稠痰数升，痛忽愈。愈后用排脓汤而痊愈。"

以上三物白散所治的基本都是桔梗汤证，只不过相对更加严重而已，这一点也证明了桔梗白散证就是桔梗汤证的进一步发展。

（三）医案点评

案一：叶橘泉先生医案（《江苏中医》1961 年）

郑某，70 余岁，素嗜酒，并有气管炎，咳嗽痰多，其中痰湿恒盛。时在初春某日，大吃酒肉饭后，即入床眠睡，翌日不起，至晚出现昏糊，询之瞠目不知答。因不发热，不气急，第三天始邀余诊，两手脉滑大有力，满口痰涎粘连，舌苔厚腻垢浊，呼之不应，问之不答，两目呆瞪直视，瞳孔反应正常，按压其胸腹部，则患者蹙眉，大便不行，小便自遗，因作寒实结胸论治。用三物白散五分，嘱服三回，以温开水调和，缓缓灌服。两次药后，呕吐黏腻胶痰，旋即发出长叹息呻吟声。服三次后，腹中鸣响，得泻下两次，患者始觉胸痛、发热、口渴、欲索饮等。继以小陷胸汤两剂而愈。

[点评] 本案中，患者下面是"大便不行，小便自遗"，这是比较典型的肠寒秘结；而上面则是"满口痰涎粘连，舌苔厚腻垢浊"且"按压其胸腹部，则患者蹙眉"，这就是比较典型的桔梗汤证。叶先生就选用了三物白散，而攻下之后，出现了小陷胸汤证，就用退一步的方法，与小陷胸汤，疾病自然也就好了。

案二：王吉椿先生医案（《浙江中医杂志》1987 年）

张某，女，6 岁，1956 年 10 月诊。微热声嘶，咳声如吠。西医诊断为白喉。至夜 10 时许，病情加剧，面色苍白，口唇发绀，肢冷汗出，喘息欲脱。脉细数，苔白微黄。喉部双扁桃体及悬雍垂处，皆有不规则之灰白色假膜覆盖。属痰火缠喉之白喉重症，时送医院报救已不及，即用三物白散 2 克，加麝香少许，冷开水送服。逾 15 分钟，患儿咳嗽加剧，呕出痰水约半小碗，杂有假膜碎片，呼吸略平。后又呕吐 3 次，泻下 2 次，患儿竟能酣然入睡。翌日，呼吸通畅，唇红而润，再服三物白散 1.5 克，加麝香少许，又呕吐痰水若干，诸症悉减，假膜消退。后用宣肺清热、利咽化痰汤剂调理善后。

[点评] 本案与上面的分析基本一致。

案三：王吉椿先生医案（《浙江中医杂志》1987年）

金某，少年负气，1969年中秋节，与工友赌食肉包子5斤，猪舌4条以博一嚒。金尽力食毕，复恣饮冷水数碗。至夜9时许，脘腹撑胀，疼不可按，烦乱欲死。急投三物白散10克，逾片刻吐泻交作，几十数行，皆宿食垢秽之物而愈。

[点评] 本案中，患者先是暴食，然后是暴饮，寒饮暴食，无法消化，就变成痰饮宿食积聚于胸脘腹部，这一点和结胸寒实的病理是一样的，所以，就用三物白散攻下祛痰而愈。

四、大陷胸汤证和大陷胸丸证

（一）大陷胸汤证和大陷胸丸证的病理与症状

大陷胸汤证和大陷胸丸证的病理是上则湿痰塞于胸膈，下则燥屎结于肠中，即上有十枣汤证，下有大承气汤证，是小陷胸汤证的进一步发展，也是三物白散证的反面。

【条文】

1. 太阳病，脉浮而动数，浮则为风，数则为热，头痛发热，微盗汗出，而反恶寒者，表未解也。医反下之，动数变迟，膈内拒痛（头痛而眩），胃中空虚，客气动膈，短气躁烦，心中懊侬，大陷胸汤主之。

2. 太阳病，重发汗而复下之，不大便五六日，舌上燥而渴，日晡所小有潮热（心胸大烦），从心下至少腹，硬满而痛，不可近者，大陷胸汤主之。

3. 伤寒六七日，结胸热实，脉沉而紧，心下痛，按之石硬，大陷胸汤主之。

4. 伤寒十余日，热结在里，复往来寒热者，与大柴胡汤，但结胸，无大热者，此水结在胸胁也（但头微汗出），大陷胸汤主之。

5. 伤寒五六日，呕而发热者，柴胡汤证具，而以他药下之。若心下满而硬痛者，此为结胸也，大陷胸汤主之；但满不痛者，此为痞，柴胡不中与也，宜半夏泻心汤。

6.结胸者，项亦强，如柔痉状，下之则和，宜大陷胸丸。

【解读】

第1、第2条讲的是大陷胸汤证的来路和症状表现。

大陷胸汤证的来路就是太阳表病误下。第1条的"**表未解也**"和"**医反下之**"，第2条的"**太阳病，重发汗而复下之**"，这两句话都讲明了大陷胸汤证的来路。

对于大陷胸汤证的描述，第1条说"**膈内拒痛，胃中空虚，客气动膈，短气躁烦，心中懊侬**"，第2条说"**不大便五六日，舌上燥而渴，日晡所小有潮热**"和"**从心下至少腹，硬满而痛，不可近者**"。

对于第1条提到的症状，日本医学家山田丹波认为是泻心汤及栀子豉汤的条文错乱窜入，这种说法是对的。

前面讲过，大陷胸汤证是大承气汤证和十枣汤证的共同体现，而第1条的内容根本就无法对应。

第2条明显不一样，这里面，"**不大便五六日，舌上燥而渴，日晡所小有潮热**"就是典型的大承气汤证，而"**从心下至少腹，硬满而痛，不可近者**"则是十枣汤证。

对于第1条的"**微盗汗出，而反恶寒者，表未解也**"，这种盗汗一般称为外感盗汗，它有两个特点：第一是盗汗期短，多则三五天，少则一二天，无长期盗汗史；第二是有轻微外感症状，如脉浮、苔薄、恶寒、头痛、发热、鼻塞、流涕、咳嗽等。这种盗汗也是因为太阳表病所引起的，太阳表病，就会出现肌表血运不畅，而人入睡之后，正气奋起抗邪就会使血运加速，从而出现盗汗。对于这种外感盗汗，解表发汗则其病自愈。不要在临证中一见到盗汗的症状，就认为是内伤杂病。

第3、第4条讲的是大陷胸汤证的病理。

第3条说大陷胸汤证的病理是"**结胸**"和"**热实**"。就是说，上面胸部的症状是"**结胸**"，所以它的症状是"**心下痛，按之石硬**"。这种症状比小陷胸汤证的"**按之则痛**"要严重得多。

第4条就直接点明大陷胸汤证的结胸是因为"**此水结在胸胁也**"。

第3条说大陷胸汤证下面的症状是"**热实**"，"**热实**"是和三物白散的

"寒实"相对应的，这一点，在第4条中直接点明是"热结在里"。就是说，大陷胸汤证下面的症状就是大承气汤证的"不大便五六日，舌上燥而渴，日晡所小有潮热"。

第4、第5条提到的大柴胡汤证、半夏泻心汤证，是对比辨别的方法。

第6条说的大陷胸丸证，它的病理和大陷胸汤证是一样的，但是相对较轻，所以就采用丸药的方式。

（二）大陷胸汤和大陷胸丸的药理与运用

大陷胸汤和大陷胸丸的组成：

大陷胸汤方：

大黄48克，芒硝10克，甘遂0.75克。

方后注：先煮大黄，后纳芒硝，再纳甘遂末，得快利，止后服。若不结胸，但头汗出，余处无汗，剂颈而还，小便不利，身必发黄也。

大陷胸丸方：

大黄125克，芒硝20克，甘遂末1.5克，葶苈子30克，苦杏仁40克。

方后注：大黄、葶苈先捣筛，纳杏仁、芒硝，合研如脂，和散，取如弹丸1枚，别捣甘遂，白蜜40毫升，水400毫升，煮取200毫升，温顿服之，一宿乃下，如不下更服，取下为效。

大陷胸汤是选取十枣汤中甘遂和承气汤中大黄、芒硝组成的。这里面，用甘遂逐胸膈之浊痰，用大黄、芒硝去大便之燥结，所以，服药后，经常出现先呕吐痰涎，继而腹中作痛，然后痰涎与屎俱下而愈。

方中甘遂与大黄、芒硝是一定要一起用的。因为，如果只用甘遂，那么，痰饮到肠后因为肠结而不能出；只用大黄、芒硝，就会出现肠结虽去，而湿浊仍踞于上，那么，不久大便又将燥结。同时，因为大黄、芒硝属于苦寒攻下药，会使人正气大伤，也不可以久用、常用，所以，只有甘遂与大黄、芒硝合用，才能达到痰涎与结粪相偕而出的效果。

对于大陷胸汤的用法，方后注说："先煮大黄，后纳芒硝，再纳甘遂末，得快利，止后服。"

这里面，甘遂是后下，而且是用甘遂末，甘遂末内服，其药力较峻。如果怕药力过峻，也可以采用三药同时煎服的方法，但是要适当增加甘遂的用量。

唐福舟先生说："一匙匕约等于现在1.6克，而本方（指其医案中之方）用达3克，与他药同煎，其人服后片刻即泻下稀水半粪桶，可知同煮者并不损药力。余但遇结胸，所用甘遂皆为3克。然粉剂不煎煮者，切不可过多，一般只用二至三分，也就是0.6～0.9克，当须牢记。"

对于大陷胸汤的使用，近代名医王修善先生经常在大陷胸汤中加入甘草，也取得了非常好的效果。

王修善先生说："伤寒结胸，或因邪在表误下之，使里气虚，邪热陷入胸中而成者，又有不因下，六七日邪不从表解，而结于胸为实热者。此证不唯伤寒有之，温病亦有之，然有大小之分。小结以小陷胸汤治之，大结以大陷胸汤治之。若结之太甚，满腹坚硬拒按，命在垂危，非反佐甘草，不足以为治，盖唯甘草味甘性平，入补药补而不峻，入下药下而不猛，能留中缓中，使药不直趋下出，庶或有济。不然药入直出，有不贻误人命者鲜矣。"

又说："人只知甘遂、甘草相反，而不知二物实有以相使，仲景甘遂半夏汤中甘遂与甘草并用，正此意也。要知甘遂半夏汤中反佐甘草，是激之以猛，今师仲景法，于大陷胸中反佐甘草，以制之以缓，一猛一缓，虽所治之病不同，理则一也。"

至于大陷胸丸，是在大陷胸汤的基础上，增加葶苈子、苦杏仁，和蜜为丸而成。

《经方临证指南》说："大陷胸丸……用以治结胸证病位偏上，邪气结在胸肺之高位，往往可见到胸胁硬满疼痛、咳喘气急等症。由于邪结较重，非峻猛之药不能攻逐于下；但又由于病位偏高，不能用急剂一下而尽，所以变汤为丸，变峻药以缓用。本案（即我们下面要举例的医案）结胸证已具，若制丸药，恐病情急迫，延误治疗，若用汤剂，又与仲景法相违，所以师仲景之法，重用白蜜半碗，取其甘缓之性，使药力留恋于上焦，不致有下之过急而伤正留邪之弊。仲景用蜜很有讲究，但归纳起来有三方面作用。一是取其甘缓之性，变峻药为缓剂，以汤为丸，适用于两种情况：一种情况是病位偏上，非急剂一下能尽者，如大陷胸丸证；另一种况是病者体质虚弱，不耐峻药攻伐者，如麻子仁丸证。二是取蜜之甘味，甘能解毒，与毒药相配，可以监制其毒性，如《金匮要略》治疗寒湿历节疼痛的乌头汤和治疗寒疝腹痛的大乌头煎等。三是取蜜之甘润，有滑利润燥的作用，适用于胃肠津燥失润引起的大便秘结，如蜜煎导方。"

（三）医案点评

案一：《王修善临证笔记》

曾治一人伤寒，结胸证具，医用三承气汤之类下之，药下咽，须臾药水下趋而出，再下依然。如此数日，病势转重，神昏谵语。余诊之，脉象沉数而见伏，腹满坚硬拒按，舌干身热，喉咙有痰声，是水结在胸，食停肠胃，非承气之类所能及也。法宜大陷胸汤下之。又虑大陷胸猛于承气多多，服之如再直趋下出，则误事矣。思虑再三，唯甘草味甘性平，入补药补而不峻，入下药下而不猛，能留中缓中，使药不直趋下出，庶或有济，于大陷胸汤加甘草予之。大黄12克，芒硝9克，甘遂（研）3克，甘草9克。先煮大黄、甘草，再入芒硝、甘遂，温服，只服一煎。服后安睡五六小时，便黄水和粪，内有脓血，脉息不变。晚上又便2次，一夜安睡，天明清醒，脉静身凉而愈。戒以不敢食厚味，服稀粥1个月。

[点评] 本案中，王修善先生用的就是大陷胸汤加甘草。在这里，要补充说明的是，医案中"医用三承气汤之类下之，药下咽，须臾药水下趋而出，再下依然"，这种情况其实是大黄、芒硝的药物特点所决定的。

在《经方实验录》中，有王季寅先生的"同是泻药"的一篇文章，文章非常精彩，我把它抄录下来给大家看一下。

民国十八年四月某日，狂风大作，余因事外出，当时冒风，腹中暴疼。余凤有腹疼病，每遇发作，一吸阿芙蓉，其疼立止。不料竟不见效，服当归芍药汤加生军一剂，亦未应。时已初更，疼忽加剧，家人劝延针医。余素拒针，未允所请。至午夜，疼如刀绞，转侧床头，号痛欲绝。无何，乃饮自己小便一盅，始稍安。已而复作，状乃如前。黎明家人已延医至矣，遂针中脘，以及各穴，凡七针。行针历五小时，痛始止。据该医云，腹部坚硬如石，针虽止疼一时，而破坚开结，非药不克奏功。因拟顺气消导之方。余不欲服，家人再三怂恿，勉进一剂，病不稍减。翌日，家人仍欲延前医，余坚辞曰：余腹坚硬如石，决非顺气化痰所能奏效，唯大承气或可见功，因自拟生军三钱、枳实二钱、厚朴三钱、芒硝五分。服后时许，下积物甚多，胸腹稍畅。次日，胸腹仍觉满闷硬疼，又进二剂，复下陈积数次，元气顿形不支，因改服六君子汤三剂，元气稍复，而胸腹满疼仍自若也。更服大承气汤二剂，不唯疼痛丝毫未减，腹中满硬如故，而精神衰惫，大有奄奄欲毙之势。因念攻既不任，补又不可，先攻后补，攻补兼施，其效犹复如此。生命至是，盖已绝望矣！谈次，忽忆伤寒小结胸病，正在心下，按之始痛，大结胸则从心下到少腹硬满，不待按，即痛不可近。余之初病，即胸腹坚硬如石，号痛欲绝者，得毋类是？唯大结胸以大陷胸为主治，此汤之药仅大黄、芒硝、甘遂三味。硝黄余已频服之矣。其结果既如上述，加少许甘遂，即能却病回生耶？兴念及此，益彷徨无以自主。既思病势至此，不服药即死，服之或可幸免，遂决计一试。方用生军二钱、芒硝五分、甘遂末一分。药既煎成，亲友群相劝阻，余力排众议，一饮而尽。服后，颇觉此药与前大不相同，盖前所服硝黄各剂，下咽即觉药力直达少腹，以硝黄之性下行最速故也。今服此药，硝黄之力竟不下行，盘旋胸腹之间，一若寻病然。逾时，忽下黑色如析油者碗许，顿觉胸中豁朗，痛苦大减，四五剂后，饮食倍进，精神焕发。古人所谓用之得当，虽硝黄亦称补剂者，于斯益信。唯此汤与大承气汤，只一二味出入，其主治与效力有天渊之别，经方神妙，竟有令人不可思议者矣！嗣又守服十余剂，病已去十分之九，本可不药而愈。余狃于前服此汤，有利无弊，更服一剂，以竟全功。讵药甫下咽，顿沉心如揪、肺如捣，五脏鼎沸，痛苦不可名状。亟以潞参一两、黄芪五钱、饴糖半茶杯，连服二剂始安。余深奇同时泻药，初服硝黄，则元气徒伤，继加甘遂，则精神反形壮旺。故详述颠末，而为之记。

王季寅先生的这篇文章，把大承气汤证和大陷胸汤证的区别全部给讲清楚了。

案二：《经方实验录》

师曰：沈家湾陈姓孩年十四，独生子也。其母爱逾掌珠，一日忽得病，邀余出诊。脉洪大，大热，口干，自汗，右足不得伸屈。病属阳明，然口虽渴，终日不欲饮水，胸部如塞，按之似痛，不胀不硬，又类悬饮内痛。大便五日未通。上湿下燥，于此可见。且太阳之湿内入胸膈，与阳明内热同病。不攻其湿痰，燥热焉除？于是遂书大陷胸汤与之。制甘遂一钱五分，大黄三钱，芒硝二钱。返寓后，心殊不安。盖以孩提娇嫩之躯，而予猛烈锐利之剂，倘体不胜任，则咎将谁归？且《伤寒论》中之大陷胸汤证，必心下痞硬而自痛，其甚者，或有从心下至少腹硬满而痛不可近为定例。今证并未见痞硬，不过闷极而塞，况又似小儿积滞之证，并非太阳早下失治所致。事后追思，深悔孟浪。至翌日黎明，即亲往询问。据其母曰：服后大便畅通，燥屎与痰涎先后俱下，今已安适矣。其余诸恙，均各霍然。乃复书一清热之方以肃余邪。嗣后余屡用此方治愈胸膈有湿痰、肠胃有热结之证，上下双解，辄收奇效。语云：胆欲大而心欲小，于是益信古人之不予欺也。

[点评] 本案中，患者大陷胸汤证非常明显，就是上有十枣汤证，下有大承气汤证。

案三：《临证实验录》

闫某，男，32岁。腹痛5日，市某医院诊断为急性阑尾炎，注射青霉素4天，发热虽退，疼痛不已，时剧时轻，痛甚时手足厥冷，面惨色变，腹中辘辘水声，清亮可闻，恶心欲吐，3日未得更衣。舌苔黄腻，脉象沉弦有力。审症察脉，病属结胸。

结胸一证，为水热互结而成。水热痞阻于中，致升降障碍，传导失司，上湿下燥，因之而成，曹颖甫先生善用仲圣陷胸汤，姑仿效之。拟大陷胸汤原方：川大黄10克，芒硝6克，甘遂3克（冲）。大陷胸汤果然无敌天下，服后片刻，腹痛大作，暴泻数次，疼痛随之减轻。后投大黄牡丹皮汤5剂，疼痛尽失。三味廉药，得免金刃之苦，诚幸事也。

[点评] 本案与上案相近，可见，那些说中医疗效不可重复的说法是多么可笑。

案四：《中医实践经验录》

邬某，男，28岁，农民。寒热倦怠，前医以解表法不效，继用润下又不下，病势趋重，远道前来求治。至则发病已6日，头痛项微强，热甚气促，不咳。按脘腹痞满而痛，寸脉浮而关脉沉，舌苔黄糙，此为伤寒大结胸证，以仲景之法当治，拟大陷胸汤方：生大黄18克，元明粉12克，甘遂9克，粳米1

撮。患者借宿邻近客栈，服第一汁药后约4小时，得畅泻积粪。傍晚其家属来前，容貌喜悦曰：是否继服二汁？余告以再服无害。越二日已能行走，嘱返家休养数日。

长春按：结胸证，医者多不敢用大陷胸汤等峻剂，此案妙在加一味粳米，调剂硝、黄、甘遂峻性，使其开痞止痛有捷效，保养胃气不受损害，虽仅加一味，却大有深意。其辨证用药的着眼点，从寸脉浮而关脉沉，舌苔黄糙，认定是伤寒大结胸证，可用下法，非熟读《伤寒论》、熟记经义者，临证无此胆识。

[点评] 本案中，魏老加用粳米，这与加大枣、甘草的道理是一样的，都是用来顾护胃肠津液的。

案五：《唐福舟医验选粹》

黄某，男，35岁，怀远县茆塘公社唐圩大队人。1973年秋初诊。患者主诉，曾患肝炎，经多方调治年余，症状好转。近来腹部突然胀大，发展迅速，渐如覆箕，经某县医院及蚌埠某医院检查诊断为肝硬化腹水。患者极为悲观，求治于余。视其人，面色憔悴，四肢瘦削，腹大如箕，青筋外露，脐微突出，心下肿尤甚。试切之，呼痛不止，从心下至少腹硬满，疼痛不可近，舌苔黄微滑腻，脉弦紧有力。细思其胸腹突然肿胀，似非肝硬化腹水征象。因问其病由，始知发病前夕，打牌通宵，输钱较多，体乏心烦，口渴难忍，即饮冷水两大碗，饮后顿觉腹部胀闷不适，天明视之，腹部迅速膨起，腰围日大，只3日即肿胀如此，且未更衣。盖患者素有肝病，木旺土衰可知。木旺则为易炽，土衰则运化差，又不识养身之道，恣意玩乐，昼夜不停，则伤神耗液，精耗则水亏，水亏则火旺，复因输钱较多，气恼生火，火甚于内，口渴心烦，又饮冷水两大碗，因而水与热邪相搏，结于心下，遂成起病骤急之结胸证。拒按呼痛，实证无疑，非下不可。当以大小陷胸汤合方，以攻逐水饮、荡涤热邪。处方：全瓜蒌1枚，半夏10克，大黄10克，芒硝10克，甘遂3克。1剂。嘱其回家，备好便桶。煎后先服药汁一半，不瘥再服，得快利，止后服。二诊：患者思愈心切，药汁煎好，立即全服下，将近10分钟，开始腹泻，片刻泻水半桶，顿觉胸中宽畅，痛苦若失。腹部膨胀亦消，唯极端乏力，步履维艰，静养数日，始能行动。诊之，腹水全消，切之松软，舌淡脉缓无力，乃邪去正衰之象。以扶正为方，给四君子加味调补安。后随访，患者身体健康，肝炎亦愈。

[点评] 对于本案，首先要明确的是，患者并不是肝硬化腹水，而是大陷胸汤证。这一点从医案的描述是能够清楚得知的；其次，引发患者结胸病的原因是"口渴难忍，即饮冷水两大碗"，饮冷水两大碗，对于胃肠虚寒的人来说，与苦寒攻下导致外热里寒的病理原因是一样的。

上面在讲三物白散时，王吉椿先生的医案中提到，患者金某"尽力食毕，复恣饮冷水数碗"也因此引发了结胸病。所以，对于平素胃肠虚寒的人，在日常生活中，一定要注意饮食，这就是常说的"胃喜暖而恶寒"。

案六：《经方临证指南》

罗某，男，45岁。罗君素有茶癖，每日按壶长饮，习以为常。其人身体肥硕，面目光亮，常以身健而自豪。不料冬季感受风寒，自服青宁丸与救苦丹后，不但无效，反而转为胸中硬痛，呼吸不利，项背拘急，俯仰困难。脉弦有力，舌苔白腻而厚。此为伏饮久居于胸膈之间，而风寒邪气又化热入里，热与水结于上而成结胸。大黄6克，芒硝6克，葶苈子9克，苦杏仁9克，甘遂末1克（冲服）。用水2碗，蜂蜜半碗，煎成半碗，纳入甘遂末。服1剂后，大便泻下2次，胸中顿爽；再服1剂，泻下4次，邪气尽出而病愈。

[点评] 本案中的青宁丸是清热泻火通便的药物，也属于苦寒攻下之药。患者原来就有茶癖，茶是苦寒之品，久服必然导致胃肠虚寒，胃肠虚寒则生痰饮，现受风寒而表证未解，即使有大便不通的肠滞，也应先解表，而后方能攻里，可是患者却直接用青宁丸攻下，因此也就出现结胸病了。因为患者的病位偏高而且症状相对于大陷胸汤证较轻，所以就选用了大陷胸丸，并且改丸剂为汤剂，其原因上面也讲过了。

讲到这里，整个少阳篇就算全部讲完了。从下一讲开始，将开始讲"六病传变"辨证模型的第四个模块——少阴病。